品读生活 ┃ 优享人生

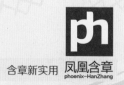

含章新实用　凤凰含章
phoenix-HanZhang

怀孕

每天一页

袁晓雁　主编

壹号图编辑部　编著

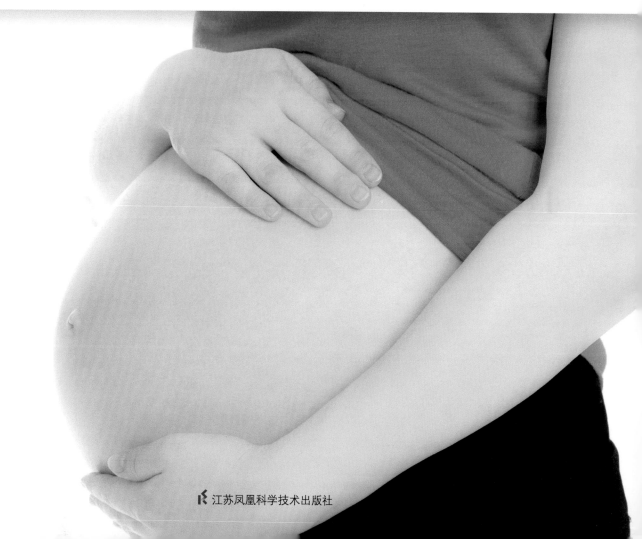

江苏凤凰科学技术出版社

前言

　　当一个小生命在你的身体里悄然孕育、慢慢长大，这是一种什么样的体验？兴奋、温柔、激动、慈爱……似乎没有一个词汇能精准地描绘将为人母的心情呢！

　　孕育生命是神奇而美妙的过程。也许前一刻你还与老公沉浸在二人世界里卿卿我我，但下一刻，精子和卵子结合的瞬间，一场多姿而绚烂的生命旅程便由此开始。当你怀着激动、虔诚、充满希望的心情"载"着这个你们亲自缔造的小生命时，会萌发出什么样的热情呢？相信每对准父母都有过这样或那样的憧憬。

　　怎样才能生育一个健康、聪明、可爱的宝宝呢？你们开始浏览孕育网站，加入各种妈妈群，向有孩子的人请教，千方百计想要多学一些孕产知识。尽管如此，忧虑、担心、疑惑仍会时不时冒出来，困扰着你们。

　　有困扰是正常的。很多人对科学孕产知识是一知半解的，网络知识鱼龙混杂，不排除别人告诉你的知识其实是错误的、模糊的、因人而异的。准父母若将这些知识奉为"生育圣经"，很容易走进误区。

　　科学的孕产妊娠知识应该是系统的、全面的、能解决实际问题的。为了让准父母能了解更科学的孕期生活知识，我们量身打造了这本《怀孕每天一页》。

　　本书按照怀孕周期 280 天来编写，每 4 周为 1 个月，每 1 个月编为 1 章，根据孕期的不同阶段，每天在不同主题下，为准父母普及相关知识点，共 280 个主题、上千个知识点。从科学备孕、生理卫生、正确孕检，再到营养均衡、合理运动、妊娠异常等均有涉及，并且还为其配备了相应的图片，使准父母能够在形象上直观认知。

　　在编写过程中，我们得到了一些专家的鼎力支持，他们对本书的编著提出了宝贵意见，在此表示感谢！希望准父母们都能孕育一个健康、聪明、可爱的宝宝！

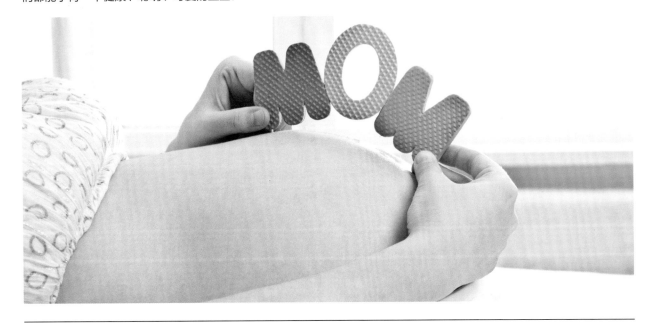

孕 1 月 新生命悄然而至

第 1 天 做好怀孕的准备　10
第 2 天 进行孕前检查　11
第 3 天 高龄女性备孕注意要点　12
第 4 天 避开受孕"雷区"　13
第 5 天 规避各种不利因素　14
第 6 天 规划好营养摄取　15
第 7 天 推算排卵期　16
第 8 天 把握受孕最佳时机　17
第 9 天 了解受孕过程　18
第 10 天 了解受精卵着床　19
第 11 天 掌握怀孕的征兆　20
第 12 天 验孕　21
第 13 天 了解孕期性生活原则　22
第 14 天 培养良好的生活方式　23
第 15 天 调整饮食习惯　24
第 16 天 补充叶酸　25
第 17 天 保养胃肠　26
第 18 天 了解孕期用药原则　27
第 19 天 提前调整岗位　28
第 20 天 提前了解职场孕妇享有的权利　29
第 21 天 安置好宠物　30
第 22 天 计算预产期　31
第 23 天 保持心情愉快　32
第 24 天 准备写怀孕日记　33
第 25 天 学习规避辐射源　34
第 26 天 了解家用电器的辐射情况　35
第 27 天 初步了解胎教　36
第 28 天 制订生宝宝账单　37

孕 2 月 喜悦并烦恼着

第 29 天 了解怀孕后的身体变化　40
第 30 天 减轻孕期的身体疲倦　41
第 31 天 职场孕妇规划好工作与怀孕　42
第 32 天 了解孕期可能有的异常　43
第 33 天 防治孕早期腹泻　44
第 34 天 小心孕早期感冒　45
第 35 天 不要勉强自己吃东西　46
第 36 天 准爸爸要照顾好孕妇的情绪　47
第 37 天 尽快适应角色的转变　48
第 38 天 了解孕妇洗澡注意事项　49
第 39 天 了解孕期泡脚注意事项　50
第 40 天 安排早孕检查　51
第 41 天 学习缓解孕吐　52
第 42 天 不能用药物止吐　53
第 43 天 了解孕早期运动　54
第 44 天 该摘下隐形眼镜了　55
第 45 天 培养散步好习惯　56
第 46 天 听音乐，平情绪　57
第 47 天 适当补锌　58
第 48 天 适当补充维生素 B_6　59
第 49 天 了解孕期护肤原则　60
第 50 天 预防流产　61
第 51 天 及早发现异常妊娠　62
第 52 天 了解孕妇饮水原则　63
第 53 天 准备孕期零食　64
第 54 天 适量补充维生素 E　65
第 55 天 补充维生素 C　66
第 56 天 了解营养不良的后果　67

孕3月 早孕反应不用怕

第57天 了解孕早期常见身体不适　70
第58天 预防孕早期腰酸背痛　71
第59天 了解孕期抑郁　72
第60天 预防孕期抑郁　73
第61天 了解孕期偏食的危害　74
第62天 职场孕妇吃好营养餐　75
第63天 了解孕妇瑜伽　76
第64天 避开噪声污染　77
第65天 远离"二手烟"　78
第66天 注意补充碘　79
第67天 小心腿抽筋　80
第68天 安排绒毛检查　81
第69天 选择合适的孕妇内衣　82
第70天 了解孕期做家务注意事项　83
第71天 了解饭后不应该马上做的事　84
第72天 孕期宜多吃鱼　85
第73天 职场孕妇准备一些"小帮手"　86
第74天 了解职场孕妇的午休方式　87
第75天 保持口腔健康　88
第76天 开始监测体重　89
第77天 了解孕期化妆注意事项　90
第78天 安排第一次正式产检　91
第79天 看懂B超检查单　92
第80天 了解孕期产检安排计划　93
第81天 关注产检最常见的相关问题　94
第82天 了解孕早期需要就医的情况　95
第83天 去医院建档　96
第84天 了解高危孕妇　97

孕4月 进入快乐的孕中期

第85天 关注孕中期饮食原则　100
第86天 开始补钙　101
第87天 保证蛋白质的摄入　102
第88天 了解孕期游泳注意事项　103
第89天 学做孕妇操　104
第90天 了解孕期日常行为姿势　105
第91天 规划好营养早餐　106
第92天 了解孕中期腹痛　107
第93天 了解孕中期的常见不适　108
第94天 了解孕期性生活注意事项　109
第95天 预防缺铁性贫血　110
第96天 趁早预防妊娠纹　111
第97天 孕期少吃火锅　112
第98天 缓解抑郁情绪这样做　113
第99天 学习做孕期肌肤保养　114
第100天 慎用香水、精油　115
第101天 了解静脉曲张　116
第102天 不可再使用束腰带　117
第103天 了解空调、电风扇使用注意事项　118
第104天 预防妊娠牙龈炎　119
第105天 了解孕期便秘　120
第106天 少吃、忌吃对胎儿有害的食物　121
第107天 保养乳房　122
第108天 安排唐氏综合征筛查　123
第109天 提前了解胎儿的血型　124
第110天 选择合适的孕妇装　125
第111天 通过轻阅读缓解压力　126
第112天 预防孕期超重　127

孕5月 有了孕妇的风姿

第113天	开始感觉到胎动	130
第114天	了解胎动规律	131
第115天	抚摸胎教做起来	132
第116天	注意妊娠期失眠	133
第117天	当个"潮孕妇"	134
第118天	科学补钙	135
第119天	该使用托腹带了	136
第120天	预防营养过剩	137
第121天	通过食物摄取维生素	138
第122天	警惕铅中毒	139
第123天	职场孕妇要善于化解工作压力	140
第124天	孕中期要均衡营养	141
第125天	补充维生素A	142
第126天	开始做骨盆底收缩运动	143
第127天	少吃甜食	144
第128天	孕期聚会须知	145
第129天	双胞胎孕妇的孕期护理	146
第130天	关注指甲	147
第131天	护理头发	148
第132天	做羊膜腔穿刺	149
第133天	与胎儿玩踢肚游戏	150
第134天	测量宫高	151
第135天	预防阴道炎	152
第136天	了解用药禁忌	153
第137天	了解羊水	154
第138天	防治孕期鼻出血	155
第139天	孕期预防胎儿视觉器官发育异常	156
第140天	防治孕期脚气	157

孕6月 享受胎动的幸福感

第141天	开始与胎儿交流	160
第142天	给胎儿"读"故事	161
第143天	了解孕期看电视注意事项	162
第144天	加强骨盆底肌肉的锻炼	163
第145天	了解孕期洗发注意事项	164
第146天	了解孕中期腰酸背痛	165
第147天	补充碳水化合物	166
第148天	安全出行	167
第149天	吃一些不易发胖的营养食品	168
第150天	可以喝孕妇奶粉	169
第151天	听胎心音	170
第152天	适当吃一些粗粮	171
第153天	了解孕期逛街原则	172
第154天	关注妊娠瘙痒症	173
第155天	讲究孕期午睡	174
第156天	职场孕妇的日常护理	175
第157天	预防孕期水肿	176
第158天	护理指甲	177
第159天	讲究孕期睡姿	178
第160天	测量腹围	179
第161天	了解孕期按摩	180
第162天	常吃些坚果	181
第163天	开始胎动监测	182
第164天	预防胎动异常	183
第165天	拍大肚孕照吧	184
第166天	走进孕妇培训班	185
第167天	了解音乐胎教的注意事项	186
第168天	开始实施音乐胎教	187

孕7月 再次感受各种不适

第169天 选择合适的床上用品	190
第170天 千万小心妊娠糖尿病	191
第171天 控制血糖	192
第172天 了解"糖妈妈"的饮食原则	193
第173天 了解孕期不宜多吃的水果	194
第174天 补充DHA	195
第175天 小心食用鱼肝油	196
第176天 了解孕妇晒太阳注意事项	197
第177天 不断提升自我修养	198
第178天 警惕异常乳汁	199
第179天 好好保护你的脚	200
第180天 警惕妊娠高血压	201
第181天 了解妊娠高血压的饮食原则	202
第182天 缓解孕期腹胀	203
第183天 缓解孕中期疼痛	204
第184天 消除副乳	205
第185天 预防静脉曲张	206
第186天 不要长时间停留在厨房	207
第187天 了解孕期开车注意事项	208
第188天 行动要小心翼翼	209
第189天 了解假性宫缩	210
第190天 小心脐带异常	211
第191天 了解妊娠期贫血	212
第192天 积极应对孕期多汗	213
第193天 了解早产征兆	214
第194天 临近孕晚期，要小心早产	215
第195天 练习拉梅兹分娩呼吸法	216
第196天 开始语言胎教	217

孕8月 行动越来越吃力了

第197天 小心胎儿过大	220
第198天 不宜常用卫生护垫	221
第199天 掌握胎动规律	222
第200天 缓解胃灼热	223
第201天 了解孕期痔疮	224
第202天 骨盆测量	225
第203天 练习分娩辅助动作	226
第204天 了解孕期尿频	227
第205天 小心乳头内陷	228
第206天 关注孕晚期心理保健很重要	229
第207天 了解产前抑郁症的征兆	230
第208天 赶走产前抑郁症	231
第209天 预防孕期过敏	232
第210天 了解孕晚期腹痛	233
第211天 不宜再出远门了	234
第212天 了解脐带绕颈	235
第213天 了解孕晚期可以做的运动	236
第214天 切忌剧烈运动	237
第215天 用触摸法辨别胎位是否正常	238
第216天 纠正异常胎位	239
第217天 培养生活情趣	240
第218天 可以准备宝宝用品了	241
第219天 要更注重饮食质量	242
第220天 了解孕晚期营养原则	243
第221天 进行冥想胎教	244
第222天 了解孕晚期胸闷气短	245
第223天 布置安全家居	246
第224天 可以着手布置婴儿房了	247

孕 9 月 做好分娩的准备

第225天 了解营养补充的误区 250

第226天 了解会阴侧切 251

第227天 开始做会阴按摩 252

第228天 适当补充膳食纤维 253

第229天 估算胎儿体重 254

第230天 做好入院准备 255

第231天 不要对分娩太恐惧 256

第232天 列出宝宝物品清单 257

第233天 开始胎心监护 258

第234天 了解胎心监护注意事项 259

第235天 了解孕晚期疼痛 260

第236天 警惕胎膜早破 261

第237天 了解孕晚期运动注意事项 262

第238天 了解孕晚期睡眠障碍 263

第239天 提前安排坐月子诸事 264

第240天 了解临产前的注意事项 265

第241天 起床时要小心 266

第242天 放松心情 267

第243天 了解双胞胎、多胞胎孕妇注意事项 268

第244天 练习腹式呼吸法 269

第245天 练习有助顺产的运动 270

第246天 临产前做足这三项准备 271

第247天 随时准备入院 272

第248天 了解分娩疼痛 273

第249天 异地分娩注意事项 274

第250天 了解顺产的条件 275

第251天 职场孕妇准备休产假 276

第252天 了解生育保险 277

孕 10 月 终于等到这一天

第253天 练习健身球助分娩 280

第254天 了解自然分娩的好处 281

第255天 了解剖宫产 282

第256天 了解无痛分娩 283

第257天 决定分娩方式 284

第258天 准备好入院待产包 285

第259天 帮助孕妇建立分娩信心 286

第260天 提前想好胎盘的处理 287

第261天 了解高危产妇待产注意事项 288

第262天 关注待产中的突发情况 289

第263天 想好脐带血的处理 290

第264天 了解导乐分娩 291

第265天 提前掌握一些分娩技巧 292

第266天 提前了解产程 293

第267天 缓解产痛 294

第268天 了解分娩前兆 295

第269天 了解临产征兆 296

第270天 辨别真假宫缩 297

第271天 关注待产时的饮食 298

第272天 了解产房里会发生什么 299

第273天 了解分娩时可能会遇到的尴尬 300

第274天 关注分娩当天的食物 301

第275天 关注分娩时怎样配合好医生 302

第276天 了解分娩时应怎样用力 303

第277天 消除分娩时的肌肉紧张 304

第278天 了解分娩后新妈妈需要做的事 305

第279天 护理新生儿 306

第280天 应对过期妊娠 307

附录 怀孕 40 周胎儿发育及母体变化 308

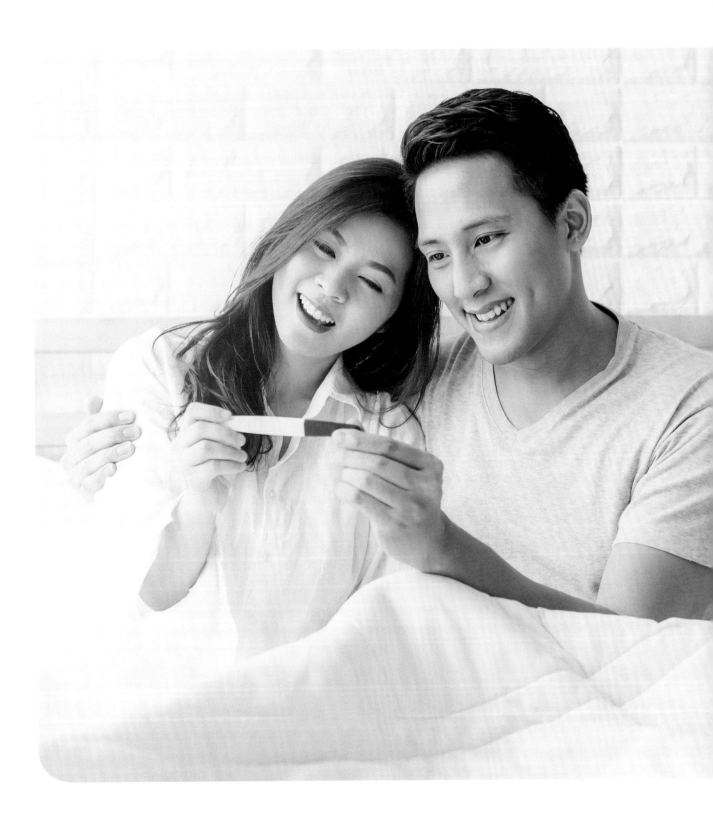

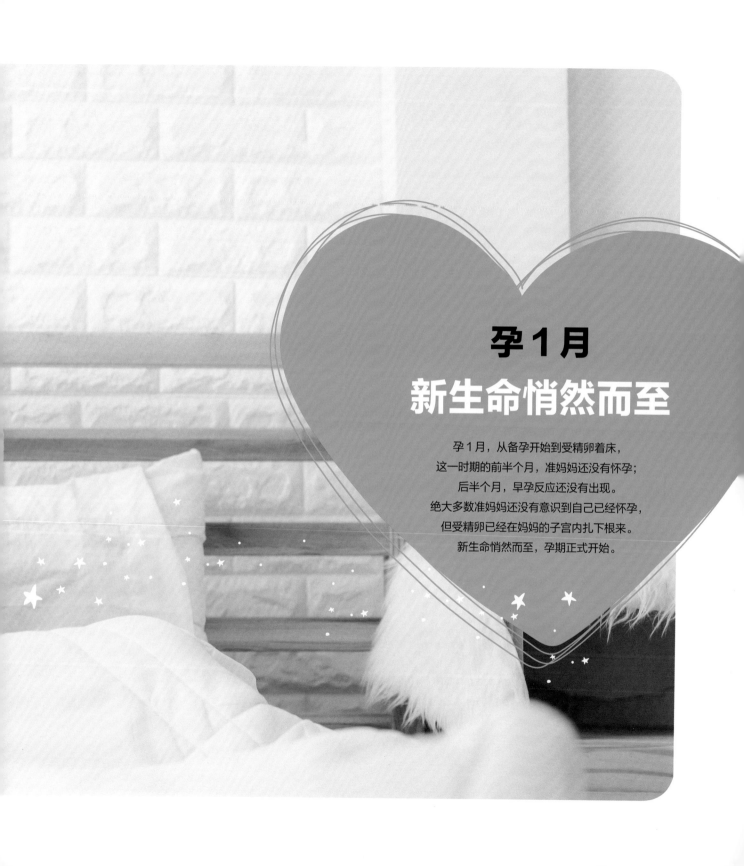

孕1月
新生命悄然而至

孕1月，从备孕开始到受精卵着床，
这一时期的前半个月，准妈妈还没有怀孕；
后半个月，早孕反应还没有出现。
绝大多数准妈妈还没有意识到自己已经怀孕，
但受精卵已经在妈妈的子宫内扎下根来。
新生命悄然而至，孕期正式开始。

第1天　做好怀孕的准备

从受精卵形成到准妈妈顺利分娩，需要约 266 天，但准妈妈很难确认准确的受精时间。为了便于统计，习惯上把最后一次月经开始的第 1 天作为孕程的开始，即怀孕的第 1 天，那么，整个孕期就是 280 天（40 周），每 4 周计为 1 个孕月。

做好怀孕准备

准妈妈在怀孕后的最初几周很难发现怀孕迹象，但这段时间却对胎儿的生长发育非常重要。因此，从备孕开始，为了增强母体的抵抗力和满足胎儿的营养需求，准父母就要注意自己的饮食，并保证均衡地摄取营养。

做好为人父母的精神准备

一旦决定备孕，扮演"父母"的角色将会是准父母一生的事业。因此，做好为人父母的心理准备，完成角色转变，不仅可以使准妈妈在怀孕期间保持轻松、愉快的心情，也可以使准父母在以后的日子里顺利扮演好"父母"的角色。

做好为人父母的物质准备

新的家庭成员到来会给一个家庭增加很大一笔开销，所以准父母还需要做好物质上的准备。怀孕期间，准父母不仅面临着不断增加的医疗费、营养品购买费以及待产休假所带来的收入减少等情况，还面临着宝宝出生后家庭成员增加的花费，如宝宝的衣、食、医疗、教育等。

因此，从怀孕开始，准父母就要重新开始规划生活开销，最好为每月开销列出一个清单。也可以向刚生完宝宝的朋友、亲戚或同事咨询，了解哪些是必备品、哪些是非必需品，然后根据自己的能力计划好，避免一些不必要的浪费，做到精打细算、有备无患。

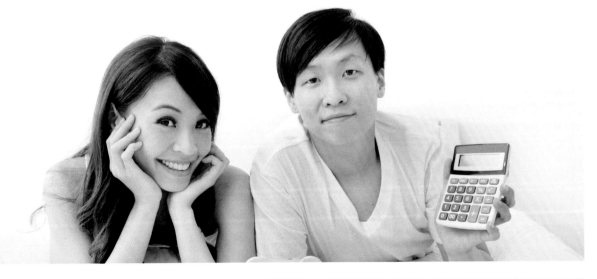

第2天 进行孕前检查

孕前检查是主要针对生殖系统、免疫系统及遗传系统等相关系统的检查，为受孕作准备，有利于优生优育。

孕前检查的重要性

孕前检查可以提前排查不利于怀孕的因素，为生育健康的宝宝作准备。

排查生殖系统疾病：胚胎由卵子和精子结合而成，但能够结合的卵子和精子并不都是优质的。如果卵子或精子的质量不好，胚胎异常的概率就会增大。孕前检查能及时排查生殖系统的疾病，提高卵子和精子的质量。

由于生活习惯不佳，很多育龄男性和女性或多或少有一些生殖系统疾病，有些症状较难察觉。而通过孕前检查就可以及时排查，并在医生指导下进行有效治疗，从而提高卵子和精子的质量。

排除遗传疾病：大多数遗传疾病属隐性遗传，很多准父母与正常人无异，却是某种遗传病基因的携带者。他们在孕育新生命时很可能将这种隐性遗传基因传给下一代，如白化病。孕前检查可检查出这些隐性遗传基因，尽最大可能预防有遗传疾病患儿的出生。

选择合适的受孕时间：孕前检查使备孕父母更了解自己的身体状况，将自己的身体机能调整到最佳状态，从而选择合适的受孕时间，为生育健康宝宝打下良好的基础，也有益于孕妇的健康和产后恢复。

孕前检查的准备工作

为了更准确地掌握自己的身体状况，检查前，需做一系列准备工作。

空腹：一些项目需空腹检查，因此检查前一晚8点之后不要再吃东西；检查当天不吃早餐，待检查完后，再适当补充食物。

储尿：尿液检查最好是收集早晨第一次排出的尿液。

憋尿：B超等一些检查项目需憋尿，因此，在进行检查前的1～2个小时，要喝水憋尿。

其他：检查前，女性最好不要清洗下体，这样有利于检查。

禁止月经期间检查，禁止孕检前做剧烈运动，保持作息正常、睡眠充足。

而男性在精液检查前，需注意：第一，精液采集前的3～7天停止性生活；第二，盛放精液应选取干燥、无菌的瓶子；第三，需采集全部精液，并注意对精液进行保温，送检时精液温度应保持在25℃～27℃。

孕前检查的具体项目

女性孕前检查项目包括：生殖系统检查、肝功能检查、免疫全套检查、妇科内分泌检查、尿常规检查、口腔检查、遗传疾病检查等。此外，还包括一般的常规检查。

男性孕前检查项目包括：生殖系统检查、染色体异常检查、精液检查、肝功能检查等。

第3天 高龄女性备孕注意要点

高龄女性是超过 35 岁且第一次妊娠的女性。女性由于身体的特殊构造，超过 35 岁，卵子的数量和质量迅速下降，在生育时会遇到更多风险和挑战。

高龄孕妇面临的风险

风险	原因
胎儿致畸率增加	高龄孕妇的卵子质量和活跃度下降，致使胎儿发生畸形的可能性增加
胎儿体质较弱	高龄孕妇身体各方面功能出现下降趋势，胚胎孕育"环境"不如年轻女性，胎儿先天体弱的可能性增加
易难产	高龄产妇的盆腔已经固定形成，易使胎儿滞留子宫，引发胎儿窘迫症，从而损伤胎儿脑部，甚至窒息丧命，这样会给母婴双方带来危险
妊娠并发症	高龄孕妇易并发妊娠高血压和妊娠糖尿病，还可能患上其他疾病，影响母婴健康
产后恢复慢	高龄产妇由于身体功能下降，产后恢复速度较慢

高龄孕妇孕期保健要点

培养良好的生活习惯：为了能孕育健康宝宝，孕妇应培养良好的生活习惯，而高龄孕妇由于身体变化，更应该维持有规律的作息，为胎儿在母体内的健康发育提供良好的孕育环境，并为顺利分娩和产后恢复打下基础。高龄孕妇要培养自己良好的生活习惯，做到早睡早起、规律作息，禁止熬夜，还要改掉吸烟、喝酒等不良嗜好，将自己的身体调整到最佳状态，等待宝宝的到来。

养成有规律的饮食习惯：现代社会，生活节奏越来越快，职业女性大多一日三餐食用快餐，而快餐所含的营养不能满足人们的营养需求，尤其是孕妇的需求。而不好的饮食习惯更可能损害身体健康。高龄女性如果一旦准备怀孕，就要开始调整自己的饮食结构，保证营养均衡，使自己各方面的营养需求都能够得到满足，为宝宝的到来储备足够的营养。

调节心情：保持愉悦的心情和稳定的心理状态对孕育健康的宝宝有利。孕妇的情绪变化会影响内分泌，从而影响胎儿的生长发育，高龄孕妇应保持稳定、健康的心理状态。

做好检查，预防各种疾病 高龄女性由于生理原因，在决定怀孕之后，更要积极配合医生做好孕前检查，预防潜在的生育风险。如果患有不利于怀孕的生育疾病，应积极治疗。怀孕后更应该定期做好孕期检查，为生育健康的宝宝打下基础。

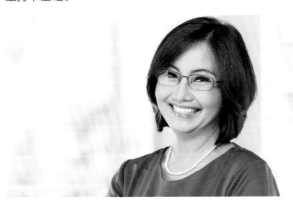

第4天 避开受孕"雷区"

想要孕育出一个健康可爱的宝宝，受孕前应该注意什么？哪些是可行的，哪些是不可行的？注意千万不要碰到以下受孕"雷区"。

蜜月期

新婚蜜月期不适宜怀孕。新婚夫妇因操办婚礼而使身体处于过度疲劳状态，且蜜月期性生活也比较频繁，这会影响卵子和精子的质量，使蜜月期怀上的宝宝出现异常的概率增大。因此，在蜜月期不适宜怀孕。

旅途中

旅途中不适宜怀孕。这是因为：第一，旅途中体力消耗过大，易使人疲劳；第二，旅途中常会打破正常起居规律，导致睡眠不足；第三，旅途中的正常饮食规律被打乱，饮食卫生也难以得到保证，易损伤胃肠功能。为了优生，旅途中不宜受孕。

情绪低谷期

人的情绪变化不仅会影响卵子和精子的数量和质量，还会影响内分泌系统，这种状态下形成的胚胎可能会出现各种问题。因此，处于情绪低谷期或情绪波动较大的时期，不适宜怀孕。

产后恢复不足半年

孕妇在孕育新生命的过程中，身体功能发生变化，分娩后，身体需要时间恢复。如果产后不足半年即怀孕，不仅会影响胎儿健康，还会给母亲带来风险。

接触有毒物质后不久

接触有毒物质后不久，不适宜怀孕。准父母在接触铅、汞、油漆、汽油以及麻醉剂等有害物质后，需过一段时间再计划怀孕，因为这些有害物质易导致染色体变异。

避孕期间或停服避孕药后不久

如果在服用避孕药期间或停服后不久怀孕，药物残留可能会对胚胎造成影响，使胎儿出生后在体质、体重以及发育速度等方面出现异常，分娩畸形儿的可能性也大大增加。有怀孕计划的准父母应将体内避孕药完全排出后，再计划怀孕，如果在服用避孕药期间意外怀孕，应告知医生详情，再做进一步决断。

早产或流产后不久

早产或流产后半年之内，不适宜怀孕。这是因为突然终止妊娠在一定程度上损害了子宫等生殖器官，这时怀孕，不仅影响母婴健康，还容易导致流产。孕妇早产或流产后需休养一段时间，等身体完全恢复之后，再计划怀孕。

接种疫苗后不久

并非所有的预防接种都是安全的，有些疫苗，如麻疹、腮腺炎等病毒性减毒活疫苗还存在活性，接种后即怀孕可能导致早产甚至更严重的后果。

第5天　规避各种不利因素

要想生一个健康的宝宝，必须要有一个健康的胚胎。只有高质量的卵子和精子结合，才能产生优质的胚胎。为了优生，保证胚胎健康，备孕期间的女性应规避以下不利因素。

人工流产

人工流产会对女性造成巨大伤害：

影响卵子生存环境，进而影响卵子质量：人工流产突然中断怀孕过程，会造成内分泌系统紊乱，破坏卵子生存环境，从而影响卵子的质量和活跃程度。

损伤子宫内膜：人工流产会损伤子宫内膜，影响受精卵着床。人工流产的次数与不孕概率成正比，一次人工流产可使女性不孕的概率增加3%~4%。

易导致感染，引起妇科疾病：人工流产手术或术后护理不当可能会引起感染，造成输卵管堵塞、子宫内膜异位等，极大地增加了不孕概率。

生育年龄过大

卵子的数量和质量会随年龄的增加而下降。女性30岁后，卵子的数量和质量呈下降趋势，35岁以后则迅速下降，44岁以后，大多数女性受孕机会很小。

女性要根据自身条件合理安排自己的受孕时间，尽量做到适龄生育，在身体发育成熟、卵子质量较高、受染色体变异等不利因素的影响较小时受孕。如果不具备条件，则应调整作息规律、养成良好的饮食习惯等，尽可能延缓细胞衰老的速度，保证卵子的质量。

妇科疾病

妇科疾病是指女性生殖系统的病症，包括妇科炎症、月经不调、性病、妇科肿瘤等。而妇科炎症、月经不调更是女性的多发病，妇科疾病如果不及时治疗，会影响女性的受孕成功率。

不规律的作息和饮食

不规律的作息会打乱女性的生物钟，导致其激素分泌紊乱，从而影响排卵。因此，有计划备孕的女性要及时调整作息时间，养成早睡早起的习惯，切忌经常熬夜。

不规律的饮食习惯还会使身体的营养需求得不到及时满足，直接影响女性的身体健康。有计划受孕的女性要加强营养，尤其要多补充蛋白质、维生素等。

不良嗜好

吸烟、饮酒等不良嗜好会损害女性的生育能力。长期吸烟会损害卵巢功能，导致卵巢加速老化，使卵子质量下降。同样，长期饮酒也会影响女性的排卵能力。

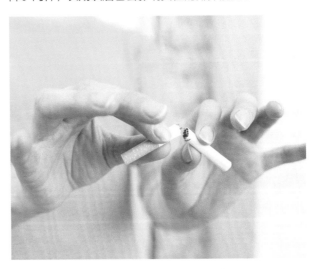

第 6 天 规划好营养摄取

准父母补充营养时，要注意饮食多样化。营养素比例适当，能满足人体的各种需要。孕妇要孕育新生命，需要更合理的膳食结构。保证饮食的营养均衡，对准父母的健康、胎儿的生长发育至关重要。

怀孕前的 3 个月至半年

一般从计划怀孕前的3个月至半年开始，备孕妈妈就要调整自己的饮食结构，注意饮食的营养均衡，均衡地摄入蛋白质、脂肪、碳水化合物、矿物质以及各种维生素等；饮食要尽量做到粗细搭配、荤素搭配，以满足身体的各方面需求，为成功受孕提供一个良好的身体环境，并为以后胎儿的生长发育提供物质基础。

怀孕 1 ~ 3 个月

怀孕初期是胎儿器官分化生长的关键期，要维持食物来源的多样化，注重营养摄入的均衡性；需要搭配食用米饭、面食、杂粮等主食，豆腐、豆浆等豆制品，牛奶、酸奶、奶酪等奶制品，核桃、花生等坚果类，蛋类，肉类，鱼类，以及各种蔬菜、水果等。这一时期，孕妇易产生早孕反应，如果呕吐等症状较为严重，应适当食用淀粉类食物，保持饮食清淡，并避免食用刺激类食物。

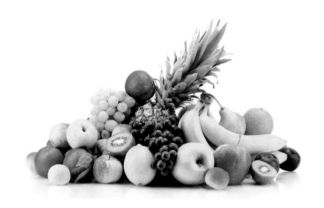

怀孕 4 ~ 6 个月

怀孕中期是胚胎迅速发育的关键期。这个时期，除保持一日三餐的营养均衡外，还应根据身体情况适当增加对蛋白质、维生素、钙质等的摄取量。为补充碘、锌等矿物质，可每周食用1次海产品；为补充维生素A和铁，可每周食用1次动物肝脏和动物血制品。

怀孕 7 个月至分娩

怀孕晚期是胎儿发育的成熟期。这个时期，胎儿的各个器官发育已渐趋完善，体重上升，胎动频繁，孕妇除保持均衡的营养外，还可适量增加维生素、蛋白质以及铁等营养素的摄取。此外，还要减少对高热量食物的摄取，使自身体重保持在适当的范围之内，这样有利于胎儿的顺利分娩。

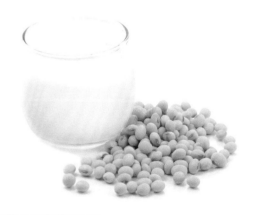

第7天 推算排卵期

健康、优质的受精卵的形成，是孕育健康宝宝的关键。掌握排卵期的计算方法，有助于准父母控制受孕时间，为孕育出健康的宝宝打下良好的基础。

月经周期测定法

一般月经周期较规律的女性，可根据月经周期测定法推算排卵期，计算方法如下：从月经来潮的第一天起，向后数14天左右，当日为排卵日；然后，再加上排卵日的前2天和后3天，这6天就是当月的排卵期。

基础体温测定法

如果准妈妈的月经周期不规律，可采用基础体温测定法来推算排卵期。

基础体温，也被称为静息体温，是指人体尚未被运动、情绪、饮食以及环境等因素影响时的体温，一般在早晨起床前测定。

正常育龄女性的体温会随月经周期的变化而产生轻微变化。通常，女性月经期间以及月经后的7天，体温相对较低，在36.5℃以下，称为低温期；然后从低温期过渡到高温期，高温期的温度为36.5~36.8℃；然后降到低温期，直到下次月经到来。而排卵日是指从低温期到高温期的分界点，这一天的体温明显偏低，为了减少误差，可加上排卵日的前2天和后3天，构成排卵期。

为了准确测定基础体温，需要注意以下事项：

◎准备一支女性专用体温计，并在前一天晚上睡觉前，将体温计甩到数值为35℃以下。

◎一定要在早晨起床前，还未进行一系列活动时测定，一般将体温计放在舌头下3~5分钟，将测定的数据记录下来，需坚持3个月。

◎在记录体温的过程中，也应把可能影响体温变化的因素记录下来，如生病、性生活、服药及饮酒等。

◎3个月后，将记录的基础体温数据绘制成曲线图，从图中能清楚地找到排卵日。

观察阴道黏液法

女性从排卵期前2天开始，就会出现阴道分泌物增加的现象，并且分泌物变得稀薄、清澈、透明，还能拉出长的细丝，像鸡蛋清一样。一般这种现象会持续3~5天。一旦出现这种现象，就预示着排卵期马上就要到来。准妈妈可通过观察阴道分泌物来推断排卵期。

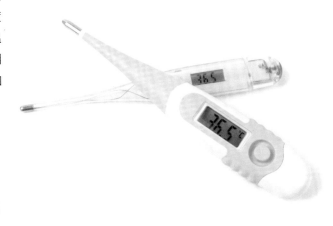

第8天　把握受孕最佳时机

> 为了能尽快怀孕，并且生育健康的宝宝，准父母应及时把握受孕最佳时机。

最佳受孕年龄

随着年龄增长，男女的生育能力都在下降，尤其是女性，如果太晚怀孕，由于卵子质量下降，胎儿出现畸形的可能性增加。有生育计划的育龄男女，要及时把握最佳受孕年龄。

一般女性的最佳受孕年龄为24～29岁。这时女性的卵子胚胎质量较高，胚胎受不良因素影响较小，致畸率较低，有助于胚胎的健康发育；并且此时母体的骨骼发育成熟，要承担的分娩风险降低，也有利于母体的产后恢复。女性生育年龄最好不要超过30岁，尤其不宜超过35岁，因为超过35岁，不仅卵子的质量下降，影响胚胎健康，此时怀孕还容易使孕妈妈患上各种妊娠疾病，影响母婴健康。

而男性的最佳生育年龄为27～35岁。这时精子的质量较高，胎儿较少受不良因素的影响。从35岁以后，男性体内的雄性激素开始减少，身体功能相对下降，不利于生育的因素开始增多。

如果夫妻双方在最佳生育年龄上无法协调，那就以女方为主。如果都错过了最佳生育年龄，那就更要努力做好孕前准备，把生育风险降到最低。

最佳受孕季节

由于每个人的习惯及身体感受不同，因此从理论上说并不存在最佳受孕季节，可根据自己的感受选择最佳受孕季节，但一般习惯上建议准妈妈选择7月上旬至9月上旬受孕。这样安排可使早孕反应正好在秋季，凉爽的天气可以降低天气对食欲的影响；并且这时正好是丰收季节，各种蔬菜、水果丰富，可以给孕妈妈提供充足的营养。而分娩期则一般为春末夏初，不仅可使宝宝少受流感病毒的威胁，也能使产后妈妈有一个舒适的产褥期。

最佳受孕时间

最佳受孕时间一般是指排卵期，准父母可根据本书提供的排卵期计算方法推算排卵期，准确把握最佳受孕时间。

最佳生理状态

最佳生理状态是指准父母排除一切不利于生育的生理因素，将生理状态调整到最佳。一般身体处于各种疾病恢复期、过度疲劳期以及服用药物期等，均不适宜怀孕。

最佳心理状态

准父母双方没有受到精神创伤，情绪较为稳定，心情愉悦，精力旺盛，是适宜备孕的心理状态。

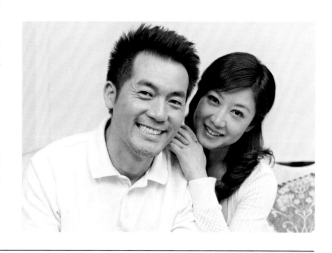

第9天　了解受孕过程

卵子和精子在输卵管的壶腹部相遇，结合形成受精卵。受精卵是孕育生命的基础。了解这个过程更有助于优生优育。

卵子的产生

卵子是女性的生殖细胞，由女性的卵巢产生，外表呈球形，并被一种透明带状物所包裹。卵巢中数以万计的初级卵母细胞藏在原始卵泡中，而一个原始卵泡成熟需要14天左右，每月只有一个原始卵泡成熟，成熟的卵子从卵巢进入输卵管，等待与精子的相遇。

女性一生能达到成熟的卵子为300～500个，其余的卵母细胞则自动死亡，而排出的卵子的存活时间不超过48小时，如果不能受精成功，则会随着剥落的子宫内膜以月经的形式排出体外。

精子的产生

精子是男性的生殖细胞，由男性睾丸中的生精上皮产生，呈蝌蚪状。精子的形成经历了精原细胞、初级精母细胞、次级精母细胞，这个过程大约需要90天。但这时它还不是成熟的精子，此后，还需在睾丸内停留2～3周，等它发育成具有运动能力和受精能力的成熟精子，才具有生殖功能。男性每次能排出3～6毫升的精液，其中含2亿～4亿个精子，进入女性阴道后存活时间不超过72小时。

受精卵形成

女性的成熟卵子从卵巢排出后，进入输卵管的壶腹部，等待远道而来的精子；而进入阴道后的精子则需经历漫长的旅程、冲破重重关卡，才能到达输卵管与卵子相遇。

精子要想到达输卵管的壶腹部，需经过自己体长2000倍的路程，这个过程大约需要3天的时间。它们首先要通过布满黏液的子宫颈口，然后还要经过布满白细胞的子宫内膜，这时活力较弱的精子就会被白细胞所吞噬。历经千辛万苦到达输卵管壶腹部后，精子从最初的2亿～4亿个，减少到几十至几百个，一般不超过200个。当这些精子与卵子相遇后，就会迅速把比自己大很多倍的卵子围住，它们头部朝向卵子，努力地穿过卵子外层的透明带。

一旦有一个精子成功穿过，卵子外围就会形成一道保护屏障，禁止其他精子进入，而进入其内的精子会迅速水化、膨胀成精原核。同时卵子也发育成卵原核，然后精原核和卵原核结合在一起，将各自的23条染色体配对变成46条。至此，受精卵形成，受精完成。

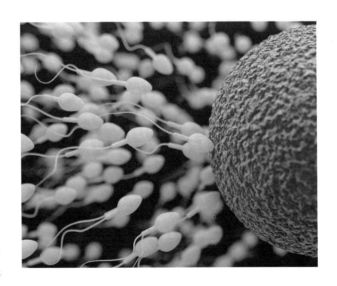

第10天 了解受精卵着床

受精卵不能在受精部位发育成胎儿，必须迁移到子宫，在子宫内膜上着床。子宫可以为胚胎提供营养物质和成长空间，是胎宝宝生长发育最温暖的"家园"。

受精卵着床的过程

精子和卵子相遇结合后形成受精卵，受精卵在形成之后，还需用大约7天的时间到达"自己的家"——子宫。穿越输卵管的过程也是受精卵发育的过程，它在这个过程中不仅得到输卵管提供的营养，还得到输卵管内面纤毛的帮助，使它能够顺利发育成桑椹胚。进入子宫顺利成为胚泡，附着停留在子宫内膜上，这就标志着受精卵成功着床。

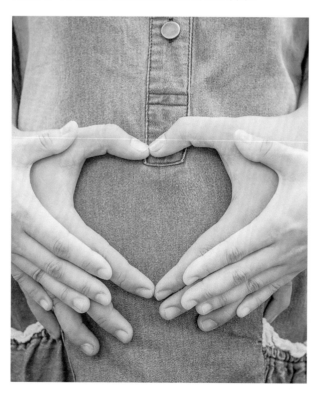

受精卵着床的位置

受精卵必须在子宫内膜上着床，才能发育成胚胎。但在实际生活中，由于各种因素的影响，受精卵也可能在子宫内膜外的其他地方着床。如输卵管，这就是我们通常所说的宫外孕。

影响受精卵着床的因素

受精卵成功着床是孕育生命的开始，但并不是所有的受精卵都能成功着床。不能成功着床一般与以下因素有关：

受精卵本身存在缺陷：如有问题的精子与卵子结合形成受精卵，这种情况的夫妻双方最好接受染色体异常检查。

卵巢黄体功能不全：如黄体酮分泌不足、子宫内膜异常等，都可能影响受精卵的成功着床，这时应着重检查激素水平是否正常、内分泌功能是否紊乱。

子宫存在异常情况：如准妈妈子宫发育不良、子宫黏膜下肌瘤等，这种情况要接受治疗。

免疫因素：一般情况下，女性不会产生精子抗体，但如果女性生殖系统出现炎症和损伤等情况，血清和宫颈黏液中会产生抗体，引起免疫反应，使已经穿透子宫颈的精子不活动、凝集或死亡。这时应该积极治疗，待身体完全康复，再准备怀孕。

精神压力过大：精神因素也会在一定程度上影响受精卵着床。

第11天 掌握怀孕的征兆

女性在怀孕后身体往往会产生一系列变化。可根据这些变化，初步确定是否怀孕，然后再到医院进行具体检查。

停经

女性在怀孕后会出现停经的现象，如果准妈妈的月经一直都很有规律，一旦月经推迟10天以上，之前又没有采取避孕措施，那就有可能怀孕了。

困倦、疲倦

女性在怀孕后通常会出现精神不佳、行动迟缓、易困、嗜睡等现象。这是因为怀孕后，孕妈妈的身体分泌大量孕激素，胎盘像一个永不停歇的马达一样将这些激素输送到身体的各个部位，以满足子宫肌肉松弛、胚胎养分以及乳房储备的需要，导致孕妇疲劳。

此外，怀孕后，孕妇身体的基础代谢、分泌系统等发生变化，使体内热量消耗较快、血糖不足。这些因素都是导致困倦、疲乏的原因。

尿频

女性在怀孕初期会出现尿频的现象，这是因为膀胱靠近子宫，子宫增大会压迫到膀胱，使人经常产生需要排尿的感觉。但如果想缓解，只需要在生活上多加注意即可，如睡前1~2小时不饮水；少吃西瓜、冬瓜等利尿食物等。此外，还要注意，如果排尿时感到疼痛，应到医院进行检查是否患有膀胱炎。

恶心、呕吐

恶心、呕吐是最明显、最常见的早孕反应之一。一般孕妇在怀孕后的5~6周会出现明显的恶心、呕吐现象。但也有少数孕妇没有出现明显的恶心、呕吐现象，因人而异。这主要是因为绒毛膜促性腺激素和黄体酮的分泌增加，导致消化系统发生变化，进而引起胃酸分泌减少、消化不良，这种症状通常会在怀孕3~4个月以后慢慢消失。

孕早期的孕吐反应有时会影响到进食，但不管多么难受，孕妇一定要正常进食，不要克制饮食。此时胚胎处于快速分化形成的时期，需要大量营养，而孕妇减少食量将直接影响某些微量元素的获取，影响胚胎健康。

就算孕妇减少食量，事实上也不会减少孕吐反应，因此，孕妇一定要坚持进食。可保持灵活的进食时间，也不必刻意遵循进食计划，想吃什么，什么时候吃，可随心所欲。但一定要坚持进食，等孕吐反应缓解后，还可补充一些营养素。如果孕吐反应非常强烈，那就应该及时就医，在医生的帮助下，适当补充些B族维生素。

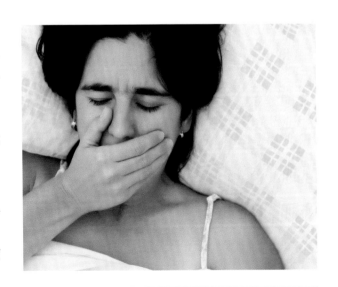

第 12 天　验孕

怎样才能在最短的时间内知道自己怀孕了呢？验孕是确定是否怀孕的常见方法。

利用验孕纸

最简单、便捷的验孕方法就是使用验孕纸。验孕纸主要是通过检测人体尿液中的绒毛膜促性腺激素（β-HCG）的水平来确定是否妊娠。如果测试方法正确，准确率可达90%以上。

使用验孕纸进行验孕时，要注意以下事项：

◎必须购买正规厂家生产的验孕纸，且验孕纸应该是最近刚买的。如果验孕纸存放时间过长，则很可能会失效。

◎要用干燥、洁净的容器收集尿液，最好是晨尿，这样可以提高准确率。

◎要把握验孕时间，一般如果本次月经没有来，在接下来的一周之内即可验孕。

◎要把验孕纸标有箭头的一端放入盛有尿液的容器，

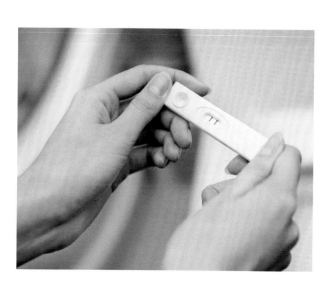

几秒后即可取出平放，可在5分钟内观察到结果。如果验孕纸显示一条红线，呈阴性，那就没有怀孕；如果验孕纸显示两条红线，但两条红线一深一浅，那可能刚怀孕不久，这种情况就需要反复验证；如果验孕纸显示出上下两条明显的红线，呈阳性，则说明已经怀孕。

需要注意的是，利用验孕纸验孕并不完全可靠。这与验孕纸的时效性和质量、人的体质、验孕时间以及其他疾病的影响等有关。验孕纸超过时效，或验孕纸质量不好，可能导致结果不准。敏感体质的人，可能测试不准。人体都会分泌少量β-HCG，如果体质过于敏感，则可能导致结果不准确。有些疾病，如葡萄胎、绒毛膜癌、支气管癌以及胃癌等都可能导致测试结果呈阳性。

因此，如果有怀孕迹象，最好到医院做一个全面检查。

基础体温测量法

基础体温测量法，不仅可以确定排卵期，还可以确定是否怀孕。如果准妈妈的基础体温维持了18天以上的较高温度，那就很可能怀孕。但由于基础体温可能受饮食、睡眠、情绪等因素的影响，因此，用基础体温测量法也不是100%可靠，最好到医院进行进一步的检查。

B 超诊断法

B超诊断法可以准确判断是否怀孕，一般末次月经推迟一周即可到医院进行B超检查。最早在怀孕5周，在超声波屏上，可观察到子宫内有一道圆形光环，这就是妊娠环，而环内的较暗区域就是羊水。

第 13 天 了解孕期性生活原则

备孕期间，准父母可以适当安排高质量的性生活，因为怀孕后的性生活要节制许多。女性在怀孕期间应遵循有节制的性生活原则。准父母有必要了解孕期各个阶段对性生活的要求。

怀孕早期

怀孕早期，一般是指孕期前3个月，也就是12周以前。此时胚胎和胎盘正处于形成中，尤其是胎盘尚未发育完全，易发生流产。此时如果有性生活，一方面容易引起子宫收缩，另一方面由于精液中含有前列腺素，进入阴道后容易刺激孕妇的产道，易导致流产。所以孕期前3个月，应尽量避免性生活。

怀孕中期

怀孕中期，一般是指孕期第4个月至分娩前3个月。这时胎儿在母体内已度过危险期，胎盘已经形成，胎儿在子宫内有胎盘和羊水作保护屏障，可以得到有效保护；同时母体性器官的分泌物也开始增多。而适度性生活带来的子宫收缩，对子宫内的胎儿也是一种锻炼，但一定要采用孕妇较舒服的方式，并注意避免压迫其腹部。

怀孕晚期

怀孕晚期，是指孕妇分娩前的3个月。这时胎儿已基本发育成熟，子宫处于剑突下的位置，子宫口已逐渐张开，开始为分娩做准备。如果这时候有性生活，容易造成宫缩和感染，从而影响胎儿的正常分娩。因此，怀孕晚期，孕妇禁止有性生活。

孕妇如果存在以下情形，更应该谨慎性生活，必要时还需咨询医生的意见。
- 孕妇有流产史或存在习惯性流产。
- 孕妇子宫收缩频繁或子宫颈功能不全。
- 孕妇有早产史或存在早期破水情况。
- 准爸爸患有性病，或孕妇患有阴道炎或严重妇科疾病。
- 孕妇出现产前出血或存在胎盘前置的情况。

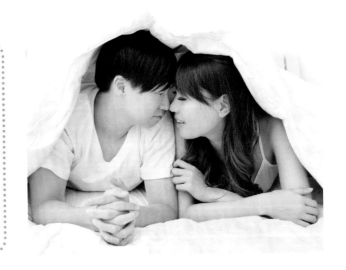

第14天 培养良好的生活方式

良好的生活方式是备孕、优生的关键，却很容易被忽略。以积极的生活态度对待怀孕，才能更好地迎接宝宝的到来。孕期点点滴滴的付出能扩大到宝宝的未来收益上。

保证睡眠质量

睡眠是生命活动不可缺少的一部分。良好的睡眠质量能够保证人体生命活动的正常进行，而如果睡眠质量较差，不仅会影响健康，降低免疫力，还会增加患各种疾病的概率；影响心情，使人出现情绪烦躁、记忆力下降、敏感多疑等现象，严重者甚至还可能会患上精神疾病。因此，维持正常的睡眠规律、保证良好的睡眠质量对备孕准父母至关重要。

孕妇的睡眠质量，不仅会影响自己的身体健康，还会影响胎儿的生长发育。开始备孕时，就必须调整自己的作息规律，尽量做到早睡早起，避免熬夜，睡眠时间最好比

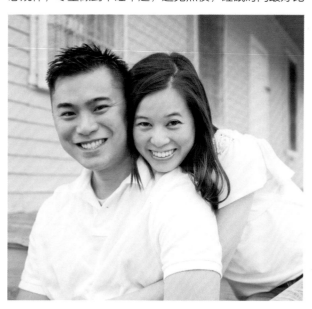

平时延长1~2个小时，中午如果可以休息1个小时，那就更好了。但注意中午不能睡得太多，否则会影响晚上的睡眠质量。

选择合适的生活用品

由于即将发生身体上的变化，准父母应选择孕妇专用的日常生活用品，尤其是床上用品，如选择高低合适的、适合孕妇的枕头等。

维持适宜的室内环境

为了保证日后孕妇和胎儿的健康，还要营造良好的室内生活环境，保证适宜的室内温度和湿度。

室内温度过高易使人昏昏欲睡、萎靡不振，而过低则易使人生病。因此，需维持适宜的室内温度，一般20~22℃即可。室内湿度也应维持在一个合适的范围之内，一般30%~40%最适宜。

注意防辐射

在现代社会，电子产品应用于我们生活的方方面面，产生辐射量较多，而这些辐射多多少少都会影响我们的身体健康，对孕妇来说尤其如此。应尽量避免接触有辐射的电子产品，如果不能避免，那就应做好各种防护工作。经常接触电脑的孕妇，需在使用电脑时穿上防辐射服，并且相应减少使用电脑的时间。孕妇在家也要尽量减少使用微波炉、电吹风等带辐射的电器；如果要使用，尽量与它们保持超过1米的距离。

第 15 天 调整饮食习惯

良好的饮食习惯，可以保证孕妇摄入足够的营养，促进胎儿在母体的正常发育，有利于优生优育。

食物来源多样化、均衡搭配

备孕期，准父母对各种营养素的需求急剧增加。因此，养成良好的饮食习惯，保证食物来源的多样化，均衡地吸收各种营养素，对准父母来说非常重要。

准父母要合理安排自己的饮食，注意营养搭配。不同食物所含的营养素有所不同，如绿叶蔬菜中维生素含量丰富，谷物类则主要含碳水化合物，而豆类和瘦肉中的主要营养素是蛋白质。准父母只有保证食物来源的多样化，才能均衡地摄入各种营养素。

多食天然食物

随着现代生物医学的发展，人们越来越依赖各种人工合成的营养素，但人体对合成营养素的吸收利用率远不如天然营养素；且合成营养素是经过一系列化学处理过程制造出来的化学制剂，可能对人体健康有潜在威胁。因此，天然食物仍然是准父母补充营养素的首要来源。

准父母应适当多吃蔬菜、水果、谷物、坚果、豆类、蛋奶等天然食物。为了保证食物的原味口感和防止营养素流失，烹调时还应尽量少放调味料，最好不要添加味精、鸡精等合成调料，尽量获取优质的营养素，满足身体需要。

定时、定量用餐

准父母应该养成良好的用餐习惯，每餐都应该按时、按量地完成，不能草率了事。

准父母合理的用餐时间，除正常的一日三餐外，还需在三餐之间加两餐，补充一些坚果、奶类、水果或鲜榨果汁等。此外，一日三餐最好也要有固定的时间，一般早餐时间为7:00～8:00，午餐时间为12:00，晚餐时间为18:00～19:00，并且每餐的食用量也应有一定标准，以保证营养均衡。

避免偏食

准父母的饮食习惯直接决定胎儿的健康，挑食偏食会造成营养单一，不能给胎儿发育提供所需的营养。准父母应养成良好的饮食习惯，避免出现偏食、挑食的现象。

另外，孕妇的饮食习惯还会影响到胎儿的饮食习惯。研究发现，胎儿可以通过羊水的味道、母乳的味道建立饮食习惯。如果孕妇只偏好某些食物，她的口味喜好会通过羊水传给胎儿，使胎儿出生后也容易偏食，不利于其生长发育。

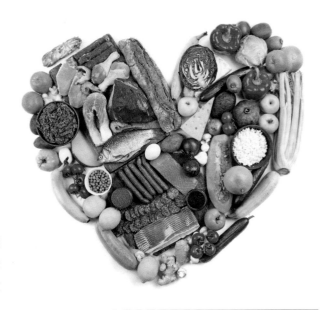

第 16 天　补充叶酸

叶酸，又叫维生素 B₉，是一种水溶性维生素，因最早从菠菜叶中发现而得名，对孕妇尤其重要。

孕早期一定要补充叶酸

叶酸是一种人体必需营养素，可以促进细胞生长，促进核酸、氨基酸以及蛋白质的合成。如果人体叶酸供应不足，可能导致红细胞异常、白细胞减少以及巨幼红细胞贫血症等，对孕妇影响尤其巨大。如果孕妇身体缺乏叶酸，不仅极易发生胎盘早剥、妊娠高血压等；还可能导致胎儿早产、体重较轻、唇腭裂、心脏缺陷等，可直接影响胎儿的神经管发育，进而出现无脑儿、脊柱裂等胎儿畸形现象。

补充叶酸的方法

叶酸广泛存在于我们日常所吃的食物中，如新鲜水果、深绿色绿叶蔬菜、豆制品、蛋奶类、坚果类、谷物类食物以及肉制品等。孕妇应加强饮食调理，一方面丰富食物来源，另一方面可根据自己的身体需要补充身体所需叶酸。但由于叶酸具有不稳定性，遇光、遇热易失活性。如新鲜蔬菜搁置2~3天后，可损失50%~70%的叶酸；不正确的烹饪方法，可使食物损失50%~95%的叶酸；盐水浸泡也可使食物损失大部分的叶酸等。

因此，实际上，我们能从食物中获取的天然叶酸并不多。为了最大限度地利用这些天然叶酸，我们可以从以下几方面做起：

◎ 尽量食用新鲜食物。

◎ 谷物类食物不宜淘洗时间过长。

◎ 炒制肉类，要急火快炒；而煮制肉类，要保证熟透。

◎ 煮粥不宜放碱。

◎ 少吃油炸、膨化食品。

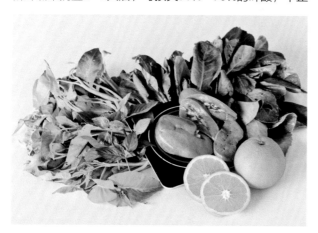

食谱推荐

什锦西蓝花

材料： 胡萝卜30克，黄瓜50克，西蓝花200克，荷兰豆100克，黑木耳10克，鲜百合50克，蒜蓉10克，盐3克，食用油适量。

做法：

①黄瓜清洗干净，去皮切片；西蓝花洗净去根，切成朵；百合清洗干净，剥片；胡萝卜洗净，切片；荷兰豆去筋洗净，切菱形段；黑木耳泡发切片。

②水烧沸，放入做法①中备好的材料焯烫、捞出。

③净锅入油烧至四成热，放进蒜蓉炒香，倒入焯过的材料翻炒均匀，调入盐炒匀至香即可出锅。

营养分析： 西蓝花中营养成分十分全面，含膳食纤维、叶酸、氨基酸、维生素 C 和胡萝卜素等，适合孕妇常食。

第 17 天 保养胃肠

孕妇拥有健康的胃肠，不仅有利于食物消化和营养吸收，还能使消化系统更快地适应孕期激素变化，减轻身体不适感。

规律饮食

保持规律的饮食习惯，可以有效地维持母体的胃肠健康。除按时、按量地保证一日三餐外，在日常饮食中，还要增加蔬菜和水果的摄入比例。

尽量少食生冷、刺激性以及难消化的食物，如生冷瓜果、辛辣类食物、油炸类食物以及黏性较大的食物等。

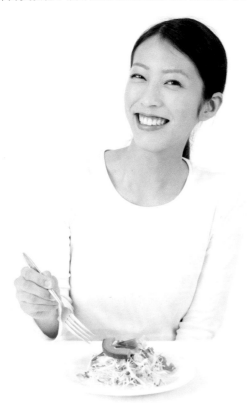

此外，孕妇在节假日期间一定要有意识地控制饮食，同样保持规律的饮食习惯。因为节假日期间往往会外出，市售的食品往往含油量较高，尤其是在亲戚朋友聚会时，孕妇不知不觉就会食用很多不易消化的、高热量的食物，给胃肠增加负担。

适当进补

脾胃喜温，为了保护胃肠的健康，可适当多食一些温补食材，如可用枸杞子、羊肉等温热性食材炖制成汤，可每日食用1碗，切记不可过量，否则会导致过热，助生火热。

注意保暖

胃肠喜温暖、忌寒冷，因此，孕妇一定要注意保暖，尤其是在季节变换时，往往温差较大，这时一定要适当增添衣物，保护好胃肠。一旦出现胃肠不适，应该立即就医，在医生的指导下，调节胃肠功能。

心情愉悦

人的心情好坏，可以直接影响其胃肠的消化吸收功能，所谓"心情不好，吃不下饭"就是这个道理。因此，要想维持胃肠正常的消化吸收功能，还要保持心情愉悦，不要让不良情绪影响到正常进食。

适量运动

适当的运动可以促进食物消化，维持良好的胃肠功能，准父母可适当进行散步、慢跑及瑜伽等运动，以增强胃肠的消化功能。

第18天　了解孕期用药原则

准父母的身体是孕育新生命的摇篮，哪怕是轻微的变化，都可能会影响到胎儿的生长发育。在怀孕的各个时期，药物的作用均会不同程度地影响母婴健康。为了优生优育，孕妇应尽量远离药物。如果必须服用，一定要先咨询医生，以免对胎儿造成不必要的影响。

受孕后1~2周

受孕后的1~2周，也就是停经后的3周以内，如果药物对胚胎产生影响，会直接导致流产，不存在致畸影响。如果没有出现流产现象，那就表明药物对胚胎没有产生影响，可继续怀孕。如果孕妇在怀孕早期不小心服用了药物，不必过于担心，必要时可以咨询医生意见。但如果已经出现流产迹象，就不要强制保胎，否则反而会对母体和胎儿产生不良影响。

怀孕3~8周

怀孕后的3~8周，也就是停经后的5~10周，是胚胎器官形成的关键时期，也是对药物最敏感的时期，胚胎极易受药物等外界因素的影响，稍不小心就容易导致畸形。在这一时期应中断一切药物，包括保健药、滋补药等，如果不得不用药，也要在医生指导下谨慎服用。这一时期，药物对宝宝的影响不像早期那样明显，就算产生致畸作用，也不一定会引起自然流产。要判断药物对胎儿是否产生影响，需结合所服药物的毒副作用，并观察是否出现阴道出血。医生会综合以上状况判断药物对胎儿的影响，然后再建议孕妇是否保胎。

怀孕8周至5个月

怀孕后的8周至5个月，胎儿的器官分化继续进行，某些器官已经形成，这时虽然胎儿对药物的敏感度不如上一时期，但仍然有一定影响，因此，这时期仍然应该谨慎用药。

怀孕5个月至分娩前1周

怀孕5个月以后，胎儿的器官分化基本完成，并处于继续生长发育的状态。这一时期，胎儿对药物的敏感度大大降低，一般不会产生严重的致畸影响，但药物成分也会使胎儿产生不同程度的发育异常现象，因此，这时期使用药物仍应该谨慎。

分娩前1周

孕妇在分娩前1周的用药也应特别慎重，这时孕妇服用的药物可能积蓄到体内，并在胎儿体内蓄积。而新生儿的代谢系统薄弱，不能有效地将体内的药物排出，因此，分娩前1周用药会对新生儿的身体功能产生不利影响。但孕妇若患有危及健康或生命的疾病，如妊娠高血压并发症，则应充分权衡利弊后，在医生指导下使用。

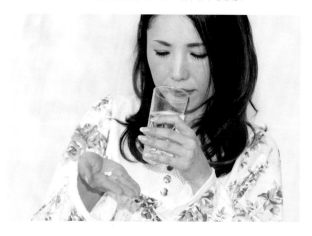

第 19 天 提前调整岗位

在现代社会，女性不仅在家庭生活中扮演着重要角色，还在社会工作中占有一席之地，几乎各行各业都有女性的身影。但由于女性特殊的身体状况，有些工作不适宜在怀孕期间从事，需要提前做出调整。

化工行业

化工行业从业女性常接触到一些有毒的化学物质及放射性物质等，工作环境中也可能存在铅、汞、一氧化碳、甲醛等浓度超标的情况，这些都会严重威胁孕妇和胎儿的健康，增加流产和死胎的危险。因此，从事以上相关工作的女性，在怀孕前要及时与领导沟通，申请调岗。

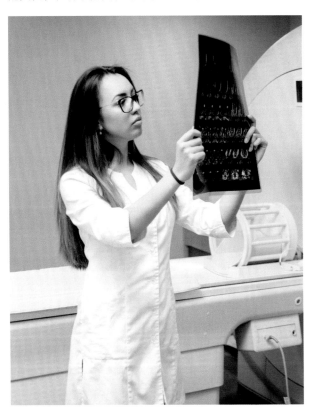

医务工作

由于流感病毒、麻疹病毒、风疹病毒等会严重影响胎儿的生长发育，因此，一些经常接触传染病患者、病毒感染患者的医务工作者在怀孕期间也要及时调岗。

经常接触电磁辐射的行业

一些行业每天都需要接触电磁辐射，如医院的放射室、电磁辐射研究行业以及电视机生产部门等。经常接触电磁辐射，会对孕妇和胎儿产生严重影响，可能导致胎儿畸形，甚至死胎等。这类行业从业女性，备孕期间最好申请调岗。

高温作业、振动作业以及噪声较大的工种

高温作业是指在高温、高热辐射及高湿度等条件下工作的工种。如冶金工业、机械制造业等的冶铸车间，发电厂的热电站，纺织厂、印染厂的车间，夏季高温天气下露天作业的环境，孕妇在这种环境下工作易发生危险。

振动作业主要是指经常接触风动工具、研磨工具等振动工具的工作。孕妇从事这类工种，易导致神经衰弱。

噪声较大的工种是指长期在噪声较大的环境中工作的工种。孕妇从事这类工种，自身及胎儿的听力易受损害。

此外，还有一些工作也不适宜女性在怀孕期间从事，如需长期站立的工作、从事繁重体力劳动的工作、频繁弯腰或攀爬的工作以及经常高空作业的工作等。

第20天 提前了解职场孕妇享有的权利

职场女性在经济社会生活中发挥着举足轻重的作用，很多孕妇都是职场女性。但怀孕后，孕妇通常会面对一些来自职场或自己身体状况的压力。为了更舒适地度过孕期，孕妇要提前了解自己享有的权利。

为了维护女性权利，我国法律已从各个方面为孕妇提供了一套完整的"职场特权"，规定女性在怀孕期间可享有以下权利。

不被辞退的权利

女性在怀孕期间和产后哺乳期均享有不被辞退的权利。《中华人民共和国劳动法》《女职工劳动保护规定》《中华人民共和国妇女权益保障法》规定：女职工在孕期、产期、哺乳期内，用人单位不得解除劳动合同，但女职工要求终止劳动合同的除外。

不被降低工资的权利

我国实行的是男女同工同酬的工资分配制度，因此，女职工在孕期、产期、哺乳期内，用人单位不得降低其基本工资。

有减轻工作强度或不从事夜班劳动的权利

根据《女职工劳动保护条例》的规定：用人单位不得在女职工怀孕期间延长劳动时间，一般也不得安排女职工从事夜班劳动。如果女职工不能胜任原劳动强度，可以要求减轻劳动量或更换工种。

工作时间有产检的权利

怀孕女职工如果需在工作时间内进行产检，应该按出勤对待。

享有带薪休假的权利

◎女职工因流产、生育而享有带薪休假的权利。

◎女职工如果怀孕未满4个月流产，应享有15～30天的产假；如果怀孕4个月以上流产，则应享有42天的产假。

◎女职工享有不少于98天的产假，其中产前可休假15天。如果难产，再增加15天；如果生育多胞胎，每多生1个孩子，增加产假15天。

◎女职工在哺乳期间，每天需保障2次母乳喂养的时间，每次30分钟。如果生育多胞胎，每多喂养1个孩子，增加30分钟的时间。

享有报销生育医疗费的权利

《女职工劳动保护特别规定》第八条规定：女职工产假期间的生育津贴，对已经参加生育保险的，按照用人单位上年度职工月平均工资的标准由生育保险基金支付；对未参加生育保险的，按照女职工产假前工资的标准由用人单位支付。

女职工生育或者流产的医疗费用，按照生育保险规定的项目和标准，对已经参加生育保险的，由生育保险基金支付；对未参加生育保险的，由用人单位支付。

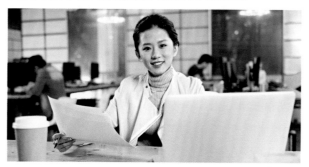

第 21 天 安置好宠物

随着人们生活水平的提高，越来越多的家庭开始饲养宠物。女性在怀孕期间到底应不应该养宠物？孕妇又该如何与宠物相处？

在备孕和怀孕期间，最好不要饲养宠物，否则易感染弓形虫病。

什么是弓形虫病

弓形虫是一种小寄生虫，一般寄生在猫、狗、猪、牛、羊、兔等动物身上，具有广泛的地域性。由弓形虫寄生而引起的疾病，称为弓形虫病或弓形体病。

正常人感染弓形虫病一般不表现出任何症状，为隐性携带。只有少数抵抗力低下的人会出现低热、流鼻涕等症状，症状通常能自愈；如果病情严重，寻求医生帮助后很快就能恢复健康。孕妇由于身体的免疫力较差，易感染弓形虫病。如果孕妇感染，可能会垂直传播感染子宫内的胎儿，进而引起流产、胎儿畸形、死胎等严重后果。

预防措施

为了避免感染弓形虫病，可采取以下预防措施：

注射疫苗：为避免宠物感染弓形虫病，要定期做检查，并注射相关疫苗。

保持宠物的清洁卫生：除了经常为宠物洗澡、整理毛发外，还要减少宠物独自在外游玩的时间，防止其与不明来历的其他动物接触，禁止其在外吃不干净的食物。

不与宠物过分亲密：很多人喜欢抱着宠物睡觉，这样感染弓形虫病的概率就大大增加。因此，最好不要与宠物过分亲密。接触过宠物后，要及时洗手。如果给宠物清洁或喂食最好要戴手套，结束后，对手套进行清洗或直接扔掉，并洗手。

不接触宠物粪便：宠物粪便是传播弓形虫病的重要渠道，清理粪便时，要戴上手套；清理完毕后，要清洗手套，并洗手。此外，由于宠物粪便中病毒的传染性很强，且很多宠物有用爪子埋粪便的习惯，接触过粪便的爪子可能会使家中物品受到污染，因此要及时清洗宠物的爪子。

想继续养宠物，该怎么处理

如果在怀孕期间已将宠物寄养在他处，那孕妇就不用担心弓形虫病了，也不用特别对宠物生活过的空间进行专门清洁，因为弓形虫很难在干燥的环境中生存，保持适当的通风和充足的紫外线照射即可。

如果孕妇在怀孕期间决定留下宠物继续饲养，首先要为宠物做弓形虫病检查，如果已感染，则必须将宠物送走；如果没有感染，则可留下饲养。另外，孕妇在怀孕期间饲养宠物，最好请家人代为照顾。

不管是寄养宠物，还是留下宠物，女性孕前都要进行一次全面的弓形虫病抗体检查。如果没有感染，可随时准备怀孕；如果感染，则应配合医生积极治疗。

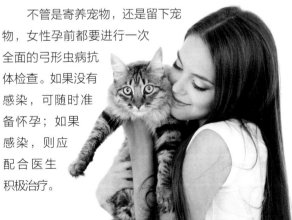

第 22 天　计算预产期

预产期不是精确的日期，据统计只有 5% 左右的女性在预产期当天分娩。即使如此，我们仍然需要了解预产期是哪一天，以便为临产前的各项事务做好准备。

根据预产期计算公式

预产期计算公式是根据女性的月经情况来推算预产期的。一般从末次月经的第一天开始计算，整个孕期为280天，按照28天一个妊娠月，即为10个妊娠月，实际上则为9个月零7天左右，或40周。

预产期计算公式为：预产期月份=末次月经的月份＋9（或－3），预产期日期=末次月经的日期＋7。按照这个公式即可计算出大致的预产期。在预产期前后2周分娩均属正常。

根据胎动

孕妇根据胎动也可计算出预产期。由于初产妇和经产妇生育经验不同，二者采取的计算方法也不同。

初产妇的预产期=胎动出现日期＋20周。

经产妇的预产期=胎动出现日期＋22周。

根据基础体温

孕妇可根据基础体温曲线计算预产期，一般认为，基础体温低温曲线的最后一天为排卵期，计算方法为：预产期=排卵期＋264（265/266/267/268）天，或预产期=排卵期＋38周。

根据孕吐出现时间

孕妇根据孕吐反应出现的时间也可推算出预产期。孕吐反应一般出现在末次月经的第42天左右，因此，计算方法为：预产期=孕吐反应出现的日期＋238天（34周）。

根据胎龄

医生根据B超检查测试的胎儿胎龄推算出预产期。

其他计算方法

此外，还可根据宫高、月经逆推法、妊娠历算法等方法推算出预产期。

预产期那天不一定分娩

预产期不是精确的分娩日期，可以发生早期产、过期产两种情况。

早期产，即早产，如果在怀孕后28～37周分娩，即为早产。

过期产，即超过42周出生的宝宝。对于过期产，孕妇首先应重新计算预产期，看自己是否记错日子，同时密切注意胎儿的胎动情况。如果胎动出现减弱的情况，应立即就医，并根据医生建议选择分娩日期。

第23天 保持心情愉快

情绪变化会影响人的身体状况，而孕妇的情绪变化更是会对胎儿的健康发育造成影响。孕妇在怀孕期间的情绪波动和心理状态会直接影响胎儿的生长发育，例如，孕早期孕妇的恐惧、紧张心理，易使胎儿出现腭裂、体重低、死胎等，而孕妇过度焦虑的情绪，则会使胎儿出生后出现好动、易哭、易怒等。

情绪怎样影响胎儿

母体的任何情绪变化都会影响到体内激素分泌和血液中所含化学成分。如果孕妇保持愉悦、积极的情绪，那么血液中有利的化学成分就会增加，不仅对胎儿的生长发育有利，还有利于母亲的顺利分娩。但如果孕妇情绪悲观、心绪不宁，则会使母体血液中的有害物质增加，使胎儿出现胎动异常、智力低下以及畸形等可能性增加。因此，孕妇保持良好的心情，有利于母婴健康。

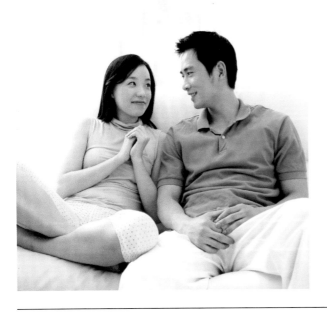

怎样保持心情愉悦

孕妇可通过以下方法保持愉悦健康的心情：

树立积极的信念：孕妇需保持积极乐观的态度，要知道，胎儿的生命力是很顽强的，在怀孕期间，不管出现什么问题，除了要积极配合医生的治疗外，还要相信自己，相信宝宝。

保持良好的家庭环境：孕妇由于体内激素分泌的变化，情绪易变化，这时非常需要家庭成员的关心和尊重，尤其是准爸爸，要为孕妇创造良好的家庭氛围。此外，舒适、整洁的家居环境也有利于孕妇保持轻松、愉悦的心情。

调节心情，提高修养：孕妇如果遇到不好的事情，要积极调整自己的状态，及时转移注意力。孕妇还应该提高修养，多读积极健康的书籍、报刊，多听优美的音乐，多欣赏美丽的风景，多接触美好的事物等。

加强与准爸爸的沟通：准爸爸是影响孕妇情绪的重要因素。在怀孕期间，孕妇应与准爸爸保持沟通，彼此交流想法，出现问题要及时解决。

多参加社交活动：有些孕妇为了胎儿的健康，从怀孕开始就逐渐缩小自己的社交范围，专心待在家里安胎，而正常社交活动的减少会在一定程度上影响孕妇的心情。因此孕妇应保持一定的社交活动，不应把自己关在家里，要多跟喜欢的人聊天、交流，这样有利于保持好心情。

第 24 天 准备写怀孕日记

孕妇在怀孕期间可根据自己的习惯和爱好，用写日记的方式记录下自己怀孕期间的各种变化。这个习惯不仅能为医生的诊断提供依据，还能为自己留下一份美好的回忆。

现在开始记录怀孕日记吧！一般来说，怀孕日记要包括以下几个方面的内容。

末次月经日期

末次月经日期不仅可以为医生计算预产期提供帮助，还可以判断胎儿的生长发育情况。

早孕反应

怀孕日记中要尽可能清楚地记录早孕反应出现的时间、反应程度、进食情况等。如果反应严重，要在医生的指导下进行治疗，还要把治疗情况记录下来。

接触放射性物质的情况

放射性物质不利于胎儿的生长发育，因此，怀孕日记中要记录孕妇接触放射性有害物质的情况，包括X射线。要记录下照射的部位和时间。如果曾在化学污染严重的环境中工作，也要记录下来。

阴道出血

怀孕日记中要记录阴道出血情况，包括出血量、血色以及有无其他物质排出等。如果出现阴道出血的情况，应高度重视。如果孕早期出现阴道出血，可能是先兆流产和异位妊娠等；如果孕晚期出现阴道出血，可能存在胎盘异常。

第一次胎动日期

怀孕日记中需要准确记录第一次胎动的发生时间、持续时间，两次胎动的间隔时间以及胎动强度，这不仅可以帮助孕妇推算预产期，还可以判断胎儿的生长发育情况。

胎动次数

怀孕日记中应记录胎动次数。如果胎动不规律，说明胎儿处于缺氧状态，应立即就医。

体重变化

怀孕日记中需记录孕妇的体重变化，包括平时的饮食情况和活动量。

性生活情况

怀孕日记中需记录孕期性生活情况。孕妇在怀孕的早期、晚期禁止有性生活，但孕中期可以有适当的性生活，每次性生活都应有记录。

产前检查情况

怀孕日记中应记录下每次产检的情况，包括检查日期、项目以及结果等。

孕期感染

孕妇如果在怀孕期间出现病毒感染，应记录在怀孕日记中。病毒感染可能导致胎儿畸形、智力发育迟缓以及多种新生儿疾病，详细记录可为以后的治疗提供有力的依据。

孕期用药

怀孕日记中应详细记录怀孕期间的用药情况，胎儿出生后如果发现不良症状，怀孕日记中的记录可为以后的治疗提供依据。

第25天 学习规避辐射源

在人们的生活环境中，辐射无处不在，但准父母也不必恐慌，少量的辐射并不会对人体造成伤害。对于孕妇来说，加强保护、规避辐射即可。

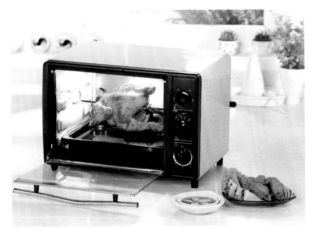

为了保护胎儿不被辐射伤害，孕妇可采取以下措施：

远离辐射源

电器一般都有一定的辐射，如微波炉、电磁炉、电视机、电吹风、电脑、手机等，尤其是微波炉、电吹风等。女性在怀孕期间要尽可能远离这些电器或减少使用。

避开强辐射角度

有些电器的不同角度辐射强度是不同的，如电脑显示屏背面的辐射要比正面的辐射强，孕妇要尽可能地避开辐射较强的角度。

保持皮肤清洁

孕妇裸露在外的皮肤需及时清洁，否则电脑产生的静电会吸附灰尘，引起色素沉着、斑点等皮肤问题。

避免电脑辐射

电脑是人们生活和工作中不可缺少的必需品，许多孕妇即使在怀孕期间也需利用电脑完成工作，因此，如何避免电脑辐射，成为孕妇不得不面临的问题。

与电脑保持适当距离：电磁辐射的强度与接触距离成反比，距离越远，电磁辐射就越小。为了减少电磁辐射对孕妇的影响，应与电脑保持半米以上的距离。

控制使用电脑的时间：电磁辐射对人体的损害与使用电脑的时间成正比，使用电脑的时间越长，电磁波对人体的危害就越大。孕妇使用电脑的时间应控制在一周20个小时以内，并且在连续使用电脑1~2小时后，适当离开电脑旁，休息一下。

准备防辐射服

孕妇可购买专门的防辐射服，具有一定的防辐射作用。

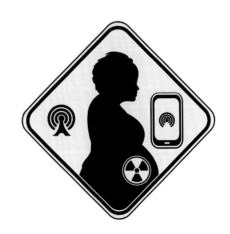

第26天 了解家用电器的辐射情况

当今社会，家里、办公室，甚至在大街上，电磁辐射无处不在。为了最大可能地降低辐射对胎儿的危害，孕妇有必要了解哪些电器存在较强的辐射，从而采取有效应对措施。

手机

手机接通之时辐射最强，因此，在拨打、接通手机之初，孕妇最好远离听筒几秒，或者使用蓝牙耳机来接电话。但为了减少手机辐射对孕妇的伤害，孕妇在怀孕早期应少用手机，联系方式可改为固定电话，不要长时间把玩手机。

电脑

电脑由显示器、键盘、鼠标、主机构成，不同的构成部分拥有不同程度的电磁辐射量。辐射程度最强的部分是显示器背面，其次是显示屏左右两侧。孕妇在使用电脑时，要与显示屏保持半米以上的距离，且避免接触电脑显示器背面，使用完成后，最好及时清洁脸部。

电磁炉

电磁炉产生的电磁辐射较大，孕妇最好不要使用电磁炉做饭。如果不得不使用，一定要用与电磁炉配套的不锈钢制锅具，这样的锅往往能量转换率高，电磁辐射较小。或使用能够将整个炉面覆盖的大锅，可以阻挡电磁辐射的发出。使用完电磁炉后，要及时切断电源。

电视机

电视机也能产生辐射，它的背面辐射更强。孕妇看电视时需保持2米以上的距离，且看电视的时间不能超过2个小时。

微波炉

微波炉在门体周围有少量的电磁辐射泄露。距离30厘米以上，电磁辐射就小很多。孕妇在使用时，需保持一定的距离。

复印机

复印机具有很强的电磁辐射，如果使用复印机，要注意与它保持30厘米以上的距离。

电吹风

电吹风在使用过程中会产生很强的辐射，并且功率越高，辐射越大。为了保证安全，孕妇最好不要使用电吹风吹头发，可先用毛巾擦拭，再用干毛巾包裹起来。

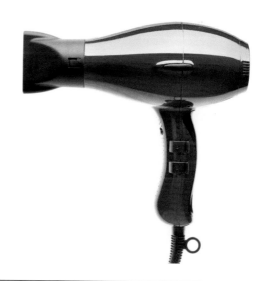

第 27 天 初步了解胎教

胎教是指通过物质、环境、饮食等促进母婴生理和心理健康的各种保健措施。受过胎教的宝宝，一般情绪比较稳定，双手精细运动能力发展良好，运动能力发展较好，不爱哭闹，发音比较早，有音乐天赋。

胎教开始时间

胎教的开始时间有广义和狭义之分。广义的胎教，开始时间应该从准备怀孕开始，包括选择合适的受孕时间。狭义的胎教，开始时间则应该从胚胎感觉器官开始发育且能够对外界的刺激有所反应开始，一般从怀孕的第4个月开始。

胎教常用方法

胎教的常用方法一般包括音乐胎教法、语言胎教法、抚摩胎教法以及光照胎教法。

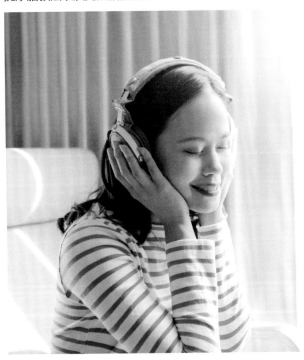

音乐胎教法：这是一种常见的胎教方法，是指利用音乐进行胎教的方法。主要目的是调节胎儿的昼夜活动规律以及安抚胎儿情绪。准父母应选择舒缓、动听、欢快、明朗的音乐进行胎教，而切忌听情绪起伏大且具有刺激性的音乐。音乐胎教的开始时间一般为孕妇怀孕的第20周以后，可每天在固定时间为胎儿进行，通常每天2次，每次10分钟左右。

语言胎教法：是指准父母通过与胎儿对话进行胎教的方法。主要目的是刺激胎儿的大脑发育，并为其以后的学习打下良好的基础。通常准父母可与胎儿分享自己的心情以及外界的美好事物，还可为胎儿阅读合适的书籍和讲述优美的故事等。语言胎教的开始时间一般为孕妇怀孕的第16周左右，可与抚摸胎教同时进行。

抚摸胎教法：是指准父母通过抚摸进行胎教的方法。主要目的是促进与胎儿的情感交流，并刺激胎儿的大脑发育。准父母可采取轻抚或轻拍的方式进行。抚摸胎教的开始时间一般为孕妇怀孕的第16周左右，可每天早晚各进行1次，每次5~10分钟。

光照胎教法：是指准父母通过光刺激进行胎教的方法，主要目的是促进胎儿的视网膜发育。准爸爸可用普通家用手电筒（非强光）照射孕妇的腹部，要紧贴胎儿头部的位置。光照胎教的开始时间一般为孕妇怀孕的第26周左右，可每天早晚各进行1次，每次5分钟。

第 28 天　制订生宝宝账单

怀孕是孕育生命的过程，给小家庭带来幸福的同时，也大幅增加了家庭支出。为了保证宝宝的顺利出生以及出生后的健康成长，准父母从怀孕开始就要为孕期和宝宝出生后的各项花费制订一个生宝宝账单，做到有备无患。

孕期费用

孕期费用包括营养品购买费、产检费、服装费、交通费、宝宝用品费等。

营养品购买费：孕妇从怀孕开始就应该加强自己的营养，除了一日三餐外，还有平时的加餐，水果蔬菜、鱼肉蛋奶、坚果等一样都不能少；此外，还包括钙片、叶酸片等多种营养补充剂。

产检费：整个孕期大概需要做10次产检，产检费用各地不一，需酌情计算。

服装费：孕妇由于身体体形的变化，平时的服装不适合孕期穿着，需要购买专门的孕妇装，从内衣到外衣都需准备，每季至少准备2套，还包括专门的防辐射服。

交通费：孕妇，尤其是怀孕中期、晚期的孕妇，由于身体体形的明显变化，出行不适合乘坐公共交通工具，需要乘坐出租车等，这就增加了交通费。

宝宝用品费：包括婴儿床、被褥、衣服、摇篮、推车、奶瓶、奶粉、尿片以及洗护用品等。

分娩费用

分娩有自然分娩、无痛分娩、剖宫产等方式，不同分娩方式的花费有所不同，再加上分娩之后的住院费、护理费、医药费等，可计算出一个大概的数目。

宝宝出生后第 1 年的费用

宝宝出生后第1年的费用，除了包括宝宝专用品的费用，还需要预留一部分的应急基金，例如宝宝生病住院的费用等。

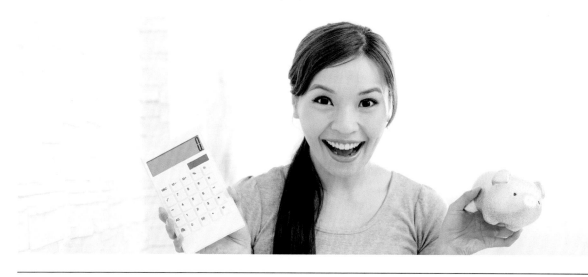

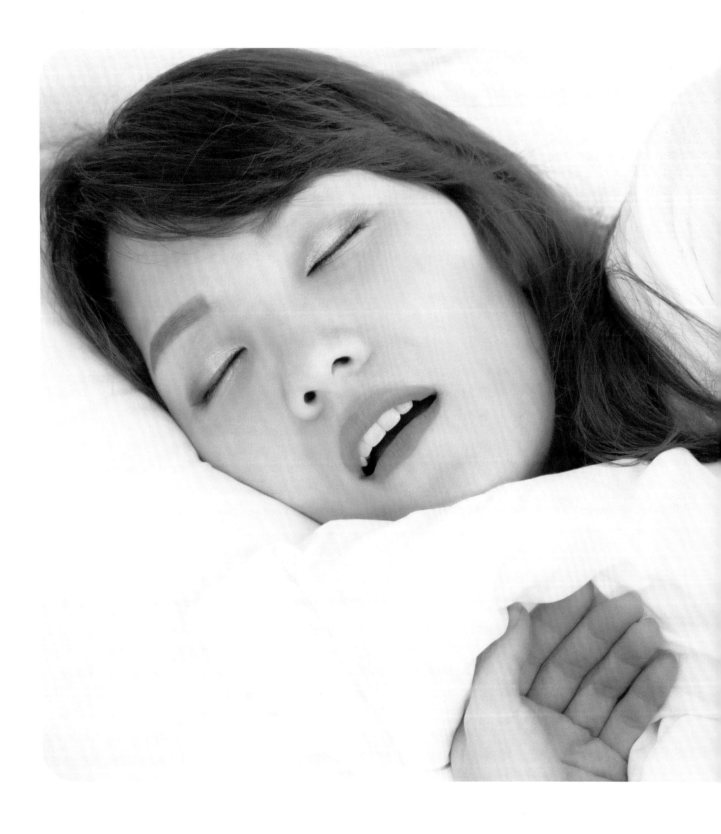

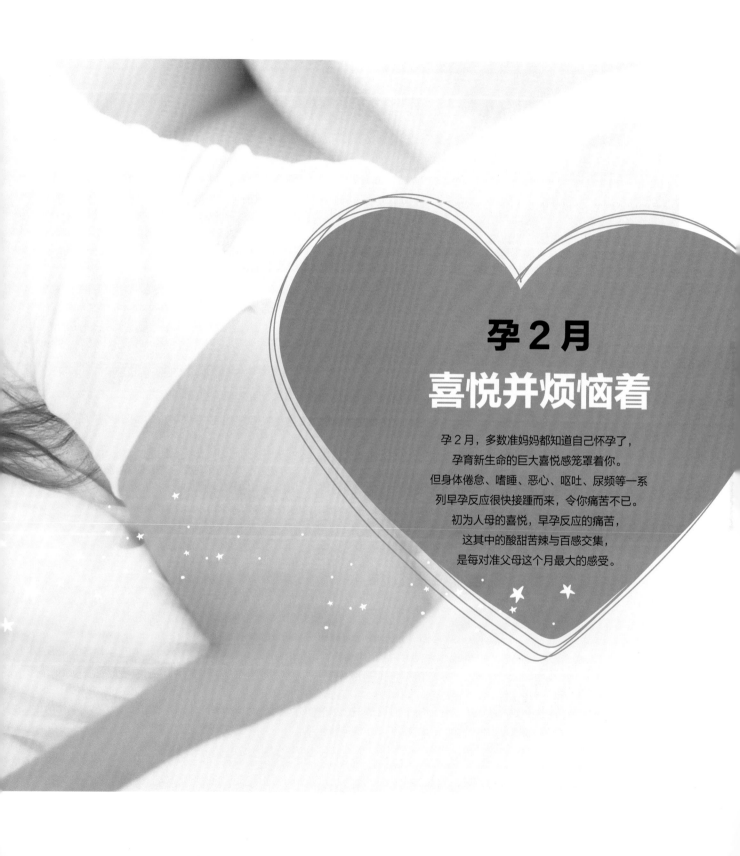

孕2月
喜悦并烦恼着

孕2月，多数准妈妈都知道自己怀孕了，
孕育新生命的巨大喜悦感笼罩着你。
但身体倦怠、嗜睡、恶心、呕吐、尿频等一系
列早孕反应很快接踵而来，令你痛苦不已。
初为人母的喜悦，早孕反应的痛苦，
这其中的酸甜苦辣与百感交集，
是每对准父母这个月最大的感受。

第 29 天 了解怀孕后的身体变化

怀孕后，女性的身体不再仅仅属于自己，因为宝宝的到来，身体的每一个部位都在悄悄发生着变化。

基础体温的变化

基础体温在正常情况下为排卵前较低、排卵后较高。而怀孕后，女性基础体温会持续保持在较高水平上，一般为 36.9 ~ 37.2℃，持续时间 18 ~ 21 天。

乳房的变化

孕妇怀孕后由于受雌激素和孕激素分泌的影响，乳房开始发生变化。

乳房的变化主要表现为：乳房增大，甚至可以隐约看到表皮下扩张的静脉血管；乳头颜色加深；乳晕不仅颜色慢慢加深，而且上面还会出现名为"蒙氏结节"的深褐色小突起，这些深褐色小突起逐渐散开；乳房出现胀痛和触痛的感觉；怀孕 28 周以后，有些孕妇的乳房还会开始分泌一些较为稀薄、颜色为淡黄色的液体。

腹部的变化

随着孕期的增长，孕妇腹部慢慢开始出现变化，每个

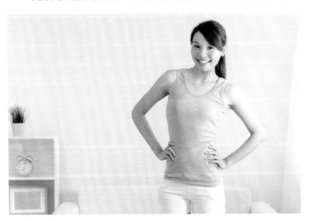

时期，腹部均有不同的特征。

孕妇在怀孕的前 3 个月，虽然子宫在慢慢增大，但并不明显，肉眼并不能观察到腹部的明显变化，需要借助仪器。怀孕 3 ~ 4 个月，腹部开始变大，其他内脏器官由于受到子宫变大的影响而出现了被挤压的现象，不适感明显。但随着孕期的推进，子宫位置开始下降，这种不适感也会逐渐消失。

从怀孕 4 ~ 5 个月开始，孕妇开始能感觉到胎动。

皮肤的变化

怀孕期间受激素变化的影响，孕妇的皮肤也出现了一些变化。

皮肤变暗沉：怀孕期间，孕妇皮肤出现不同程度的色素沉着，一些部位的皮肤会变得颜色暗淡，如面部、腹中正中线、外阴等。

肤质的变化：由于黄体激素的分泌、睡眠不佳等因素，很多孕妇有粉刺增生的问题，容易长痘痘。有过敏体质倾向的孕妇还会出现皮肤瘙痒的情况。

妊娠纹的出现：很多孕妇从孕中期开始，随着子宫的增大和皮肤的扩张，腹部、腿部开始长出妊娠纹。有些孕妇的乳房也会长出妊娠纹。

体重的变化

孕妇在怀孕期间由于营养需求的增加和胎儿的慢慢增大，体重处于缓慢上升的状态。但孕妇体重切忌增长过快，否则不仅不利于分娩，还会增加宝宝长大后患肥胖症、糖尿病的概率。

第 30 天 减轻孕期的身体疲倦

怀孕早期，孕妇的身体会分泌一种叫"黄体酮"的激素，这种激素会令孕妇感到困倦、昏昏沉沉，即使什么事都不做，也会疲惫不堪。身体疲惫也是早孕反应的一种，可以从以下几个方面进行调节。

调整作息时间

为了保证拥有足够的睡眠时间，孕妇可以适当调整一下自己的作息时间。职场孕妇可向上级领导申请减少工作时间，或请求同事帮助，或周末把部分工作带回家做。切忌精神压力过大，影响身心健康。

同时，最好减少外出社交活动，也可适当减少家务劳动，切忌过度劳累。

养成良好的饮食习惯

孕妇在孕早期身体易疲乏，合理饮食有助于保持体力，因此日常要注意维持营养均衡，注意饮食搭配，维生素、蛋白质、矿物质等营养素缺一不可。饮食一般由粗细粮搭配的主食、新鲜的水果蔬菜、鱼肉蛋奶等食物构成。平时还应少食油炸食品，不饮咖啡和浓茶。

适量运动

孕妇虽然在怀孕期间会精力不足，但适量的运动可以在一定程度上摆脱疲劳状态。孕妇每天在休息之余，可以去环境幽静、空气清新的公园等处散步、呼吸新鲜空气，这样可以起到放松心情、缓解疲劳的作用。除此之外，孕妇操、瑜伽等也是适合孕妇的运动方式。

保持愉悦的心情

孕期疲劳是一种正常的生理现象，孕妇不必过于焦虑，保持轻松愉悦的心情，有利于缓解疲劳。

多读书，多交流

读书和交流是排解烦恼、减轻压力、缓解疲劳的重要方式。孕妇可以多阅读一些关于怀孕分娩的书籍，这样可以了解相关知识，采用正确的方法解决问题，缓解紧张、焦虑的情绪。此外，孕妇也应与家人、朋友多交流，将自己不开心的事情以及遇到的问题向对方诉说，排解心中的不快，缓解身体上的不适。

保证充足的睡眠

孕妇要保证充足的睡眠，如果感到疲乏，可随意休息，不必强行提起精神。

第一，可采用舒适的睡眠姿势。孕早期，胎儿体形较小，受母体盆腔保护，外力不会损害胎儿的健康，此时孕妇不必在意睡姿，可以怎么舒适就怎么睡。

第二，保证午间休息，尤其是职业女性。

第三，可以适当调低室内温度。由于孕妇受体内激素的影响，体温略高；而降低室内温度，有利于保证孕妇睡眠质量。

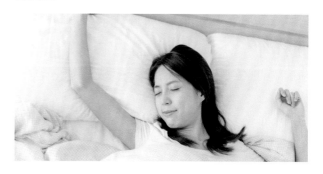

第 31 天　职场孕妇规划好工作与怀孕

越来越多的女性在怀孕期间仍会坚持继续工作，除了个别特殊的工作岗位需要调离，大多数工作只需稍加注意即可。坚持工作不仅不会影响胎儿的生长发育，还有利于孕妇保持良好的心态，有利于母婴健康。

特殊岗位需调离

孕妇如果经常在高温、强辐射、高化学浓度以及充满有害物质等环境中工作，为了避免对胎儿的生长发育产生影响，从计划怀孕开始，就应该申请调离工作岗位。所以经常接触病毒的医务人员、经常接触有毒化学物质的孕妇以及需在高温、振动环境中工作的孕妇，要及时申请调岗。

调整工作计划

孕妇在怀孕期间，尤其是怀孕早期，特别容易困乏疲劳。为了缓解疲劳，保持良好的工作状态，可采取以下措施：

适当小憩：如果困倦，可作短暂休息，也可闭目养神；还可站起来稍微走动走动，以缓解疲劳。

合理安排工作时间：人与人保持精神状态的时间段不同，有的人上午精力充沛，有的人下午精力充沛，还有的人则适合晚上工作。孕妇应根据自己的习惯，合理安排自

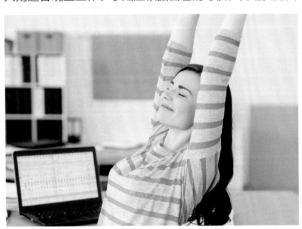

己的工作时间，注意劳逸结合。同时要保持充足的睡眠，切忌熬夜。

学会释放压力

日常工作和生活中难免会承担一些压力，这些对于正常人来说，不会带来特别大的影响，但对孕妇和胎儿来说则影响巨大。因此，孕妇要学会一些释放压力的方法。

孕妇要注意调整心态，保持对工作的热情，可有效化解工作压力。另外，最好学会利用倾诉的方式释放压力，还可学习深呼吸、冥想等放松技巧。

保持舒适的姿势

为了避免长时间工作加重疲劳不适，工作时，孕妇一定要保持舒适的姿势。

如果孕妇需要坐着工作，时间一长，既容易腰酸背痛，又容易导致腿部肿胀。可在靠背处加一个靠枕，缓解腰酸背痛；在腿脚处放一个搁脚凳，将腿部抬高，以防止水肿。

长时间站立，容易导致腿部充血，引起头晕、腰酸、背痛等。如果孕妇需要站着工作，应注意自己的站姿，保持一种舒服的站立姿势，并尽可能减少站立时间。

如果孕妇需要弯腰捡东西，一定要注意姿势，切忌压迫子宫内的胎儿。一般只保持膝盖弯曲的姿势即可，并且尽量不要提重物。

注意办公设备的使用

注意要尽量少使用有辐射危害的办公设备，如电脑、复印机等。

第 32 天　了解孕期可能有的异常

提前了解孕期可能发生的异常情况，可以减少不必要的担心，并对一些不利因素做到早发现、早防治。

阴道出血

孕妇在怀孕早期出现阴道出血的情况，可能是子宫颈疾病、宫外孕、葡萄胎以及性行为等引起了胎盘部分剥离。随着胎儿的不断长大，胎盘剥离将会造成胎儿供血不足，进而严重影响胎儿的生长发育。如果胎盘剥离三分之一，胎儿可能会有生命危险；如果胎盘剥离二分之一，胎儿则没有存活的希望。一旦发现阴道出血，要立即就医。

突然腹痛

孕妇出现突然腹痛，主要由先兆流产、宫外孕、葡萄胎、胎盘剥离及早产等引起，需要立即去医院检查。

剧烈呕吐

孕妇在怀孕早期会出现恶心、呕吐的现象，这是一种正常现象，一般会在怀孕 3 个月以后慢慢消失。但如果随着孕期的推进，孕吐现象不仅没有消失，反而越来越严重，这时就应该引起注意了，应及时到医院进行检查，排查不利因素。

子宫颈功能不全

子宫颈功能不全是指子宫颈无法闭紧，易导致羊水破裂而流产，严重的会出现习惯性流产，其原因有先天性和后天性。先天性原因主要是指孕妇先天性子宫颈发育异常，而后天性原因则主要与人工流产或子宫颈癌手术有关。子宫颈功能不全者可在怀孕 14 ~ 18 周进行子宫颈缝合手术治疗，但手术也有破水、出血及感染的风险。

胎儿生长缓慢

胎儿生长缓慢，包括匀称性生长迟滞和不匀称性生长迟缓。匀称性生长迟滞是指胎儿的头围和腹围都较小，可能与孕妇的营养状况、子宫内出现感染症状、染色体异常以及遗传等因素有关。不匀称性生长迟缓是指胎儿的头围发育正常，腹围则较小，这主要与母亲身体状况、营养状况以及不良习惯有关；有时也与胎盘及脐带异常有关，甚至孕妇错服药物也有可能导致胎儿生长迟滞。孕妇如果在孕检中发现胎儿生长受限，应在医生指导下采取措施及时纠正，否则在分娩时，胎儿极易出现窘迫的现象。

产前出血

产前出血可能与胎盘异常、子宫颈及阴道疾病、泌尿道感染造成的血尿、血液科疾病等有关，孕妇如果出现产前出血，应尽快到医院检查，找出原因，积极治疗。

胎位不正

孕妇在怀孕早期、中期常出现胎位不正的现象，不必担心，怀孕 28 周前，胎儿一般都会自己调整胎位。大多数胎儿在 32 周后会转为利于生产的胎位，只有少数胎儿胎位不正。如果发生胎位不正，可以通过做膝胸卧位操及时将胎位转正。月份越大，越不容易转正，所以平常要定时产检。

其他异常状况

此外，孕妇在怀孕过程中还可能出现早期羊水破裂、早产、胎儿缺氧窒息、胎儿窘迫以及妊娠高血压和妊娠糖尿病等，这些都需引起注意。

第 33 天　防治孕早期腹泻

孕早期，孕妇的胃肠功能减弱，易出现腹泻，表现为排便次数增加、粪便形态变化，以及出现腹痛和肛门不适等。孕妇经常腹泻，会使胎儿不能及时获得生长发育所必需的营养物质，而排便次数过多还会加强子宫收缩，易导致流产或早产。因此，孕妇在怀孕早期一定要注意保护胃肠，积极预防腹泻。

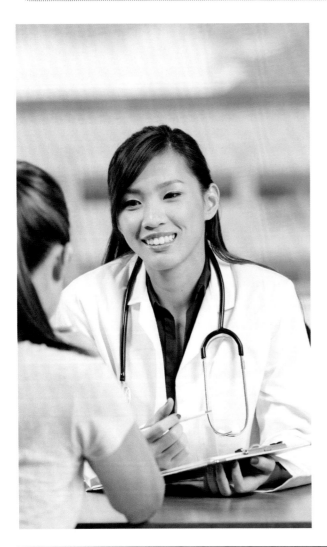

孕早期腹泻的原因可分为感染性和非感染性。针对腹泻原因的不同，可采取不同的治疗对策。

感染性腹泻

针对感染性腹泻，可采取以下对策：

◎需及时就医。感染性腹泻主要由细菌、病毒感染引起，可在医生指导下，使用一些药物维持肠道的菌群平衡。一般如果治疗得当，孕妇在几天之内便可恢复正常排便。

◎可在医生指导下，使用性质较温和的药物进行治疗。

非感染性腹泻

针对非感染性腹泻，可采取以下对策：

◎如果症状较轻，可热敷治疗。腹泻症状较轻，则多数由受凉引起，用热水袋热敷就能缓解症状。一般每天热敷3~5次，每次约20分钟即可。

◎应及时补充水分和电解质。非感染性腹泻一般采取日常调理来缓解，首先要及时补充因腹泻而流失的水分和电解质；多吃流质或半流质食物，可以食用粥、米糊等，以小米粥为最佳，小米粥可以起到养胃安神的作用，能够有效缓解腹泻。

◎如果症状严重，需就医治疗，同时密切注意腹中胎儿的变化，防止出现流产或早产。

第 34 天　小心孕早期感冒

感冒，一般分为普通感冒和流行性感冒。普通感冒通常症状较轻，主要表现为咳嗽、打喷嚏、鼻塞等，较少有发热症状。流行性感冒通常由流行性病毒感染引起，主要表现为持续不退的高热。孕早期感冒如果治疗不当，可能会对胎儿的生长发育造成影响。

孕早期预防感冒

鉴于孕早期感冒可能会对胎儿造成影响，预防感冒对孕妇来说格外重要。孕妇可以从以下几方面做起：

◎ 从计划怀孕开始，可以在医生指导下接种流感疫苗。

◎ 保证营养均衡，多食用含矿物质以及维生素丰富的食物，增强免疫力。

◎ 保证充足的睡眠，缓解疲乏的状态。

◎ 葱、蒜具有消毒杀菌的作用，孕妇可适当食用以抑制病菌。

◎ 多喝白开水，勤用盐水漱口。

◎ 做适量运动，增强抵抗力。

◎ 不宜长期待在密闭的空间，要注意空气流通。

孕早期感冒，需要就医吗

如果孕妇已经患有轻度感冒，有打喷嚏、流鼻涕及轻度咳嗽的症状，多喝水、多休息、做好保暖工作即可，不必用药。

也可以采用一些食疗法，如让孕妇喝一些姜汤、姜糖饮、萝卜汤等，这些食物有助于其发汗，缓解感冒带来的不适。如果孕妇感冒有些严重，并且伴有身体发热的症状，除了一般的治疗方法，还要用冰块、湿毛巾冷敷孕妇的额、颈部，或者用温水擦洗孕妇颈部，尽快为其降温。

如果孕妇的感冒非常严重，必须就医，判断是普通感冒，还是病毒性感冒。如果是普通感冒，那就尽量不要吃药，

多休息，多喝水，适当补充矿物质、蛋白质、维生素含量丰富的食物，以增强抵抗力。如果是病毒性感冒，要根据医生的建议进行药物治疗，药物最好使用安全性较高的中成药，切忌自行买药服用。

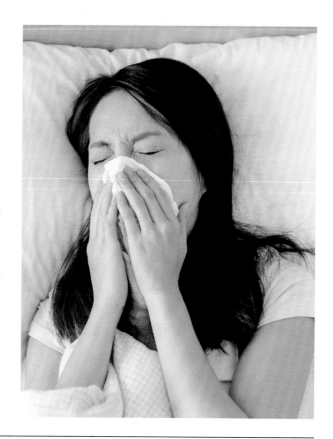

第35天 不要勉强自己吃东西

孕早期，有些孕妇早孕反应严重，可能会没什么食欲，甚至一看见食物就难受，或者一闻到某种食物的气味就忍不住呕吐。这时可以吃一些清淡的食物，如果实在没有食欲，那就等食欲好一些再补充营养，不要勉强自己。

不要勉强进食

孕吐是孕妇保护腹中胎儿的一种本能反应。如果孕妇觉得某种食物很难吃，就不应强迫她吃这种东西。应根据孕吐的症状，对孕妇的日常饮食做出相应调整，以满足腹中胎儿生长发育的需要。

营养学家主张孕妇的饮食应以"喜纳适口"为原则，尽量满足其对饮食的嗜好，尽量避免可能会让其觉得恶心的食物或气味。如果孕妇觉得好像吃什么都会觉得恶心，不要着急，可以吃那些能提起食欲的食物，哪怕这些食物不能让孕妇达到营养均衡也没关系。总之，不管什么食物，多少吃进去一点，总比吃一大顿但全都吐出去要强很多。

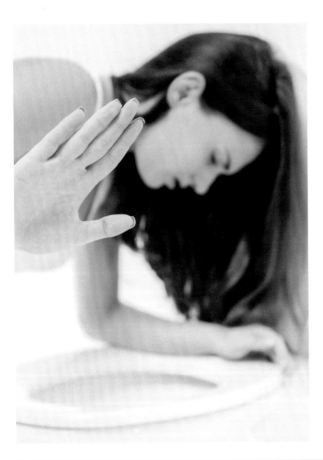

缓解孕吐，宜调整饮食

孕吐吃不下东西时，首先应该在饮食上进行调整，以满足孕妇和胎儿的营养需求。

可让孕妇多吃些富含蛋白质的清淡食物，帮助抑制恶心症状。此外，孕妇应随时吃点零食，尽量不要让自己的胃空着，因为空腹是最容易引起恶心的。

除此之外，姜能够有效缓解孕吐症状。可把生姜切碎，用热水冲泡，给孕妇冲一杯姜茶，这样可以让她的胃舒服一些。另外，嚼食姜糖也有同样的功效。

还要避免吃高脂肪的食物，因为它们需要更长的时间才能被消化。油腻、辛辣、有酸味和油炸的食物也要少吃，因为这些食物会刺激孕妇已经变得脆弱的消化系统，加重孕吐的症状。

第 36 天 准爸爸要照顾好孕妇的情绪

要想孕育一个聪明健康的宝宝，夫妻双方都要努力。在孕早期，准爸爸尤其要为孕妇营造舒适环境，为她制造一个恩爱和谐的家庭氛围，让她产生一种温暖、平和的健康心理，缓解早孕反应带来的生理不适。

在孕早期，准爸爸的表现对胎教作用至关重要。准爸爸除了要帮助孕妇做家务，还要照顾到孕妇的情绪，努力为她营造温馨、平和的生活环境。如果准爸爸不知道如何让孕妇更舒适一些，可以试试下面的小诀窍。

寻找曾经的浪漫

热恋时的情景是每对夫妻最温馨浪漫的回忆。孕妇情绪不高的时候，准爸爸可将孕妇带到曾经求婚的地方或两人初次相见的地方，或者营造两人在一起时最令她开心的生活场景，让她重拾过去的美好记忆，改善不适。准爸爸可趁此机会让孕妇将心中的不快发泄出来，打开她的心结，并且让她变得开朗起来。

一切以孕妇为中心

女性怀孕之后，情绪会变得很奇怪，比如敏感。此时准爸爸尽可能将自己的不快压制住，一切顺着孕妇的意思行事。如果没压制住而发生争吵，应尽量在两分钟之内化解。准爸爸要快速"缴械投降"，避免争吵给胎儿带来不良影响。

别忘给她惊喜

准爸爸在生活中若时时为孕妇准备一份小小的惊喜，一定能令她开心。如为孕妇买回她看中多时却舍不得买的一款首饰，或者在孕妇去医院例行检查的日子，准爸爸先装作不在意的样子，然后出其不意地送她一束鲜花。这些出乎意料的关怀方式，都能让孕妇变得快乐起来。

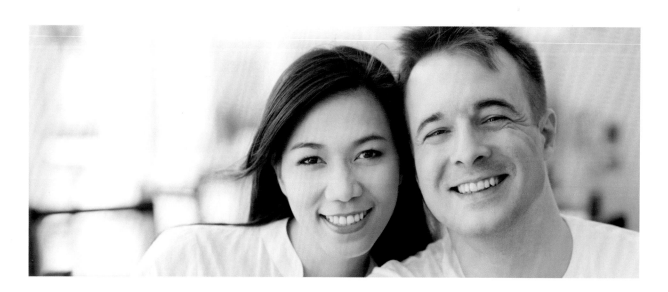

孕2月 喜悦并烦恼着

第 37 天　尽快适应角色的转变

孕妇在怀孕期间由于身体上的变化，很容易产生焦虑心理，长期下去必然不利于胎儿的生长发育。孕妇要尽快适应孕期的各种变化，使胎儿在腹中就能感受到温馨的家庭气氛和温暖的母爱。

调整心态

孕妇怀上胎儿之后，这也就意味着社会角色发生了变化。一方面要适应身体变化以及做好准备胎儿出生的各种准备，学会如何为人母，以积极的心态迎接胎儿的来临；另一方面，还要和准爸爸一起重新调整家庭状态。和谐的夫妻关系不仅能够及时疏解孕妇的精神压力，还能帮助孕妇迅速调整心态，准爸爸要多多配合。

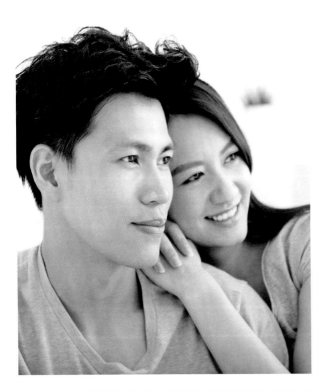

加强沟通

孕期往往是女性最脆弱、敏感的时期，夫妻双方的沟通交流既能有效地帮助孕妇渡过"难关"，又能促进夫妻关系的和谐。

准爸爸要理解孕妇由于身体变化而带来的心理变化，不仅生活上要无微不至地照顾孕妇，而且在精神上也要给予孕妇足够的支持，使她能够在怀孕期间保持愉悦的心情。孕妇也要在保护自己的同时，体谅准爸爸照顾自己的辛苦。如果遇到问题，夫妻双方一定要彼此坦诚地交流想法，即使吵架，也不能放弃沟通，一定要及时解决问题。

适应变化

女性怀孕后，在一段时间可能会感到压力巨大，加上工作、学习、经济等方面的问题，很可能会感到力不从心，再加上早孕反应和身体的变化，这些原因都会使孕妇变得更加敏感，情绪易波动，可能还会有这样或那样的忧虑，甚至还可能变得神经质。

孕妇要及时适应孕期所带来的各种变化，坚定信心。准爸爸不仅要加强与孕妇的沟通，还要对其出现的变化表示理解和接受，并要勇于承担家庭责任，坚定未来更美好的信心。

第38天 了解孕妇洗澡注意事项

孕妇每天洗澡，不仅能保持身体的清洁卫生，还能放松身心。但孕妇洗澡需要注意以下事项。

尽量保持淋浴

洗澡的方式，一般分为淋浴和泡澡。由于怀孕后阴道内的乳酸含量减少，抗病能力降低，如果浴缸不洁净，易受细菌感染，不利于母婴健康。所以一般不推荐孕妇泡澡，最好采用淋浴的方式。

注意尽量不要到公共浴池洗澡，如果不得不去，最好选择人流量较少、水质洁净、空气清新的浴池，但到了怀孕后期就一定不要去公共浴池洗澡了，以免发生意外。

时间不宜过长

孕妇洗澡时间不宜过长，一般不能超过30分钟，10分钟为最佳时间。因为洗澡的空间较为封闭，长时间洗澡可能会引起脑短暂性供血不足，容易造成昏倒晕厥。而且，长时间泡澡还易造成胎儿缺氧、胎心加快，严重影响胎儿的中枢神经系统发育。

水温要适宜

孕妇洗澡的水温要保持在38℃左右，可用手部试温，与手部温度差不多即可。切忌温度过高，否则易造成母体缺氧而导致胎儿发育不良。孕晚期洗澡水温更不能太高，否则可能会导致胎儿宫内缺氧，对其大脑发育造成严重影响。

切忌洗冷水澡

孕妇在怀孕期间不能洗冷水澡，原因有以下几点：

◎孕妇体温比平时要高，洗冷水澡易着凉。

◎孕妇在怀孕后，体质变弱，抵抗细菌、病毒的能力下降，而洗冷水澡易使孕妇受病菌侵袭。

◎孕妇在怀孕之后，皮肤开始变得敏感而脆弱，皮肤毛细血管则变得通透起来，洗冷水澡极易感冒。

◎孕妇洗冷水澡会刺激血管收缩，易造成胎儿缺氧和供血不足，影响其生长发育，甚至可能引起流产或早产。

慎用香薰

有的女性喜欢在洗澡时用一些香薰，这样既可以营造轻松的气氛，又可以起到舒缓神经的作用。但在怀孕期间，最好不要使用香薰，因为香薰的味道可能会增加孕妇的早孕反应。如果香薰含有化学物质，还有可能影响胎儿的成长发育。清新自然的空气对母亲和胎儿最有利，因此，洗澡时保持浴室通风即可。

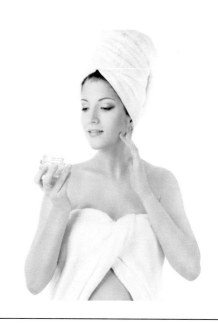

第39天 了解孕期泡脚注意事项

足部是人体各脏腑器官的反射区，经常泡脚可以促进血液循环，刺激经络，起到辅助治疗疾病的作用。但孕妇由于身体的变化，如果需要泡脚，则需注意以下事项。

合适的时间

泡脚的时间不宜过长：一般不超过20分钟。这是因为泡脚能加快血液循环，促使更多的血液流往下肢，从而减少对大脑及其他部位的供血。此外，孕妇久坐，身体呈蜷缩状，会影响腹中胎儿的生长发育。

泡脚要选择合适的时间段：尤其是饭后半个小时内不适宜泡脚。因为饭后半个小时内泡脚会使原本聚集在消化系统的血液向下肢流去，致使胃部短暂性供血不足，影响

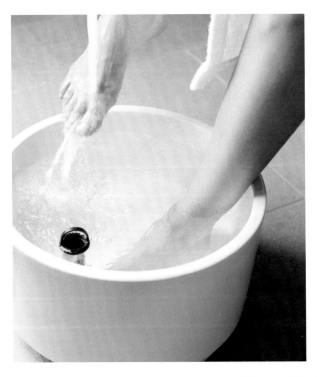

食物消化，如果长期饭后半个小时内泡脚，极有可能造成消化不良。

适宜的水温

孕妇泡脚的水温要适宜，一般在40℃左右，可用脚试水温，切忌水温过高。水温过高可能导致脚部血管扩张，血液循环加快，使血液更多地向下肢流去，进而可能导致上半身器官供血不足，影响孕妇和胎儿的身体健康。

泡脚器具要有所选择

泡脚可使用专门的泡脚器具，也可用其他器具代替。一般泡脚器具要求盆高较高、盆底面积较大，泡脚时，双脚能平放，水高也最好要达到小腿处。这样的泡脚器具可保持相对稳定的温度。

忌用中药材

孕妇在泡脚时不能使用中药材。中药材成分复杂，对胎儿或多或少是有影响的，哪怕是外用。有些中药材，如蝉蜕、僵蚕、冰片、红花等，都是孕妇禁用药。即使有些中药材性质温和，但用来泡脚也可能造成胎气不固，不利于胎儿生长发育。

忌做脚底按摩

孕妇泡脚时不适宜做脚底按摩。脚部是人体穴位的集中处，孕妇在泡脚时进行脚底按摩也可能会扰动胎气，对胎儿不利。

第 40 天 安排早孕检查

通常情况下，孕早期检查都安排在怀孕后的第 12 周第一次正式产检时进行。早孕检查有时也在停经后的第 40 天左右确诊怀孕时进行，以确定孕妇有无相关的妇科疾病和胎儿的发育情况。

检查内容

为了使孕妇的第一次产检能够顺利进行，孕妇在产检前有必要对需要检查的内容有所了解，这主要包括本次妊娠情况、以往妊娠情况、既往病史情况以及其他检查等。

本次妊娠情况：主要包括孕妇的月经史、末次月经时间、早孕反应的最早时间及反应程度，停经后是否有腹痛、阴道出血等情况的出现等。

以往妊娠情况：主要包括分娩次数、怀孕次数、流产次数以及流产方式等。

既往病史情况：主要包括是否有慢性疾病史、手术外伤史、药物过敏史以及家族病史和遗传病史等。

其他情况：全面了解准爸爸的健康情况。

检查项目

早孕检查的检查项目主要包括妇科窥器检查、白带检查、宫颈刮片检查、妇科三合诊检查、超声检查以及其他检查等。

妇科窥器检查：主要是了解孕妇阴道、子宫的情况，观察生殖器官是否正常，以保证胎儿的生长发育及顺利出生，检查内容包括阴道黏膜是否充血、阴道分泌物是否正常、宫颈是否存在糜烂现象等。

白带检查：主要检查阴道是否有病原体存在。如果有病原体存在，可能会影响胎儿发育，进而引发流产，应尽早治疗。

宫颈刮片检查：主要检查宫颈表皮细胞的形态，以检查是否患有宫颈肿瘤。

妇科三合诊检查：主要检查子宫大小是否与停经时间相一致，如果不一致，就需要进一步进行 B 超检查，以观察子宫发育是否正常、子宫肌瘤是否存在以及胚胎发育是否出现异常等。

B 超检查：主要了解胚胎的发育情况，可在停经后第 40 天和第 60 天分别做 B 超检查。

其他检查：主要根据孕妇身体状况的不同，可选择做相应的身体检查。

爱心提醒

为了提高早孕检查的准确性，要注意以下事项：

● 早孕检查一定要提取晨尿，用经过杀菌消毒的容器盛放，并且迅速送到医院化验检查。

● 第一次 B 超检查的时间一般为怀孕 40 天以后，确定是否为异常妊娠，排除宫外孕的可能。

第41天 学习缓解孕吐

恶心、呕吐是孕妇在怀孕早期最常见的早孕反应之一，俗称"孕吐"，一般在怀孕40天左右开始出现。一般只需调整饮食、保证休息，3个月后可不药而愈。少数孕妇情况比较严重，呈持续性呕吐，甚至不能进食、进水，还呕出胆汁，可能会造成脱水、营养不良等。

孕早期，由于激素的变化，孕妇体内的胃酸、蛋白酶的分泌减少，会出现不同程度的恶心、呕吐现象。如何缓解孕吐反应是每一位孕妇都必须面临的问题。接下来，我们将为各位孕妇介绍几种缓解孕吐的方法。

调整饮食

孕吐是由胃肠消化系统的变化导致的消化不良引起的，因此，从饮食调整入手来缓解孕吐是最有效的方法之一。

尽量避开令孕妇恶心、呕吐的食物：孕妇如果在怀孕期间对某种食物的味道和气味较敏感，可能会诱发孕吐反应，应该尽可能地避开。

尽量不要空腹：空腹容易引起孕吐，一定要保证一日三餐的正常进行。此外，孕妇平时想吃东西的时候就要尽量多吃，可随身携带一些自己喜欢吃的小食品，如饼干、面包、烤馒头等，随时补充能量。

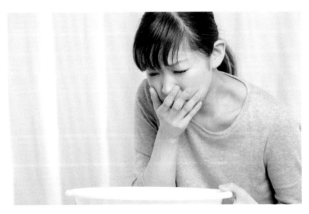

可补充维生素 B_6 和锌：孕妇如果体内缺乏维生素 B_6 和锌，就容易出现恶心、呕吐。可适量补充一些花生，花生中含有丰富的维生素 B_6。鱼肉、蛋、奶等食物中的锌含量丰富，多食这些食物，也可以有效缓解孕吐。

可适当采取食疗法缓解呕吐：可尝试用甘蔗和生姜榨汁，然后稍温后服用；也可用热水泡生姜片5～10分钟后，加入蜂蜜服用。

调整心理状态

有的孕妇在刚开始怀孕时，精神压力很大，这样可能会加重孕吐反应。孕妇要积极调整自己的心理状态，保持轻松愉悦的心情，建立自信心。可适当多看一些关于怀孕生产的相关书籍，了解孕期的身体变化，进一步消除顾虑，减轻心理负担。

适当运动

适当运动也可减轻孕吐反应，若孕妇整日卧床休息，不出门，不与人交往，容易导致心情变差、身体倦怠，进而引起食欲不振以及加重孕吐反应。孕妇要进行适量运动，散步、做孕妇操等都可以，既可以锻炼身体，又可以减轻孕吐反应。

其他注意事项

此外，睡眠不足可加重孕吐，孕妇要保证充足的睡眠；长期看电视、看电脑容易加重孕期疲劳，增强早孕反应，所以孕妇还要注意休息，减少看电视和使用电脑的时间。

第42天 不能用药物止吐

孕吐是孕早期最显著的早孕反应之一，这是一种正常的生理反应，孕妇不必过于担心，一般进入孕中期后就会慢慢消失。但也有一些孕妇的早孕反应非常严重，频繁恶心、呕吐，不能进食，非常痛苦。那么，能通过吃药止吐吗？

药物止吐的危害

孕妇不能随意使用药物止吐，使用药物止吐会带来以下危害：

◎止吐药虽然能促进胃肠蠕动来缓解孕吐反应，但是可能引起子宫收缩，导致流产。

◎药物会通过血液被胎儿吸收，易导致胎儿畸形。

总是剧吐怎么办

孕妇如果有轻微的孕吐反应，一般可通过调节饮食、调整心理状态、适当运动以及保证充足的睡眠、服用维生素 B6 来缓解。但如果情况严重，剧吐已经导致发生体液失衡及新陈代谢障碍，就要寻求医生的帮助。

一般情况下，通过医生的治疗，2~3日后剧吐可得到缓解，孕妇可尝试进食少量流质饮食。若无不良反应，可逐渐增加进食量。

还有极少数孕妇通过常规治疗之后依然不见效果，出现体重明显减轻、持续黄疸、持续蛋白尿、体温升高等代谢障碍，严重危及生命，就需考虑终止妊娠。

适度吃"酸"

酸味食物能够提高消化酶的活力、刺激胃液分泌、促进胃肠蠕动，孕妇适量食用酸味食物可以缓解孕吐反应、增强食欲。有些酸味食物，如西红柿、杨梅等新鲜蔬果中往往含有丰富的维生素 C，对胎儿发育有利，孕妇可放心食用。

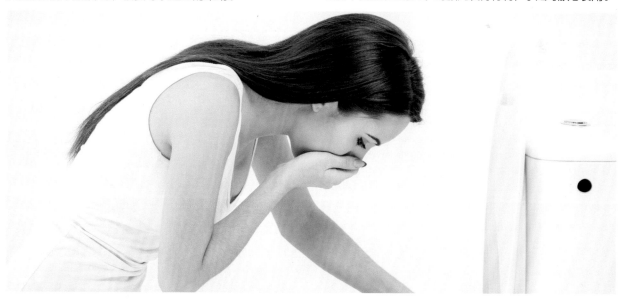

孕2月 喜悦并烦恼着

第43天 了解孕早期运动

孕早期进行适当的运动锻炼，有助于缓解怀孕后呼吸困难、便秘、情绪不佳等情况，有利于优生。

孕妇在怀孕早期由于胎儿还不稳定，这时一般应该以休息为主，但也不能待在家里哪儿都不去。适当运动不仅可以使孕妇保持好心情，有利于身心健康，还能为自然分娩打下良好的基础；同时，适当的运动对胎儿发育也是有好处的。

适合孕早期的运动

适当的家务劳动：家务劳动也是一种锻炼的方式，在不感到疲劳、保证安全的前提下，孕妇可以做一些日常的家务，例如做饭、扫地、买菜、洗衣服等，不仅可以锻炼身体，还能调剂生活。

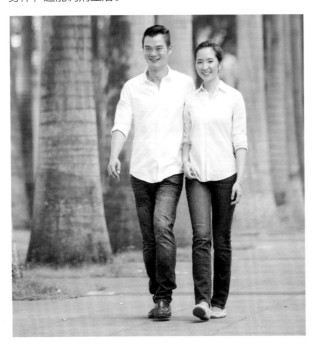

半个小时有氧运动：每天坚持进行半个小时的有氧运动，例如散步、爬楼梯、练瑜伽、做孕妇健身操等运动。在运动的过程中要注意保护腹部，如有不适应该马上停止。

孕期推荐多练习孕妇操。孕妇操能增加肌肉弹性和关节柔韧性，有利于自然分娩。但要注意减缓孕妇操的运动节奏，采用舒缓的姿势，以免对胎儿产生不利影响。

孕早期运动注意事项

孕早期运动，孕妇要注意以下几点：

◎孕妇在运动的过程中心率不宜过快，尽量不要超过最大心率。计算最大心率的方法是用220减去年龄之后再乘以60%。如果孕妇在运动的过程中出现了眩晕、恶心或者疲劳等情况，就应该马上停止。如果发现阴道出血或者腹痛，应该立刻就医。

◎进行运动时着装尽量以舒适、宽松为主，同时穿上舒适的鞋子。孕妇在运动时很容易出汗，消耗体内的水分，所以应该及时补充水分，防止出现虚脱的情况。在气温比较低的时候进行运动应该注意保暖，防止感冒。

◎运动的地点最好在空气清新、绿树成荫的地方，这样有利于使孕妇保持畅快的心情，对自身和胎儿的健康都很有利。

◎严格按照医嘱来进行运动。患有糖尿病的孕妇可适当加大运动量以辅助调节血糖；患有高血压的孕妇则要限制运动量；有习惯性流产史的孕妇在孕早期要卧床休息；多胎妊娠的孕妇最好选择散步之类的轻缓运动。总之，个人情况不同，最好在咨询医生后再安排适当的运动。

第 44 天 该摘下隐形眼镜了

隐形眼镜佩戴方便，又不影响美观，所以很多近视女性更喜欢戴隐形眼镜。但调查显示，30% 的孕妇戴隐形眼镜时会出现眼病问题。若不及时治疗会影响正常生活，但孕期又不宜使用药物治疗，使治疗难度增加。

孕妇体质特殊，不宜佩戴隐形眼镜，否则易增加罹患眼病的概率。

视疲劳、干眼症

长期佩戴隐形眼镜，易出现眼睛酸涩、视线模糊以及眼屎较多等，从而引发视疲劳。孕妇在怀孕后，由于体内激素分泌的变化，易导致水肿，而如果还要继续佩戴隐形眼镜，那就比正常人更易使眼睛缺氧，进而加重以上症状。

角膜损伤

女性在怀孕期间内分泌发生变化，角膜组织会发生轻度水肿，致使角膜的厚度增加。隐形眼镜原本已经阻隔角膜与空气的接触，此时再佩戴隐形眼镜，将增大角膜缺氧程度，降低角膜敏感度，容易发生急性角膜损伤，甚至还会导致角膜感染，增加患角膜炎、结膜炎等眼病的概率。

视力下降

女性怀孕后，眼结膜的小血管会发生痉挛、收缩，使血流减少，水晶体对水分的渗透度增加，导致水晶弧度变陡，眼睛的近视度数增加，因为原本合适的隐形眼镜，度数不够而出现视物模糊，加剧视疲劳甚至降低视力。

眼部过敏

在佩戴隐形眼镜的过程中，眼泪中的蛋白质等成分以及分泌物和杂质都不可避免地在眼镜上形成沉淀物，这样非常容易导致眼部过敏。孕妇一方面新陈代谢加快，分泌物增多；另一方面抵抗力下降，佩戴隐形眼镜更容易发生眼部过敏。

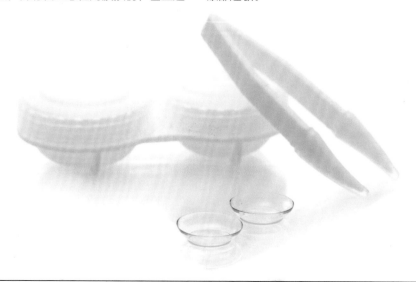

第45天 培养散步好习惯

散步是最适合孕妇的运动之一，这种温和的有氧运动给母婴双方都能带来好处。如果孕妇在怀孕之前有散步习惯，孕期可继续保持，如果之前没有散步习惯，也要慢慢培养。

环境要求

孕妇散步的地点一般选择草木茂盛、绿树成荫的公园。一般这些地方环境幽静、空气清新、氧气浓度高以及尘土污染少等，有利于胎儿健康。此外，还要选择平坦的路面，因为不平坦的路面容易发生意外。

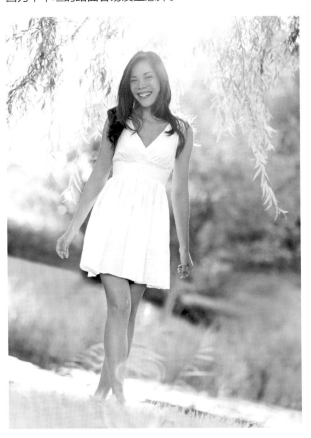

孕妇切忌在闹市、集市或交通要道等噪声大、污染大的地方散步。污浊的空气可能使一些有害物质进入体内，从而影响胎儿的生长发育。噪声较大则可能打搅到胎儿休息。

时间要求

散步的最佳时间段为早晨和傍晚。有资料表明，14:00 ~ 19:00 为一天当中污染最严重的时间段，因此，这个时间段最好不要外出，孕妇可根据自己的工作时间和作息时间，安排散步时间。

孕妇散步的时间不宜过长，以不感到疲倦为主，每天可进行 2 ~ 3 次，每次 10 ~ 20 分钟即可。注意散步时以缓慢行走为主，步伐不可过急，速度不可过快，有利于孕妇保持好心情，促进胎儿的生长发育。

穿着要求

孕妇需选择合适的穿着：

衣服：孕妇要选择宽松且质地柔软的衣服，以免对腹部造成压迫，引起不适。

鞋子：孕妇应选择弹性好、柔软度好以及舒适的鞋子，如可选择具有支撑功能的运动鞋，这种鞋的设计符合人体力学原理，能够更好地保护双脚。最好不要穿鞋跟超过 3 厘米的高跟鞋，还要选择鞋底不太硬的鞋子。鞋底太硬易伤害脚部，造成水肿。

第46天　听音乐，平情绪

音乐是生活的"润滑剂"，也是生活中的一股"清泉"，如果孕妇心情烦躁，听一支舒缓的乐曲，就能使心情慢慢平复下来。孕妇常听优美的音乐，不仅能保持愉悦、平静的心情，还有益于胎儿的健康成长。

适合孕妇听的音乐类型

类型	音乐
曲调柔和且具有诗情画意的音乐	如《春江花月夜》《月光曲》等
旋律欢快且积极向上的音乐	如《春之声圆舞曲》等
抒情音乐	如《星空》《迷雾森林》《欢乐颂》等
曲调激昂且具有振奋人心作用的音乐	如《克罗地亚狂想曲》《土耳其进行曲》等

舒缓的音乐可以缓解紧张情绪

孕妇在怀孕期间听音乐，要注意选择舒缓、明快的音乐。

美妙的音乐能令人沉浸其中，孕妇听音乐时，可以采取闭眼聆听的方式，想象自己就在音乐所表达的情景中，在海滩，在花园，在郊外，在阳光明媚的早上，在绿荫幽幽的午后，在悠然的月光下，这样可以舒缓情绪，并能将这种愉悦的感觉传递给胎儿。对胎儿来说，这是一种很好的胎教，能够促进生长发育。

播放音乐时一定要注意距离和音量

孕妇在听音乐时，一定要注意距离和音量，否则容易损害胎儿的听力。

在听音乐时，正确的做法应该是音乐播放器与孕妇保持1米以上的距离。此外，音量也不宜开得太大，保持正常的音量即可。所谓的音乐胎教法的主要目的并不仅仅是让胎儿感受音乐，还可以使孕妇保持美好的情绪，并将这种情绪传达给胎儿，从而给胎儿的生长发育带来积极的影响。

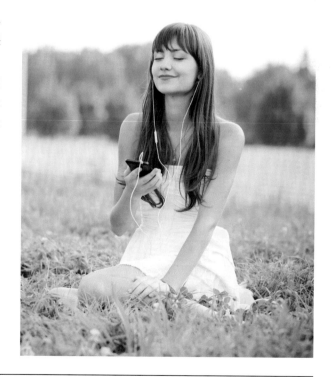

第 47 天　适当补锌

怀孕的第 2 个月是胎儿器官形成的关键时期。由于这时胎儿较小，如果孕妇平时营养状况良好，只需保持营养均衡即可，一般不需要加强营养。但孕妇在这个时期尤其应该注意身体内的锌含量，如果缺乏，会影响胎儿的大脑发育和体重增长，不仅使胎儿未来免疫功能较差，甚至还可能造成胎儿中枢神经系统畸形。

孕期如何补锌

孕妇在孕期内应保持身体的含锌量约为 1.7 克。每天锌的摄取量约为 20 毫克，一般不需要特别补充，从日常饮食中就能满足身体对锌的需要。

孕妇如果要通过饮食补锌，应以动物性食品为主，鱼类、牛肉、羊肉、贝壳类食物中的锌含量丰富，牡蛎中的锌含量为多。此外，豆类、坚果类、水果类等含有少量的锌，但由于植物性食物中含有植酸，植酸会影响人体对锌的吸收，所以植物性食物不是补锌的最好选择。

孕妇还可以在医生的指导下适当地补充硫酸锌、葡萄糖酸锌等制剂，以满足身体对锌的需要。

食谱推荐

牡蛎豆腐羹

材料：牡蛎肉 150 克，豆腐 100 克，鸡蛋 80 克，韭菜 50 克，食用油、盐、葱段、香油、高汤各适量。

做法：

①牡蛎肉清洗干净泥沙；豆腐洗净，均匀切成细丝；韭菜清洗干净切末；鸡蛋打入碗中备用。

②葱段入油锅炒香，倒入高汤，下入牡蛎肉、豆腐丝，调入盐煲至入味，再下入韭菜末、鸡蛋，淋入香油即可。

营养分析：牡蛎肉营养丰富，含有丰富的蛋白质、钙、磷、铁、锌等营养素，素有"海底牛奶"之美称，非常适合孕妇食用。

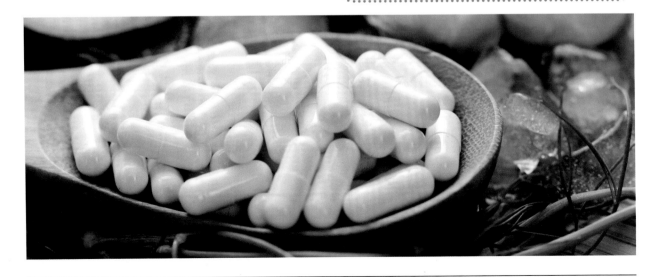

第48天 适当补充维生素B$_6$

孕早期，孕吐是一种常见的早孕反应，一般从怀孕40天左右开始出现，12周以后慢慢消失。维生素B$_6$能有效缓解孕妇的孕吐反应，还能促进胎儿的中枢神经系统发育。另外，维生素B$_6$还是人体中一种重要的辅酶，可促进氨基酸代谢和蛋白质合成。

如何补维生素B$_6$

孕妇每日需摄入约2毫克的维生素B$_6$，既可食补，也可在缺乏维生素B$_6$的情况下，根据医生建议，服用一定量的维生素B$_6$制剂。

天然维生素B$_6$在鱼类、肉类、蛋类、奶类、麦芽糖、酵母粉以及动物肝脏中含量丰富，多吃这些食物可补充维生素B$_6$。

富含维生素B$_6$的八大食物推荐	
食物	含量（毫克/每100克）
牛肝	800
麦芽	800
豌豆	500
香蕉	360
全麦	310
干青豆	300
花生	300
猪肉	86～270

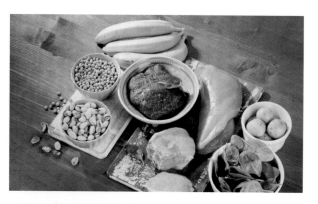

维生素B$_6$不宜过量服用

孕妇如果需要补充维生素B$_6$制剂，一定要在医生的指导下服用，不可过量服用。过量服用或服用时间过长，会对胎儿造成严重影响。胎儿出生后易出现兴奋、哭闹不停、眼球震颤以及惊厥等现象，甚至有的新生儿会出现反复惊厥。

这是因为胎儿在母体内已经适应维生素B$_6$含量充足的环境，离开母体后，维生素B$_6$含量骤然减少，新生儿体内抑制中枢神经系统的物质也开始减少，容易引起哭闹、眼球震颤以及惊厥等现象。

爱心提醒

维生素B$_6$不能与叶酸一起服用。因为维生素B$_6$在酸性环境中较稳定，而叶酸在碱性环境中较稳定，两者易出现抵触现象，同时服用会影响两种物质的吸收利用，致使吸收率降低。维生素B$_6$与叶酸的服用时间应最少隔半个小时以上。

第 49 天　了解孕期护肤原则

大多数化妆品、护肤品中都含有害化学物质，孕妇都不能像孕前那样随意使用了，必须要选择对胎儿没有伤害的产品。

选择护肤品

孕妇选择护肤品应注意以下事项：

◎孕妇不能使用生物化学类护肤品，也不能使用具有祛痘、祛斑、美白等特殊功能的护肤品，更不能使用含激素的护肤品。

◎孕妇可选择透气性较好、含铅量较少且不含激素的护肤品，主要以天然原料为主。

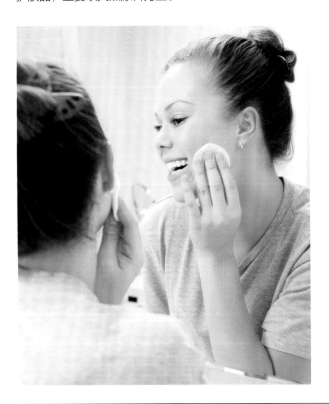

◎孕妇还要注意选择油性小且性质温和的产品，这样既有利于皮肤排汗，促进新陈代谢，还可避免对皮肤的刺激。

◎一般可直接选择孕妇专用护肤品或婴幼儿专用护肤品，这样的护肤品安全性较高。

◎如果孕妇更换护肤品，一定要在脸部以外的皮肤进行过敏测试，一般需连续涂抹3天，一天2次。如果没有过敏反应，则可在脸部使用。

少使用口红及润唇膏

孕妇在怀孕期间尽量不要使用或少用口红。口红中含有一种叫羊毛脂的化学物质，这种化学物质具有吸附性，可以吸附空气中的微量重金属等，吸收后对胎儿不利。

但如果在一些公众场合，孕妇需要涂抹口红维持形象，则必须在饮水和进餐前将口红抹干净，防止其进入口腔。

孕妇若出现嘴唇干裂的情况，可以用天然维生素 E 以及天然植物油等涂抹嘴唇，代替润唇膏。

卸妆要彻底

一些孕妇在出席公众场合时需要化妆，一定要注意选择淡妆，这样既可以减少有害化学物质对人体的危害，还可以减少卸妆带来的麻烦。

孕妇在化妆后，卸妆一定要彻底，这样不仅可以预防色素沉着，还可以减少化妆品对孕妇身体的伤害。

第 50 天　预防流产

流产，是指怀孕不足 28 周、胎儿体重不足 1000 克终止妊娠者，可分为早期流产和晚期流产。发生在孕 12 周之前者，称为早期流产；而发生在孕 12 周或不足 28 周者，称为晚期流产。

流产是一个过程，发生之前，一般会出现先兆症状。只有很少的阴道出血量，并伴随轻微腹痛和腰酸，但并没有胚胎组织从阴道内流出，这就是流产。

流产信号

流产出现的危险信号主要为阴道出血和腹痛，而早期流产和晚期流产的信号则有些许差别。一般早期流产的危险信号为先阴道流血，后出现腹痛；而晚期流产则先为阵发性腹痛，后出现阴道流血。

为什么会发生流产

导致流产的原因有很多，包括先天性基因缺陷、胎儿发育异常、孕妇本身的疾病、不良生活环境以及有害的环境影响等。

预防流产

为了预防流产，孕妇应做到以下几点：

◎远离污染严重的环境。

◎加强营养，保持营养均衡，食物来源要多样化。

◎孕早期禁止性生活，以免加快宫缩，诱发流产。

◎选择舒适的衣着、鞋子，选择防滑的鞋子，最好不要穿高跟鞋。

◎使用药物要谨慎，一定要在医生的指导下服用，不可擅自服药。

◎要定期产检，以便及时发现胎儿发育的异常情况，使医生能够采取相应的对策，防患于未然，避免不利情况的出现。

◎要养成良好的生活习惯，禁止吸烟、喝酒、喝咖啡等，因为这些不良生活习惯会使流产的概率提高。

◎保持规律的作息习惯，切忌熬夜或过度劳累。

◎尽量避免做易挤压腹部的动作，如提重物或弯腰等，以免造成腹部不适，导致流产。

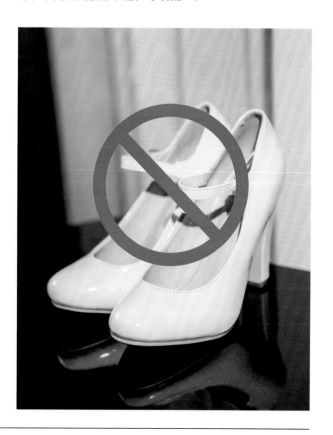

第51天 及早发现异常妊娠

异常妊娠，主要是指葡萄胎和宫外孕。孕妇在发现自己有怀孕迹象后，一定要到医院进行检查，了解自己的身体状况，及时排除异常妊娠，以防引起严重后果。

葡萄胎

葡萄胎是一种异常妊娠现象，由胎盘绒毛的滋养细胞异常产生，子宫内充满葡萄状的大小不一的水泡，并相连成串。

葡萄胎的主要症状有：

停经后阴道出血：停经8～12周会出现不规律的阴道流血，且血色为暗红色，开始出血量较少，然后慢慢增加，到了孕第4个月，不仅会大量阴道出血，还会排出葡萄样组织。

腹痛：阴道出血前会有阵发性的腹部胀痛或钝痛。

恶心、呕吐：腹痛常伴有恶心、呕吐的现象。

妊娠高血压：孕早期会出现妊娠高血压，表现为高血压、下肢水肿以及尿液中有白色絮状沉淀物。

及时诊断是治疗葡萄胎的关键，通常在孕5～6周时，利用超声波就能准确地诊断出葡萄胎。在确诊后，需要进行1～2次刮宫手术治疗。手术后，要按照医生的严格要求进行护理，且必须采取避孕措施，否则很容易再次产生葡萄胎。

宫外孕

宫外孕，也被称为异位妊娠，是指受精卵着床于子宫内膜外的妊娠现象。一般情况下，受精卵会在子宫内膜内着床，但在少数情况下，由于各种原因，受精卵并没有在子宫内膜内着床，而停留在了其他地方，这些地方约90%为输卵管。此外，有时也停留在腹腔、阔韧带内以及卵巢等地方。

产生宫外孕的原因有许多，包括慢性输卵管炎、输卵管发育不良或畸形、输卵管结扎后再通、子宫内膜异位、盆腔炎或盆腔内有异物等。此外，曾有宫外孕病史和多次人流手术等也能造成宫外孕。

如果出现宫外孕，不仅受精卵不能发育成正常的胎儿，还可能会发生妊娠部位破裂，进而造成腹腔大出血，威胁女性的生命安全。

宫外孕一般有以下几方面表现：

阴道出血：停经之后，突然出现不规律的阴道出血，且出血量较少，呈点滴状，暗红色或褐色。

腹痛：腹部出现隐痛或胀痛，如果妊娠部位破裂，还会出现撕裂样剧痛，一般为持续性或阵发性。

晕厥和休克：一般先表现为面色苍白、四肢冰冷、脉搏快而细弱以及血压下降等，进而出现晕厥和休克。

一旦发现有上述两种以上症状者，就要及时去医院检查，以便及时采取措施，防止危及生命。

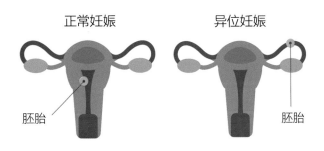

正常妊娠　　　　　异位妊娠

胚胎　　　　　　　　　　胚胎

第52天 了解孕妇饮水原则

怀孕期间，孕妇体内的血流量增加，需要补充大量水分，孕妇需要比平常喝更多的水来保证代谢和消化。但孕妇的体质又是特殊的，吃、喝、拉、撒一样都不可忽视，连喝水也是有讲究的，不要盲目喝水。

水是生命之源，人体血液大部分由水组成，主要负责"运输"营养素，满足人体器官对各种营养素的需求。水还具有排毒素、防痔疮以及改善便秘等作用，而且孕妇的身体比平时需要更多的水分。

饮多少水才合适

孕妇需每天饮水6～8杯，再加上食物中所含的水分，约2000毫升。孕早期和孕晚期的饮水量略有差别。孕早期，每天摄入的水量为1000～1500毫升，而孕晚期，每天摄入的水量为1000毫升以内。

孕妇饮水时间安排

孕妇早晨起床后可饮一杯水。早晨起床后饮用一杯温开水，不仅可以补充晚上流失的水分，还可以降低血液浓度、促进血液循环。

孕妇白天要不定时饮水，但不宜一次饮用过多。如果一次饮用过多的水，容易影响胃液分泌，进而减弱胃肠道的消化吸收能力。此外，还会增加肾脏等器官的负担，加重尿频症状。

孕妇进食晚餐后2小时可饮水，但睡前1小时不宜饮水，以免影响睡眠。

适宜孕妇饮用的水

孕妇适宜饮用烧开的自来水，这样的水不仅含有大量人体所需的矿物质，而且对人体生理功能有重要的调理作用，可促进新陈代谢。

不适宜孕妇饮用的水

孕妇在怀孕期间需要大量饮水，但并不是所有的水都适合孕妇饮用，如以下几种水。

没有烧开的自来水：没有烧开的自来水中不仅含有许多细菌、病原体等，还有多种致癌物，这种水不适宜孕妇饮用。

久沸或反复煮沸的水：这种水中含有浓度较高的亚硝酸根离子、砷等有害物质，长期饮用不利于母婴健康。

在热水瓶中贮存超过24小时的开水：贮存时间过长的开水，水温会逐渐下降，而水中的含氯物质会被分解成有害身体健康的亚硝酸盐，孕妇不宜饮用。

市售的桶装水：市售的桶装水，主要由自来水过滤后得到，虽然能把许多杂质过滤掉，但也把水中对人体有益的物质过滤掉了，孕妇应尽量少饮用。

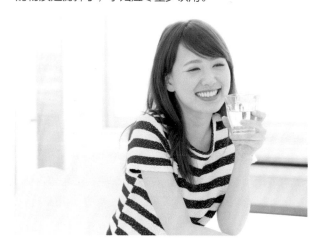

第53天 准备孕期零食

过了早孕反应期，孕妇通常食欲大增，吃些零食是常有的事。可是孕妇这个特殊的群体，究竟该怎样吃零食才能既满足自己的口欲，又能促进胎儿健康发育呢？

选择营养丰富的零食

孕妇可选择一些低热量、高膳食纤维且营养丰富的食物作为零食，如酸奶、水果、坚果、红枣等零食，这些零食含有蛋白质、脂肪、维生素等多种营养素，可以补充营养，丰富膳食结构，对母亲和胎儿的健康有益。

适合孕妇的常见零食

种类	代表食物	营养
谷类食物	如燕麦片、面包等	谷类食物中含有丰富的膳食纤维，孕妇食用后不仅可以增强饱腹感，还可以促进肠道蠕动，改善肠道环境，缓解便秘
新鲜水果	如苹果、香蕉、葡萄、草莓、柿子、橘子等	新鲜水果中含有丰富的维生素、膳食纤维、糖分以及水分等，孕妇适量食用，不仅能够解渴充饥，还能够补充营养
坚果	如核桃、瓜子、杏仁、榛子、松子、腰果等	坚果中含有多种人体所必需的微量元素、亚麻酸、磷脂等，可促进胎儿脑部发育，还能补充营养

特别推荐的 5 种孕期零食

红枣：维生素含量丰富，有补血安神、健脾养胃的作用。

葡萄干：含糖量和含铁量非常高，孕妇适量食用，能够补血。

海苔：含有 B 族维生素以及多种矿物质等，孕妇食用能维持其体内的酸碱平衡。

花生：孕妇食用适量花生，可以预防产后缺乳、贫血，但由于花生的脂肪含量较高，且易发生霉变，霉变后可致癌，因此，孕妇食用时应注意花生的品质，并适量食用。

牛奶或酸奶：蛋白质、脂肪、钙质含量丰富，有益于母婴健康。

爱心提醒

孕妇一般可选择在午餐和晚餐之间吃零食，这样既补充了营养，又不会耽误正餐食用。但吃零食也要有所节制，不要在睡前半个小时食用，以免影响胃肠功能。

第 54 天 适量补充维生素E

维生素E又称生育酚，能够促进胎儿发育，预防流产，在孕早期常被用来保胎、安胎。孕妇体内若缺乏维生素E，容易出现毛发脱落以及习惯性流产等，还会影响胎儿的大脑发育。

孕妇需补充多少维生素 E

孕妇对维生素 E 的需求量约为每日 14 毫克，一般只要日常保持均衡的饮食结构，就能够满足对维生素 E 的需求。如果孕妇体内严重缺乏维生素 E，可在医生指导下，服用适量的维生素 E 制剂。

食物推荐

各种植物油、绿叶蔬菜、肉类、蛋类、奶类等含维生素E，孕妇可根据自己的饮食习惯，适当多食用这类食物。

以下是维生素 E 含量较为丰富的食物：

代表食物	含量 （毫克 / 每 100 克）
香油	68.53
葵花籽油	54.6
核桃（鲜）	41.17
榛子（干）	36.43
芝麻酱	35.09
葵花籽（生）	34.53
豆腐皮	20.63
杏仁	18.53
黑木耳（干）	11.34

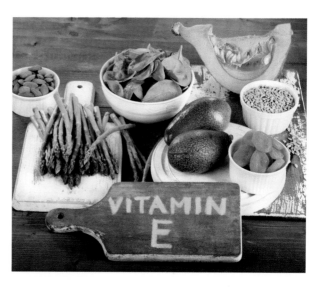

食谱推荐

芝麻花生仁拌菠菜

材料：菠菜 400 克，花生仁 150 克，白芝麻 50 克，醋、香油各 15 毫升，盐 3 克，鸡精 2 克，食用油适量。

做法：

①将菠菜清洗干净，切段，焯水捞出装盘待用。

②花生仁清洗干净，入油锅炒熟；白芝麻炒香。

③将菠菜、花生仁、白芝麻搅拌均匀，再加入醋、香油、盐和鸡精充分搅拌入味即可。

营养分析：花生仁、白芝麻、香油中均含有丰富的维生素 E；菠菜含有植物粗纤维，有助于预防孕期便秘。

第 55 天　补充维生素C

维生素 C 是一种水溶性维生素，有助于孕妇对叶酸、铁和钙的吸收，增强免疫力；还能促进胎儿骨骼、牙齿的发育，完善胎儿的造血功能，使胎儿的皮肤光滑细腻，提高胎儿大脑的敏锐度，是孕期必须补充的一种维生素。

孕妇一天需要补充多少维生素 C

孕妇对维生素 C 的需求量为每日 100 ~ 130 毫克，通常孕早期为 100 毫克，孕中期、孕晚期为 130 毫克，可通过多食用新鲜水果和蔬菜来补充。

孕妇补充维生素 C 不可过量，即每日不超过 130 毫克，否则会影响胎儿的生长发育，甚至可能使新生儿患维生素 C 缺乏症。对孕妇来说，过量食用可能会使胃黏膜出血，并可能形成尿路结石。

你会补充维生素 C 吗

孕妇补充维生素 C 的方案有以下几种：

◎ 食用富含维生素C的蔬菜和水果，如黄瓜、青椒、草莓、猕猴桃、橙子、柑橘等；也可在医生指导下，服用一定量的维生素C制剂。

◎ 蔬菜要先洗后切，洗菜的速度要快，以减少维生素C的流失。

◎ 采用快炒的方法烹制蔬菜，少添或不添水，也不要放碱，以减少维生素C的破坏或流失。

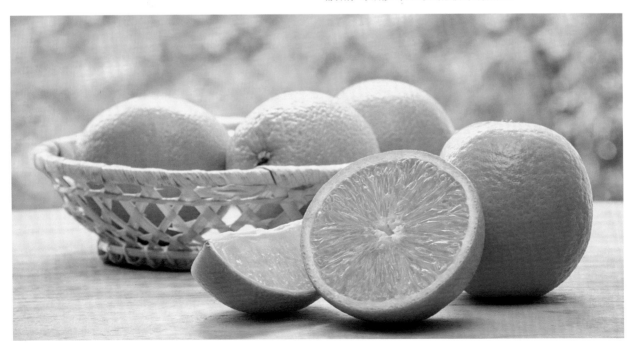

第 56 天 了解营养不良的后果

怀孕期间，胎儿生长发育所需的一切营养都要由孕妇提供。孕妇营养不足或营养过剩，都会影响腹中胎儿的健康。孕妇的身体健康情况，也与自身的营养储备情况有直接关系。

平衡膳食，饮食多样化，营养丰富、均衡，这是孕妇饮食的基本要求。孕妇只有获得了充足的营养素，胎儿才能健康地生长发育。如果孕妇营养不良，就可能导致自身和胎儿的异常。总体来说，孕妇营养不良会带来以下四大后果。

影响怀孕

孕妇如果营养不良，很容易导致流产、早产或者胎膜早破。蛋白质、维生素及微量元素的严重缺乏可引起流产；孕妇饮食中铜离子减少，可使纤维细胞、胶原纤维及弹性纤维合成减少，胎膜弹性降低；维生素 C 缺乏，可使胎膜的脆性增加，胎膜早破发生率升高。此外，孕妇血清中铜离子、锌离子浓度降低，可导致过期妊娠的发生。

容易导致孕期贫血

据统计，居住于城市中患有贫血的孕妇占 20%，居住于农村中患贫血的孕妇是居住于城市孕妇的 2 倍。其中最主要的原因就是孕妇体内铁、叶酸、维生素B_{12}等营养素不足。孕妇贫血不仅会影响母体本身，胎儿的生长发育和神经行为发育也会受到影响。

孕妇不宜全吃素食

有些孕妇担心身体发胖，平时只吃素食，不吃荤食。这会造成蛋白质和一些维生素的缺乏，不利于胎儿发育。不喜欢吃荤食的孕妇可通过奶制品、豆制品等补充。

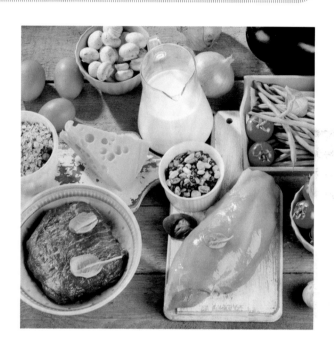

容易导致胎儿畸形

我国每年都有很多畸形儿出生。虽然导致畸形儿的原因很复杂，但不可否认的是，母体营养不良和畸形儿产生的关系非常密切。如果孕妇摄入的叶酸不足，就容易引起流产、死胎或新生儿唇裂、腭裂和神经管畸形儿的出现。

容易使胎儿的智力发育受损

如果孕妇营养不良，胎儿发育也得不到足够的营养，那么脑细胞的发育就不完全。

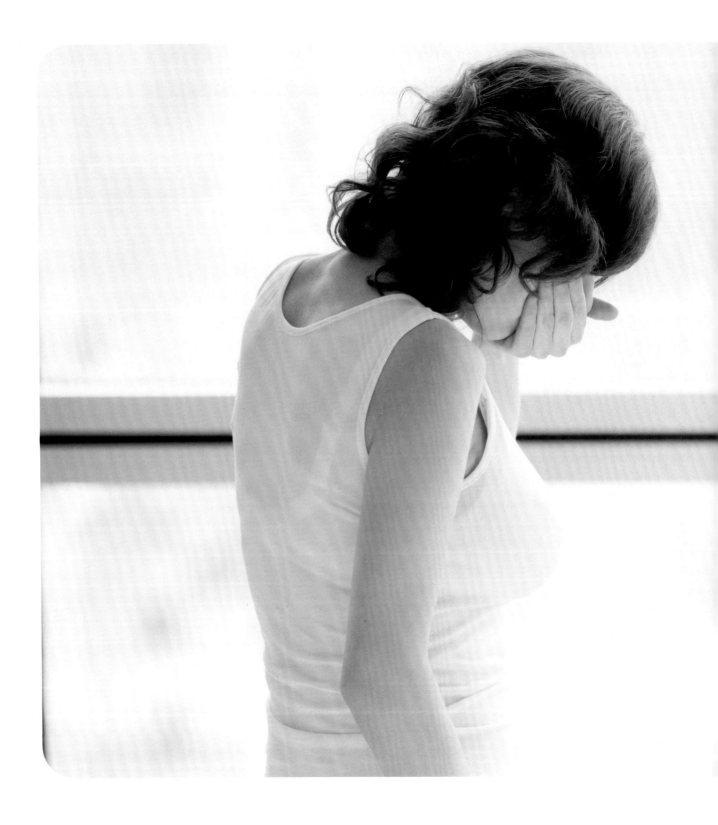

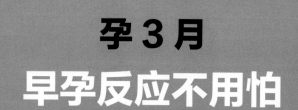

孕3月
早孕反应不用怕

孕3月，孕妇依旧会有早孕反应，
由于胎儿正处于迅速生长发育的阶段，
即使早孕反应很不舒服，
也要尽可能地保证饮食均衡。
如果身体出现不适，要及时寻求医生的帮助。
只要度过这一个月，
早孕反应一般就会消失了。
加油！

第 57 天　了解孕早期常见身体不适

孕早期，虽然孕妇的腹部还未高高隆起，但一些敏感的孕妇仍然会感到受身体发生的变化和不适，如皮肤问题、乳房肿胀、情绪问题、妇科炎症等。

皮肤问题

孕妇由于体内激素分泌的变化，容易出现各种皮肤问题。

皮肤干燥、粗糙：孕妇的皮肤与孕前相比变得干燥、粗糙起来，严重的还会出现脱皮现象。这时，为了防止皮肤干燥，孕妇要使用孕妇专用护肤品。洗澡的时间也不宜太长，以免身体水分流失。此外，孕妇还应注意保持营养均衡，多食用水果、蔬菜、坚果、谷物、牛奶等，多喝水，不喝咖啡和茶。

皮肤瘙痒：孕妇可能会出现皮肤瘙痒，可用孕妇专用润肤膏涂抹皮肤，减轻皮肤瘙痒的症状。如果症状严重，可寻求医生的帮助，适当使用止痒药。

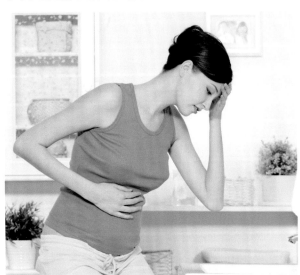

皮肤色斑和妊娠纹：孕妇要尽量避免日光直射，选择孕妇专用护肤品。

皮肤油腻：孕妇的新陈代谢变慢，油脂分泌增多，除了要做彻底的皮肤清洁外，还要保持均衡的饮食习惯，多吃新鲜水果和蔬菜，多摄入动物蛋白质。

乳房肿胀

孕妇从怀孕开始，乳房就开始增大，同时还会出现肿胀、酸痛的感觉，比较敏感，要注意选择穿着舒适的文胸。

情绪易波动

这个时期，由于身体上的变化，孕妇心理也发生了变化，特别容易出现极强的情绪波动。家人更应该给予其更多的关爱，使孕妇能够感受到家人的爱，从而起到舒缓情绪的作用。

子宫增大

从怀孕的第 2 个月起，子宫开始明显增大，腹部有了隆起的感觉，伴随腹部胀痛、腰酸背痛等感觉。

阴道分泌物增多或妇科炎症

怀孕以后，孕妇大量分泌雌激素和孕激素，导致阴道分泌物增多，易引起外阴瘙痒等疾病。因此，要常换内裤，并用温水清洗。分泌物的颜色一般为无色，也有橙色、淡黄色或浅褐色；如果颜色异常或者瘙痒严重，就要及时就医。

第 58 天　预防孕早期腰酸背痛

随着子宫的逐渐增大，为保持身体重心的平衡，孕妇的肩部和头部会向后仰，而这种姿态易压迫脊柱，造成其前凸弯曲，从而引起腰酸背痛。

预防孕早期腰酸背痛

孕妇可采取以下措施预防腰酸背痛。

◎少做体力劳动，不做过重的家务活，增加休息时间，缓解疲劳。

◎运动要适当。散步是最适合孕妇的运动之一，但要量力而行，以不感到疲倦为原则。散步时要穿舒适的鞋子。

◎正确的姿势能缓解腰酸背痛，尤其是站姿和坐姿。正确的站姿应该是背挺直、腿微分、收下颌；而正确的坐姿则应该是挺腰靠着椅背坐，并可在腰部放一个靠枕，减轻腰部的压力。

◎常按摩腰部，缓解腰部的不适感。

◎用热毛巾或热水袋热敷腰部，每天半个小时就能有效缓解腰酸背痛。

◎满足身体所需的维生素、蛋白质、钙、铁等营养物质。

◎控制体重，谨防体重增长过快。体重过快增长会加重腰部负担。

◎避免提重物，以防腰部负担过重，导致腰酸背痛。

◎泡澡可以放松肌肉、改善血液循环，从而缓解腰酸背痛。

补充适宜的食物

孕妇腰酸背痛也可以通过饮食来缓解。

多食含钙量丰富的食物：应多食虾皮、黄豆、豆腐、牛奶等含钙量丰富的食物。

多食用富含维生素 B_1 的食物：孕期消耗维生素过量，会导致维生素 B_1 缺乏。补充维生素 B_1，可选择肉类、动物肝脏、谷物类、干果类等，尤其要多食牛肉、花生等。此外，还要注意食物搭配，以保证营养均衡。

腰酸背痛的原因

引起孕早期腰酸背痛的原因有以下几点：

体内激素分泌的变化：孕妇体内激素分泌的变化，使骨盆韧带的弹力降低，导致腰部易劳损。

运动量减少：孕妇的运动量大大减少，致使体力下降。

缺钙：缺钙易造成孕妇骨质软化，从而引起腰酸背痛。

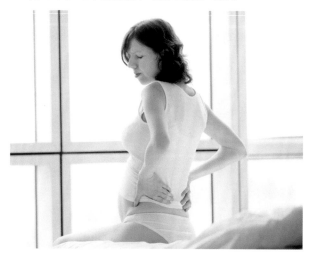

第 59 天　了解孕期抑郁

由于身体上的变化，孕妇心理也容易发生细微变化，极易产生抑郁情绪。这种情绪不仅会影响孕妇的身心健康，还会影响胎儿的生长发育。

哪些因素导致孕期抑郁

孕妇比一般人群更容易产生抑郁，与下面因素有密切关系。

身体内分泌系统的改变： 由于孕妇身体的激素分泌发生了变化，其神经递质活动也发生了改变，很容易造成情绪波动，表现为反应迟缓、身体倦怠、情绪低落等，进而出现抑郁症状。

难以适应角色转变： 对于初怀孕的孕妇来说，"母亲"这个角色，既新鲜，又陌生。一方面，她们可能担心自己不能承担起母亲的责任；另一方面，也可能不能适应自己的亲人及周围亲戚朋友对自己态度的轻微变化。如果孕妇不能很好地适应这些变化，那么很可能会产生诸多情绪问题，进而产生抑郁情绪。

喜欢胡思乱想： 孕妇特别容易过度担心胎儿的健康

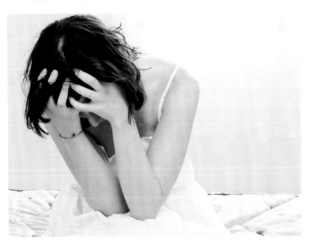

状况，如胎儿是不是发育正常、器官是不是健全、会不会患有疾病以及自己平时的行为会不会对胎儿产生不利影响等。孕妇过度担忧很可能会出现焦虑、恐惧等不良情绪，严重的会引起抑郁。

哪类孕妇更易抑郁

下面几类孕妇更容易产生抑郁的情绪。

年龄较小的孕妇： 年龄较小的孕妇往往心智还不成熟，心理承受能力较差，难以适应生活中发生的巨大变化，因此，比较容易患孕期抑郁。并且孕妇的年龄越小，越容易患孕期抑郁。

生活出现重大变故的孕妇： 如果孕妇的生活发生重大变故，那么可能会遭受心理创伤，进而容易患上孕期抑郁。

具有完美主义倾向的孕妇： 孕妇如果是一个完美主义者，那么当事情的结果未能达到预期的目标时，就可能出现情绪起落、焦虑的状态。这种状态易导致孕妇患孕期抑郁。

性格内向的孕妇： 如果孕妇的性格较内向，不喜与人交往，不喜发泄情绪，喜欢把事情放到心里，长此以往，也可能患上孕期抑郁症。

曾经有流产史的孕妇： 如果孕妇曾经有流产史，再次怀孕之后，很可能过分担心胎儿的安全，唯恐再次流产，容易使情绪焦躁不安，进而出现孕期抑郁。

有家族抑郁史的孕妇： 如果孕妇有家族抑郁史，也有可能会患上孕期抑郁。

第60天 预防孕期抑郁

孕期抑郁是孕期的一种情绪失调状态，常表现为情绪低落、易愤怒等，多数孕妇都或多或少存在孕期抑郁的情况，严重的还会影响日常生活。

怎样预防孕期抑郁

预防孕期抑郁应采用以下办法。

减轻孕吐：孕吐是造成孕妇心情烦躁的原因之一，孕妇要适当调整饮食习惯，努力减轻孕吐症状，恢复情绪。

控制体重：孕妇如果过度肥胖，容易导致心理压力过大，从而产生自卑、担忧的情绪，所以要积极控制体重。

适当运动：运动能使人的新陈代谢活跃，可分泌一种使人产生愉悦感的物质——内啡肽。

放松脚部：脚部是人体许多穴位反射区的所在，按摩放松脚部，可以缓解疲劳，使精神得到放松。

放松精神：孕妇应该使自己的生活节奏放慢，可以看看书、听听音乐，使自己的精神得到放松。

放慢生活的脚步：职场孕妇要安排好自己的工作和生活，放慢生活节奏，减轻孕期压力。

夫妻之间加强交流：孕妇应该把自己的需要、担心、感受与准爸爸进行亲密的交流。只有沟通才能使他更了解你，并给以关爱，减轻孕妇本身的抑郁。

倾诉：向家人、朋友倾诉自己的烦恼，并寻求精神上的支持，不要把事情放在心里。

多与胎儿聊天：增进与胎儿的沟通，以母爱的天性来赶走烦恼。

做好家庭规划：做好应对突然变化的规划和准备，可以减轻心理压力。

寻求医生帮助：如果孕妇抑郁情绪严重，那就要在医生的指导下，适当地服用抗抑郁药物，以免耽误病情。

注意事项

焦虑、恐惧等不良情绪一旦出现，就很容易呈弥散性和不稳定性发展，进而容易导致抑郁。抑郁不仅会影响母体，还不利于胎儿的生长发育。因此，孕妈妈一定要学会管理自己的情绪。

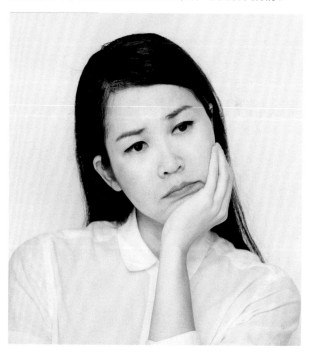

第61天 了解孕期偏食的危害

孕妇可能在怀孕期间出现偏食现象，偏食不仅会影响孕妇和胎儿的营养吸收，还会影响胎儿出生后的饮食习惯。因此，孕妇一定要养成良好的饮食习惯。

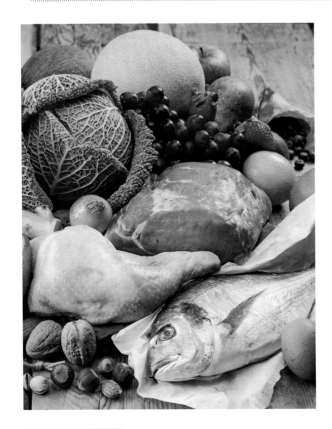

孕妇偏食的危害

营养不良：孕妇偏食，会导致身体中缺乏某种营养素，首先影响母体健康。而母体缺乏某种营养素，会使胎儿的营养需求得不到满足，进而影响胎儿的生长发育。

影响宝宝饮食习惯：孕妇如果格外偏爱某种食物，这样可能在不知不觉中影响胎儿，使胎儿出生后容易出现偏食的现象。如孕妇在怀孕期间经常饮用菠菜汁，就可能使胎儿出生后更熟悉菠菜的味道。

影响宝宝行为和心理：饮食与心理健康的关系虽然未得到业界的普遍认同，但是有因果关系的。如缺钙的宝宝通常会有易被激怒的问题，一件小事就能引起他们的强烈、过度反应，这就是因为钙与神经兴奋性有关的缘故。还有调查发现，孕期偏食的孕妇生下的孩子更容易出现抑郁、焦虑等心理问题，甚至具有攻击性、多动症和脾气暴躁等行为问题。

常见营养素与胎儿脑发育的关系

孕妈妈偏食可能导致胎儿缺乏某种营养素，以下是常见营养素缺乏与胎儿脑发育的关系。

营养素	对胎儿脑发育的影响
缺碘	会影响胎儿大脑皮层中主管语言、听觉和智力的器官发育，可能使胎儿出生后出现聋哑、智力低下等
缺铜	可能使胎儿的大脑出现萎缩、大脑皮层变薄以及心血管异常等
缺锌	可能使胎儿在合成核酸和蛋白质的过程中出现障碍，从而影响生长发育，使胎儿在出生后易患先天性心脏病、脊柱裂等疾病，甚至出现畸形
缺铁	容易引起贫血，进而导致胎儿早产或死胎等

第62天 职场孕妇吃好营养餐

职场孕妇因为要面对职场和孕期的双重压力，对饮食的要求更高。但实际上，职场孕妇因为无法在饮食方面做到随心所欲，营养状况堪忧。那么，职场孕妇应该怎么吃才能保证营养均衡呢？

职场孕妇的早餐和晚餐一般可以在家吃，可以吃得营养丰盛。

不可敷衍了事

由于职业的原因，有些孕妇无法保证正常上下班或按时吃工作餐等，饮食比较没有规律，或者为了方便吃泡面、饼干、薯片等一些没有什么营养的食物。虽然工作餐只能在公司里打发，但也不能草草了事。工作餐也要讲究卫生健康，也要精心选择，这样才能有精力工作，同时让胎儿吸收足够的营养。

在外就餐注意卫生

如果单位没有统一安排工作餐，孕妇需要到单位附近的餐厅里吃饭。在选择餐厅的时候，要注意餐厅的卫生状况。孕妇免疫力相对低下，可以自带餐具，以免感染细菌。

少吃方便食品

现在市场上有各种各样的方便食品。有一些孕妇为了贪图方便，经常食用方便食品，如方便面、方便米粉、方便米饭、罐头食品、速冻菜品等。有些孕妇甚至连早餐也食用方便食品，如各种糕点、面包、油饼、麻花等。这些食物或可即食，或稍微加热即可食，很便捷，却会让孕妇的营养得不到全面补充，既不利于母体，久之也会影响到胎儿的生长发育。

食物种类要尽量丰富

职场孕妇的中餐，应该坚持"挑三拣四"和降低口味要求的原则。在菜式的选择上，孕妇应该选择配菜种类较多的套餐，一份套餐里要米饭、鱼、肉、蔬菜都有，同类食物尽量种类丰富，并拒绝重口味的食物。

为了避免浪费，孕妇还可以跟同事一起拼菜，这样可以多一些菜式，荤素搭配，营养更均衡。

如果单位有微波炉，孕妇也可以自带午餐，这样食物的营养、健康、卫生情况都能得到保障。但是自带午餐要注意餐具和菜式的问题，餐具必须是符合微波加热材质的，菜式要选择米饭、牛肉、鸡肉之类营养不易流失的；不要选择鱼类、绿叶蔬菜等不宜长时间存放的食物。

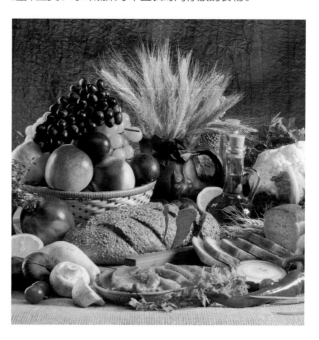

第 63 天　了解孕妇瑜伽

孕妇适宜选择难度低、健身效果显著的运动方式，瑜伽既可以锻炼孕妇的肌肉张力，又能放松情绪，对孕妇来说是一种不错的运动形式。

孕期练习瑜伽有很多好处

瑜伽对孕妇有以下作用：

放松身心，调节情绪：瑜伽不仅可以转移孕妇对身体不适的注意力，还有助于其心肺的循环，从而维持身体健康。此外，练习瑜伽，可以使孕妇心情愉悦，具有胎教的作用。

增强肌肉耐力：孕妇怀孕生子都需要有足够的体力，而练习瑜伽能增强肌肉耐力，维持体力，使身体能够保持良好的状态，如背部肌肉有力，就有足够的力量支撑肚子，进而减轻腰酸背痛之感。

控制肌肉：孕妇练习瑜伽可以学习如何运用肌肉，这有助于孕妇顺利生产，如可通过呼吸来控制肌肉，吸气时放松肌肉，呼气时使肌肉收缩等。

不适合孕妇的瑜伽动作

由于孕妇特殊的身体状况，并不是所有的瑜伽动作都适合做，以下是不适合孕妇做的瑜伽动作：

仰卧：孕妇仰卧增大的子宫会压迫腹部，长时间仰卧还会压迫下腔静脉，使血液回流不畅。

扭转或仰卧起坐：孕妇做扭转的动作或仰卧起坐，可能会导致腹直肌分离。

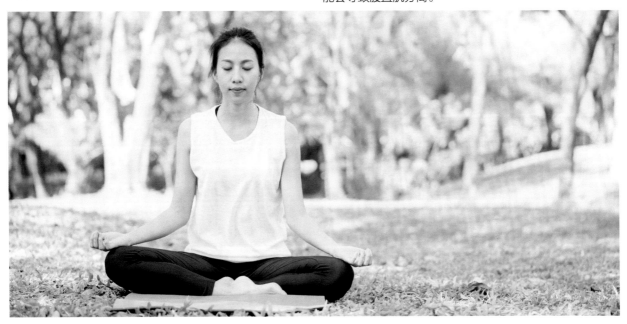

第 64 天　避开噪声污染

噪声对正常人尚且有不利影响，更何况孕妇。国外调查显示，居住在国际机场附近的居民，所生的新生儿比其他地区的新生儿体重轻，这可以说明噪声对胎儿的生长发育也有不利影响。

孕妇能适应的理想声音环境为 10 ~ 35 分贝，超过 35 分贝，就会对胎儿造成不利影响。

噪声对母婴健康的危害

噪声不仅会损害孕妇的身心健康，还会影响胎儿的生长发育。

影响孕妇的中枢神经系统活动：如果孕妇每天 2 ~ 4 个小时接触 50 ~ 80 分贝的噪声，会使呼吸和心率加快，加重心肺负担，容易导致消化功能受损和免疫力下降，从而易患病毒或细菌感染性疾病。

影响孕妇的心情：孕妇经常处于噪声污染的环境中，易使其情绪低落、心情烦躁，还会感到烦闷，进而导致头痛、失眠。

可能会引起胎儿早产或流产：噪声会引起孕妇的内分泌紊乱，进而导致其子宫收缩。此外，噪声还会使胎儿的胎心加快、胎动增加，这些都容易导致胎儿早产或流产。

影响胎儿的听力发育：胎儿的耳郭还没有发育成熟，听力系统非常敏感。长时间受噪声影响，会影响胎儿的听力发育。

影响胎儿的脑部发育：噪声严重的会影响胎儿智力发育。

避开噪声

孕妇避开噪声，可以从以下几方面进行：

◎ 要少去人多嘈杂的地方，如菜市场、商场等。

◎ 家电摆放不宜过于集中，最好也不要集中使用，并且要降低音量。

◎ 孕妇如果居住在比较嘈杂的地段，可采取在家里挂厚窗帘等方法降低噪声；如果噪声很大，就要考虑暂时更换居住场所了。

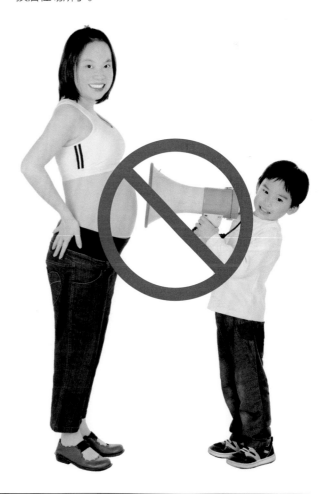

第65天 远离"二手烟"

"二手烟"对人体健康危害大。孕妇长期处于"二手烟"的危害中，将会影响胎儿的生长发育，因此，要尽量远离"二手烟"。

"二手烟"的危害

"二手烟"不仅会影响孕妇的健康，还会影响胎儿的生长发育。其对母婴健康的危害，主要体现在以下三个方面：

第一，"二手烟"会影响孕妇的身体健康。可增加孕妇患心血管疾病、癌症的概率，严重的还会引起厌食症。

第二，"二手烟"中的有害物质可能会造成胎儿流产或胎儿畸形。

第三，"二手烟"中含有的尼古丁可能会引起孕妇子宫动脉收缩，导致胎儿供氧不足，进而造成胎儿发育不良。

如何避免"二手烟"

孕妇在生活中可以采取下面的办法规避"二手烟"：

◎尽量避免长时间待在公众场合。公共场合的"二手烟"是无法避免的。

◎如果自己的工作环境存在"二手烟"，孕妇可提醒同事不要在公共空间里吸烟，并请他理解自己的处境。

◎如果孕妇的家人有吸烟的习惯，孕妇就要坚决制止其在家吸烟；如果有人来做客，也要提醒客人不要吸烟。

◎如果实在无法避免去吸烟的场合，孕妇可坐在空气流通的地方，尽量多呼吸新鲜空气。

◎可在室内养一些绿色植物，如仙人掌、兰花等，能起到绿化环境、净化空气的作用。

◎可到室外树木繁盛处散步，室内也要多开窗透气。

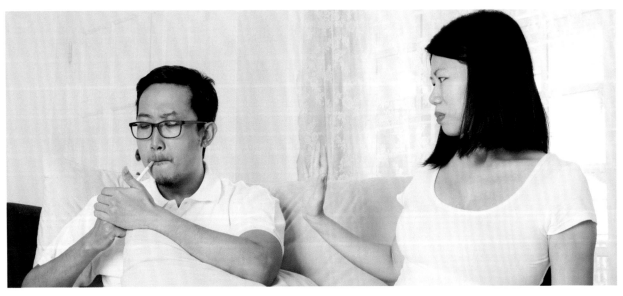

第 66 天　注意补充碘

如果孕早期缺乏碘元素，将直接导致胎儿的甲状腺素合成不足，进而使胎儿大脑皮层中分管语言、听觉以及智力的部分发育不全，直接导致胎儿出现语言障碍、听觉障碍、运动障碍以及体格发展障碍等，易患呆小症，还容易造成先天畸形以及增加死胎率等。

碘是人体所必需的微量元素之一，它在自然界中含量较少，只集中存在于海带、紫菜等某些海洋生物中。孕妇每日需补充约 200 微克的碘，相当于每日食用约 6 克碘盐。

补碘要多吃海产品

孕妇可在孕前或怀孕后的前 3 个月适当补充碘元素，可多吃海带、紫菜、海蜇等含碘丰富的海产品。

碘元素与胡萝卜素、脂肪一起食用，可促进碘元素的吸收，因此也可在菜肴中添加胡萝卜和动物性油脂。

碘盐是碘的稳定来源

盐是人们生活的必需品。通过食用碘盐，孕妇在一日三餐中都可补碘，既方便，又可预防碘缺乏，是碘的稳定来源。

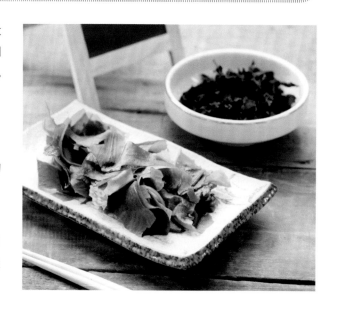

食谱推荐

蔬菜海鲜汤

材料：虾、鱼肉、西蓝花各 30 克，盐适量。

做法：

①虾处理干净；鱼肉收拾干净切块；西蓝花清洗干净，切块。

②将适量清水放入瓦煲内，煮沸后放入虾、鱼肉，大火煲沸后，改用小火煲 25 分钟。

③放入西蓝花稍煮片刻，加盐调味后，即可食用。

营养分析：虾肉中钙含量丰富，还含有微量碘。将虾与富含营养的鱼肉、西蓝花一起煲出的汤，营养价值特别高，适合孕期常食。

第 67 天　小心腿抽筋

抽筋，又名肌肉痉挛，是肌肉的强制性收缩，一般发生在小腿部，发作时，往往疼痛难忍。孕妇由于身体特殊，特别容易发生腿部抽筋。

这些原因易导致孕妇腿抽筋

孕妇腿抽筋的原因有很多，主要有以下几种：

低血钙：钙是调节肌肉收缩的重要营养素，体内钙含量减少会使肌肉神经兴奋；如果再加上体内维生素 D 含量不足或缺少光照，会进一步导致钙含量减少，进而出现由肌肉收缩导致的抽筋现象；而夜间的血钙水平常低于白天，因此，抽筋更易发生在夜间。

孕妇对钙的需求量比正常人群明显要多。因为胎儿骨骼发育所需的钙质全部依赖于母体，通过胎盘从母体中获得，如果母体本身含钙量不足或吸收钙质的能力较差，就很容易造成血钙不足，进而引起抽筋现象，严重的还会造成孕妇骨质软化，甚至影响胎儿的骨骼发育。

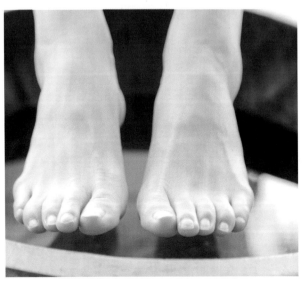

腿部肌肉疲劳：孕妇体重增加，加重了双腿负担，使腿部肌肉常处于疲劳状态，易引起抽筋。

电解质紊乱：如果孕妇在过量食用肉类之后出现腿抽筋的现象，这一般是由于蛋白质摄入过多而影响碳水化合物代谢，使酸性代谢物堆积，进而引起电解质紊乱。

过度劳累：如果孕妇长时间站立或走路，会增加腿部肌肉的负担，使其过度劳累，进而引起腿部抽筋。

受凉：如果外界气温较低，腿部受凉，容易引起腿抽筋。

不良睡眠：长时间采用仰卧的姿势睡觉会导致腿部肌肉过于放松，易引起腿抽筋。小腿在睡眠时长久保持同一个姿势则会使血液循环减缓，导致血液中代谢物堆积，也会引发腿抽筋。

怎样缓解孕期腿抽筋

为了预防或缓解孕妇腿抽筋，可采取以下措施：

◎补充钙质。孕妇可多食用一些含钙量丰富的食物，如牛奶、虾皮等。如果体内严重缺乏钙质，可在医生指导下，补充适量钙片或钙剂。

◎保证营养均衡。孕妇应保证饮食均衡，避免营养素的缺乏。如缺乏维生素D不利于钙吸收，容易缺钙。

◎洗热水澡或泡脚，可缓解肌肉痉挛。

◎常做腿部伸展运动，促进血液循环。

◎热敷、按摩能够促进血液循环，缓解腿部抽筋。

◎注意保暖，不要受凉。

◎采用左侧位的睡眠姿势，可促进血液循环。

第 68 天 安排绒毛检查

绒毛检查又称"绒毛穿刺""绒毛细胞检查"，是怀孕 40 ～ 70 天经阴道或腹部取胚胎的绒毛做染色体或其他检查，用于了解胎儿染色体有无异常。绒毛检查只适用于有过遗传疾病胎儿生育史的孕妇，其再次怀孕，胎儿发生遗传疾病概率较大，因此需要进行绒毛检查。

检查方法

先进行 B 超检查，以确定母体子宫的具体位置、胎囊大小以及胎心搏动的具体情况和绒毛的发育程度等，然后进行绒毛检查。

绒毛检查主要有经阴道和经腹部两种检查方法，一般用一根细塑料管或金属管通过子宫口，然后沿子宫壁进入子宫内，吸取少量绒毛进行细胞检查，主要用于判断染色体是否异常。

注意事项

孕妇做绒毛检查，应注意以下事项：

◎最好在怀孕后的40～70天内做绒毛检查，这时母体的孕囊还比较小，绒毛较多，不容易损伤到胎囊。

◎检查后，要保证卧床休息24个小时，并密切观察阴道是否出血。

◎检查后的一周之内，禁止有性生活。

◎注意清洁卫生，谨防细菌感染。

◎检查的一周之后，可进行复查，以确定胎儿情况。

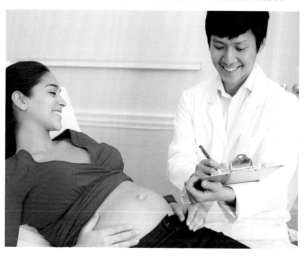

存在风险

由于绒毛检查的检查时间较早，胎儿此时相对较小，检查可能会导致流产或胎儿肢体残缺，严重的还可能会造成先天性肾积水、先天性心脏病、先天性肠道畸形等胎儿后期发育不良。这些不良影响在孕早期往往很难被发现，只有到了孕中期经过超声检查才能确认。

所以，一般情况下，孕妇不需要进行该项检查，有习惯性流产史或本次怀孕有流产迹象的更不适宜进行绒毛检查。

第 69 天 选择合适的孕妇内衣

怀孕后，在激素的影响下，孕妇的胸部从下半部分开始胀大，乳房变软、增大，阴部分泌物增多，腰腹部增大，普通内衣已经不合适了，需要重新选择内衣。

孕妇内衣与普通内衣的区别

比普通内衣更贴合：女人在怀孕后，身体内的激素分泌就会发生变化，乳腺逐渐发达起来，胸部也会日益胀大，乳房有时会有酸痛的感觉。孕妇内衣比一般内衣更贴合孕妇的胸部曲线，承托力更强，有预防产后乳房下垂的功效。

比普通内衣更舒适：孕妇的肌肤敏感，所以孕妇内衣多数为纯棉制品，具有柔软、透气、吸汗的特点，穿起来比较舒适。此外，还有一种可调节肩带的文胸，能减轻孕妇肩部的压力，缓解肩部、背部的酸痛感。

如何选择合适的孕妇内衣

应选择罩窝较深、肩带较宽的文胸：孕妇的乳房尺寸会逐渐增大，为了穿着舒适且防止乳房下垂，应选择罩窝较深、较大的文胸。此外，为了增加乳房的承托力，还要选择肩带较宽的文胸。

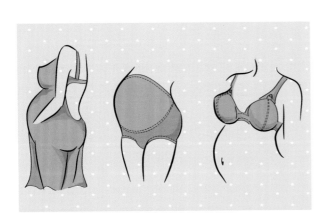

最好不要穿带钢圈的文胸：虽然并没有证据表明孕期穿带钢圈的文胸对身体健康有害，但由于钢圈较硬，长期穿带有钢圈的文胸会影响乳房的血液流通以及乳房形状大小，也不利于产后哺乳，因此，孕妇最好不要穿带钢圈的文胸。

选择全棉材质的内衣：全棉材质内衣可避免刺激皮肤造成的皮肤发炎。切忌使用化纤或羊毛材质的内衣，以免堵塞乳腺，影响产后哺乳。

更换不同尺寸的文胸：孕妇在怀孕5个月后，文胸需比孕前至少增加1个尺码，怀孕7个月后，至少增加两个尺码。随着孕期的推进，孕妇的乳房还会不断增大，为了保护乳房，孕妇可根据情况，随时调整文胸的尺码。如果文胸较小，会直接影响乳腺发育，影响产后哺乳；而如果文胸较大，则可能造成乳房下垂、胸围变大，进而破坏乳房内的纤维组织。

应正确测量体形：孕妇买内衣前，应准确测量自己的上胸围、下胸围、腰围、臀围等，以便于挑选合适的内衣。

挑选合适的内裤：孕妇的腹部逐渐变大，阴道分泌物逐渐增多，因此，要选择可自由伸缩、有弹性、透气性好、材质柔软的纯棉内裤。此外，最好内裤的裤腰能够到肚脐以上位置，完全包裹住腹部，可起到保护腹部的作用。切忌选择三角紧身内裤，以免造成血流不畅。

第70天 了解孕期做家务注意事项

孕妇适度做家务可起到锻炼身体的作用，可促进新陈代谢，加快血液循环，增强肌肉的力量和柔韧性，有利于自然分娩，还能缓解怀孕引起的腰酸背痛等不适。

有选择性地做家务

孕妇在做家务时，应有所选择，一般应选择不需要太多力气和肢体动作的家务，如洗菜、叠被子、扫地等，而那些需经常弯腰、下蹲、伸展、爬高等的家务不适宜做，如搬运重物等，以免发生意外。

做家务的原则

孕妇做家务应遵循以下原则：

速度要缓慢：孕妇的腹部逐渐隆起，身体也变得越来越笨拙，因此，孕妇应遵循缓慢的原则，可采取分阶段的方式完成家务。

站立时间要缩短：孕妇不适宜长时间站立，一般可在做约20分钟家务后休息一段时间，再继续完成剩下的家务。

降低清洁要求：孕妇可适当降低卫生清洁要求，请其他人分担家务劳动。

坚持舒适的原则：孕妇身体臃肿、行动不便，因此，孕妇做家务要坚持舒适的原则，选择自身可以承担的家务。如果出现宫缩等身体不适，那就要立即停下手中的活儿，严重的还需立即就医。

注意事项

孕妇做家务时需注意：

◎做家务要适度，不要做劳动强度过大的家务。

◎不宜长时间弯腰或下蹲，尽量避免压迫腹部，孕晚期更应该注意，如打扫卫生时，应避免蹲下或跪下。

◎不可从高处取物品，如晾晒衣服时，应使用晾衣架或请他人代劳。

◎尽量不要碰触凉水，尤其是在冬、春季节，如孕妇洗衣服时不可将双手浸入凉水中，以免受凉，引起感冒。

◎不要去地面光滑的地方，避免摔倒。

不适宜做家务的孕妇

下面几种孕妇不适宜做家务：

● 有早产迹象的孕妇。

● 会出现活动性出血或有破水迹象的孕妇。

● 易出现宫缩的孕妇。

● 易出现呼吸急促、心跳加快等心肺功能障碍的孕妇。

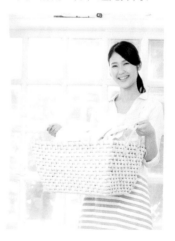

第71天 了解饭后不应该马上做的事

怀孕期间，孕妇的一举一动都是很关键的；如果不注意避免一些不好的习惯，也可能影响胎儿的生长发育。让我们来看看孕妇饭后不应该马上做哪些事情。

饭后不宜饮茶

孕妇不宜饭后饮茶，这是因为：

第一，饭后立即饮茶，茶水会稀释胃部的消化液，影响食物消化。

第二，饭后胃中未消化的蛋白质与茶叶中的单宁酸结合，影响身体吸收蛋白质。

第三，茶叶中的茶多酚、草酸等物质还会影响身体吸收铁元素。

第四，茶叶中的鞣酸与蛋白质结合，形成鞣酸蛋白质，这种蛋白质不仅易造成便秘，而且还易形成结石。如果孕妇长期饭后饮茶，不仅会影响消化功能，还会造成缺铁性贫血，不利于胎儿的生长发育。

事实上，孕妇不仅饭后不宜饮茶，整个孕期最好也少饮茶，这样有助于预防贫血。

饭后不宜立即吃水果

食物进入人的消化系统后，一般需要 1 ~ 2 个小时的消化时间，如果饭后立即吃水果，易发生食物阻滞，引起腹胀、便秘等，进而导致消化功能紊乱。此外，饭后立即吃水果，会使水果中的糖分转换成脂肪堆积在身体中，起到增肥的效果。

菠萝、猕猴桃、柠檬、山楂等少数含蛋白酶和有机酸的水果可在饭后 1 个小时后吃。

饭后不宜立即饮水

孕妇不应饭后立即饮水，这是因为：

第一，饭后立即饮水会稀释胃中的消化酶，影响食物的消化吸收。

第二，饭后立即饮水会增加肠胃负担，带来不适感。

孕妇可在饭前半个小时饮水，也可在吃完水果和蔬菜半个小时后饮水，还可在吃完淀粉类食物 1 ~ 2 个小时后饮水，而吃完高蛋白质食物则需在 1.5 ~ 2 个小时后饮水。

饭后不宜运动

孕妇饭后不宜运动，这是因为：

第一，饭后为了促进食物消化，人体血液会集中在消化系统，此时运动影响食物消化。

第二，饭后自主神经系统和内分泌系统呈一动一静状态，此时运动会导致两个系统一起兴奋，容易造成调节系统紊乱，不利于肠胃健康，还容易导致胃痉挛。

饭后不宜立即洗澡

饭后洗澡会使血管扩张、血流量增大，从而使供应消化系统的血液相对减少，影响食物消化。

饭后不宜立即躺下

饭后立即躺下会影响食物消化，进而导致消化不良。

孕期宜多吃鱼

鱼肉营养丰富，味道鲜美，对人体有着较好的保健功能，对胎儿生长发育有利，孕妇适合多吃鱼。

孕妇吃鱼有哪些好处

孕妇多吃鱼能带来以下好处：

第一，鱼肉中含有蛋白质、不饱和脂肪酸、氨基酸、牛磺酸、钾、钙、锌等营养素，营养丰富且全面。这些营养素是胎儿生长发育所必需的物质。

第二，鱼肉中含有一种特殊的脂肪酸，这种脂肪酸可以刺激大脑部分激素的分泌，使孕妇能够保持愉悦向上的心情，减少抑郁。

第三，鱼肉中含有一种 ω-3 脂肪酸，这种脂肪酸含有的 DHA 与大脑内视神经的发育有密切的关系，可促进胎儿的视神经发育，保证胎儿的视力健全。

第四，鱼肉中的 ω-3 脂肪酸还有预防早产的作用。

哪些鱼适合孕妇吃

孕妇适合吃以下几种鱼。

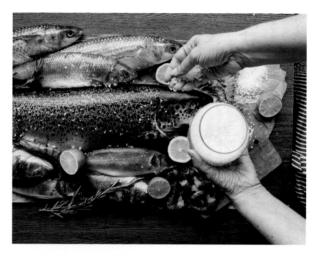

种类	作用
墨鱼	具有补血、明目等作用
鲤鱼	具有健脾开胃、安胎等作用
青鱼	具有养胃、化湿、补气、防癌等作用
黑鱼	具有清热、利水、补血等作用
鲢鱼	具有养胃、润肤等作用
鲫鱼	具有健脾养胃、安胎通乳等作用

哪些鱼不适合孕妇吃

含汞量较高的鱼：如鲨鱼、鲭鱼、旗鱼、方头鱼等，孕妇食用后易影响胎儿的中枢神经发育。

稻田里养殖的鱼：因为稻田里含有一定量的农药，而鱼类容易蓄积农药，孕妇吃了这种鱼，易导致胎儿中毒。

厂矿附近生长的鱼：这种鱼极有可能已经被厂矿排出的污水所污染，可能导致鱼的重金属含量超标。孕妇摄入后可能会影响胎儿的生长发育。

咸鱼：咸鱼中的二甲基亚硝酸盐易转化成二甲基亚硝胺，可致癌。孕妇食用后可增加新生儿的患癌概率。

腐败变质的鱼：这种鱼会形成组织胺，对孕妇的身体有害，也不利于胎儿的生长发育。

鱼类罐头：这种鱼肉在加工过程中加入了大量的香精或者是防腐剂等化学原料，对胎儿生长发育不利。

第73天 职场孕妇准备一些"小帮手"

职场孕妇要承受工作和孕期的双重压力，为了使怀孕期间的办公室生活更加轻松，可为自己准备一些"小帮手"。

塑料袋

孕妇在怀孕前3个月，一般早孕反应会比较强烈，可在办公室里准备几个颜色较深的塑料袋，解决突如其来的早孕反应，避免尴尬。

保暖物品

孕妇要在办公室里准备一件保暖物品，毯子或外套都可以。如果温度降低，可用毯子或外套护住身体，起到御寒保暖的作用。

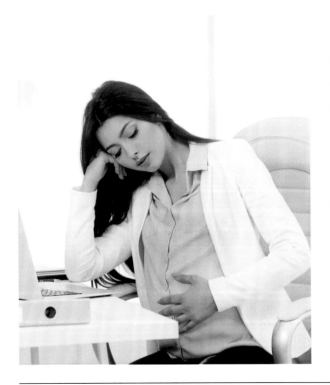

搁脚凳

孕妇还要在办公室准备一个搁脚凳，将脚放在上面，可预防和缓解腿部水肿。

小电扇

夏季气候炎热，孕妇新陈代谢快，本身的基础体温较高，更容易感到热。孕妇可在办公室准备一个小电扇，如果太热，可适当地吹一会儿。

健康小零食

随着孕期发展，孕妇对营养和能量的需求量也越来越大，因此，可在办公室准备一些适宜孕妇食用的小零食，如水果、全麦面包、牛奶、酸奶、红枣、核桃等，及时补充所需的营养物质。

靠垫

孕妇有时会出现腰酸背痛的情况，因此，可在办公室准备一个靠垫和小木槌。靠垫使孕妇在坐着的时候，能够减轻腰背疼痛的症状。

暖手鼠标垫

冬季，为了保持身体温度，避免着凉，经常使用电脑的孕妇可在办公室准备一个暖手鼠标垫，这样就不容易冻着手了。

第74天 了解职场孕妇的午休方式

孕妇易疲倦，每天最好能午休30分钟，既可以消除疲劳，又可以提高工作效率。那么在休息条件不理想的情况下，职场孕妇该怎样做呢？

职场孕妇的午睡姿势

职场孕妇在办公室午休要尽量保持身体舒展，如果办公室有沙发，孕妇可平躺在沙发上休息；如果没有沙发，可将几把椅子并排摆在一起，然后身体靠在上面，腿要平放。最好再自备一个小靠枕和小毯子，避免腰酸背痛和受寒着凉。此外，如果办公室条件允许，还可备折叠床或折叠椅，供午休时使用。

职场孕妇的午休方式

职场孕妇的午休方式，除了睡觉外，还可进行以下活动：

走楼梯：职场孕妇在一上午的工作之后，往往会感到很疲倦，可适当爬爬楼梯，既可以活动身体，又可以放松身心。

听舒缓优美的音乐：听音乐能够使孕妇放松情绪，保持心情愉悦。

多与同事沟通交流：与同事的沟通交流有助于维持良好的人际关系，有助于缓解孕期不良情绪。

职场孕妇的午休放松方式

职场孕妇的午休放松方式可选择以下几种：

方式	做法
腹式呼吸	先坐直，然后闭上眼睛，慢慢地深呼吸，反复几次之后，会感到整个身心都得到了放松
冥想	闭上眼睛，将自己想象在一个美丽、舒适的环境中，抱着小宝宝，温暖而快乐
健身操	可根据办公室的条件，适当做做健身操，哪怕是伸伸腿、扭扭腰，也能让全身的肌肉得到放松

职场孕妇的午休注意事项

职场孕妇在午休时应注意以下事项：

● 一定要选择在安静的地方午休，太嘈杂的地方会影响午休的质量。

● 一定要注意保暖，最好能为自己备一条毯子或一件外套，切忌在风口或空调风口睡觉，否则易着凉感冒。

● 睡觉时间不宜过长。孕妇如果中午睡觉时间过长，易进入深度睡眠，从深度睡眠中突然醒来或睡眠时间不够，会出现脑短暂性供血不足，进而导致头痛或身疲乏力。

● 不要趴在桌上睡觉，易导致脑供血不足或影响颈椎和脊椎健康。

● 午休之后，不要立即起身，可缓一下再起身。

第75天 保持口腔健康

孕妇由于内分泌的变化、身体免疫力的下降等原因，导致口腔环境发生变化，易出现口腔异味、牙龈肿痛等口腔问题。但由于身体的特殊性，孕妇不能乱用药治疗，所以孕期保持口腔健康很重要。

为什么孕妇要特别注意口腔护理

怀孕期间是各种口腔疾病的高发期，多数孕妇会出现不同程度的牙龈炎，这主要与以下几个原因有关。

体内激素分泌变化：孕妇体内黄体酮分泌增加，导致牙龈中的血管扩张，使牙龈常出现红肿、出血等现象，而如果孕妇怀孕之前就有口腔疾病，会使症状进一步加重。

吃甜食概率增加：怀孕后，为了增加营养，孕妇的食量会不断增加，相应地，吃甜食的概率也随之增加。而多吃甜食则会影响口腔内的酸碱平衡，如果孕妇不重视口腔卫生，患口腔疾病的概率就会比孕前增加。

进食次数增多：胎儿的生长发育需要大量营养物质来维持，孕妇的进食次数也不断增加。如果孕妇不能保证刷

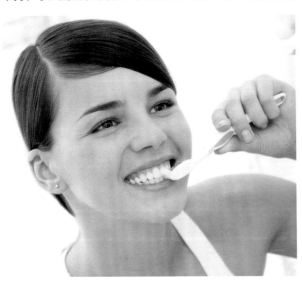

牙次数，那么，牙齿就容易被细菌腐蚀，增加患口腔疾病的概率。

智齿未完全长出：智齿未完全长出，可能会引起牙龈发炎，产生剧烈疼痛，从而增加了患牙病的概率。

孕期常见的牙龈疾病

孕妇易患以下常见的牙龈疾病：

孕期牙龈炎：孕妇体内黄体酮分泌增多，导致牙龈处的毛细血管发生变化，进而易出现牙龈红肿、出血。

孕期牙龈组织病：孕妇由于受长期炎症刺激，进而引发一系列发生于牙龈组织的病变，即牙龈病，但分娩后一般消失。

孕期智齿冠周炎：20 ～ 35 岁的孕妇易发，严重者可造成面部肿胀、吞咽困难。

加强口腔护理

怀孕期间，孕妇要特别注意口腔卫生，加强口腔卫生管理。每天需要进行两次有效刷牙，吃过东西后还要勤漱口，如果牙缝里有食物残渣，则要用牙线清理。

孕妇还要注意牙刷和牙膏的选择，一般选择刷头小、软毛的牙刷，并且要1 ～ 2 个月更换一次。牙膏则要选择颗粒较小的牙膏，应着重刷牙齿表面、缝隙以及咬合面。

最好每隔3 个月做一次口腔检查，一旦发现问题，要及时治疗。

此外，孕妇要少吃甜食，有益于牙齿健康。日常还可以做叩齿运动或按摩牙龈，这样能促进牙龈周围的血液循环。

第76天 开始监测体重

随着孕程的推进、胎盘和羊水的形成，胎儿在不断长大，孕妇的子宫也在扩大。为了适应胎儿需要，孕妇需要摄入足够的营养，使体重整体上呈上升趋势。这种体重上的变化可反映出孕妇身体是否健康以及胎儿发育是否正常。

密切关注孕期体重情况

测量孕妇体重是产检的一项重要内容，也是判断孕妇和胎儿是否健康的重要指标之一。

如果孕妇体重迅速增加，则可能会出现隐性水肿等机体异常情况，甚至还会增加患妊娠糖尿病或妊娠高血压的风险。孕妇体重增加过快还会延长分晚时间，增加难产风险。

但如果孕妇体重增长缓慢，甚至没有增长，那胎儿的生长发育就可能出现问题了。

孕妇一旦发现体重出现异常，要引起重视。

孕期体重变化

孕妇在怀孕的早、中、晚期，体重会出现不同变化。

孕早期：由于胎儿仍处于缓慢生长的时期，孕妇体重一般不会有太明显的变化，但如果孕吐反应强烈，甚至进食困难以及新陈代谢紊乱，那就很可能会导致体重骤减。这时，为了保证孕妇和胎儿的健康，应该及时寻求医生帮助，缓解症状。

孕中期：孕吐反应慢慢消失，孕妇体重呈缓慢上升的趋势，通常，每周增加重量约为350克。如果超过500克，那就需要在医生帮助下，调整饮食结构，增加运动量。

孕晚期：孕晚期过度肥胖是导致孕妇患妊娠高血压的一个重要因素。

合理控制孕期体重的方法

如果孕妇体重超标，一般可从饮食和运动两方面入手进行调整。

◎少吃甜食。甜食的营养有限，但含糖量过高，易使孕妇肥胖，增加患妊娠糖尿病、妊娠高血压的概率，也不利于胎儿的生长发育。

◎不吃高热量的垃圾食品，否则会使孕妇体重迅速增加。

◎不饮过甜的饮料。饮料不仅没有营养，还含有诸多食品添加剂等。此外，过甜的饮料糖分含量更高，饮用会增加肥胖的风险。

◎适量吃水果。水果虽然营养丰富，但含糖量较高，如果食用过量，可能会导致血糖上升。

◎多吃粗粮。粗粮膳食纤维含量丰富，有助于延长食物在胃里的停留时间，延迟饭后对葡萄糖吸收的速度，降低患血糖升高的风险。

◎养成少吃多餐的习惯，有助于消化。

◎坚持运动。运动可将体内多余的糖分转化成能量，但运动量不宜过大。

第 77 天　了解孕期化妆注意事项

"爱美之心人皆有之"，孕妇虽然大腹便便，同样可以保持美丽的外形。但在化妆的时候，一定要选择纯天然的化妆品，某些化妆品所含的物质可能会通过母体皮肤进入身体中，影响胎儿发育。

不要乱用化妆品

孕妇不要乱用化妆品，尤其要忌用以下物品：

冷烫精：孕妇不能使用冷烫精烫发。孕期油脂分泌旺盛，有些孕妇可能会有脱发现象，使用冷烫精不仅会加重这种情况，还可能会引起过敏，进而影响胎儿的生长发育。

染发剂：染发剂的某些成分可能致癌，这些成分进入人体后，会随着血液循环被胎儿吸收，可能导致胎儿畸形。

口红：口红中的羊毛脂能够吸附对人体有害的重金属，随着唾液进入体内后，可能会对胎儿发育不利。

香水：香水含有香精成分，易导致流产。

指甲油：指甲油中的酞酸酯被人体吸收后，易导致流产或胎儿畸形。

精油：精油中所含的薄荷等成分进入人体后，可能会影响胎儿发育。

其他：孕妇不能使用含维甲酸及其他维生素 A 衍生品的化妆品。

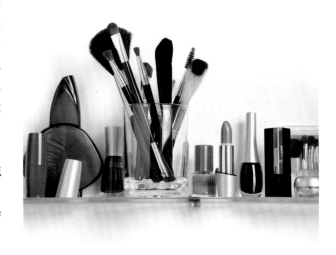

爱心提醒

孕妇化妆应注意以下事项：

● 孕妇妆容应以淡妆为主，忌浓妆艳抹。孕妇如果外出，要涂抹孕妇专用的防晒霜，避免色素沉着。

● 孕妇应选择纯天然的化妆品。

● 卸妆要彻底，防止色素沉着。

● 如果一定要使用口红，进食前，一定要将口红擦去，以免有害物质通过口腔进入孕妇体内。

● 孕妇不能做任何特殊美容项目，如纹眉、绣唇等。

第78天 安排第一次正式产检

产检是孕妇必做的一项功课，可为孕妇提供医疗和护理建议，还能帮助降低畸形胎儿的分娩率。第一次产检尤为重要，准父母一定要重视。

第一次产检的时间

孕妇第一次产检的时间应该是在确认怀孕后进行，一般为孕期的第 11 ~ 12 周。

第一次产检的流程

第一次产检的流程先是病史询问，再是常规检查，包括身高、体重、血压等常规检查；然后是血常规检查、血型检查、尿液检查等；最后才是妇科检查，包括骨盆检查、生殖系统检查、超声检查等。

第一次产检的注意事项

产检前，孕妇应注意以下事项：

◎产检前，孕妇还要弄清楚自己的直系亲属及准爸爸家族人员的健康情况，主要弄清楚家族人员是否患有高血压、精神病、糖尿病、肾炎，以及是否有过双胞胎、多胞胎、畸胎等情况，将这些情况如实告诉医生。

◎测血压前需静坐半个小时，避免情绪或运动导致血压

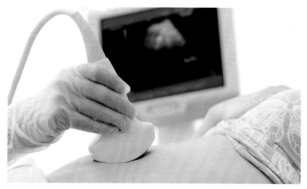

波动，影响测量结果。

◎测宫高前需排空小便。子宫靠近膀胱，膀胱充盈会影响测量的准确性，因此，需排空小便。

◎尿液化验，应取中段尿。

第一次产检的项目

第一次产检是整个孕期所有产检时间最长的一次，检查项目也是最全面的一次，一般包括以下内容：

病史询问		主要了解孕妇的既往病史、药物过敏史、家族遗传病史、月经史、妊娠史等
身体检查	全身检查	
	常规检查	包括身高、体重、血压等
	血液检查	主要检查孕妇的血型、血红蛋白、肝功能、肾功能，以及是否携带梅毒、乙肝病毒、艾滋病病毒等
	尿常规检查	主要判断孕妇是否有糖尿病、糖耐量受损等疾病
	肝肾功能检查	主要检查孕妇是否患有肝炎、肾炎等疾病
	妇科检查	主要检查生殖系统的情况，包括确认子宫位置、子宫大小以及有无其他生殖系统疾病
	其他	主要是超声检查，可观察到胎儿的基本情况，确认胎儿是否健康，测量 NT 值

第79天 看懂B超检查单

B超检查单上有很多术语，记录着胎儿发育的各项指标和数据。了解B超检查单上的术语，有助于孕妇了解自己的健康状况和胎儿发育情况。

胎囊

胎囊是胎儿的胚囊，只存在于孕早期，形状为圆形或椭圆形，小胚芽则生长在它的内部。如果在B超检查中，胎囊形状不规则，并且位于子宫腔下部，那么，孕妇发生流产的可能性就会增加。

双顶径、头围、腹围、股骨长

双顶径是指胎头两侧顶骨间的距离，头围是指胎头的周长，腹围是指腹部的周长，股骨长是指胎儿下肢大腿骨的长度。综合以上数据，可推算出胎儿的大小。

胎动

胎动较强为正常，胎动较弱或没有胎动则可能是在睡眠，也可能出现异常情况。

胎位

胎位是指胎儿在子宫的位置，也就是胎儿先露部位与骨盆的关系。在检查单上，胎位通常用3位字母表示：第1位字母，代表先露部位在骨盆的左、右侧，左为L，右为R；第2位字母，代表先露部位，头顶为O，臀部为S，面部为M，肩部为Sc；第3位字母，代表先露部位在骨盆的位置，前为A，后为P，横为T。一般枕前位为正常胎位，利于分娩，如果为臀位或横位，则可能会出现难产。

胎盘

超声报告中会显示胎盘在子宫壁的附着位置和分度。胎盘如果位于子宫口上方，则位置较低，易发生阴道出血的情况。胎盘分度，主要根据胎盘超声回声信号强弱而定，分为Ⅰ、Ⅱ和Ⅲ级，一般胎盘越成熟，回声越不均匀。

羊水

羊水是指子宫羊膜腔中保护并维持胎儿生长发育所需的液体，由羊水最大深度和羊水指数表示。羊水最大深度大于2厘米为正常；羊水指数则为四个象限羊水最大深度的总和，一般大于8厘米为正常。

胎心

胎心率，又称胎心搏动，主要测胎儿的胎心率，是指胎儿每分钟的心跳次数，一般为110～160次/分钟。如果不在这个范围之内，那么，胎儿可能出现问题，这时要及时向医生寻求帮助。

脐带

脐带是连接胎儿和胎盘的器官，一般浮在羊水中，但有时也会出现脐带绕颈的现象，即所谓的"颈部有压痕"，一般不需担心，只是在分娩前要加强检查，以排除胎儿窘迫的情况。

脊柱

如果脊柱排列整齐，具有连续性，则说明胎儿发育正常；如果脊柱出现局部膨大，并伴有回声紊乱或回声中断等，那就说明胎儿脊柱发育可能出现问题。

第80天　了解孕期产检安排计划

在不同的怀孕阶段，孕妇的身体状况和发育情况是不同的，所以定期产检很有必要。通过产检，医生可对孕妇的身体及胎儿,发育的情况有最准确的了解，从而根据个体的不同，安排个性化的生产指导和服务，确保孕妇和胎儿的健康。

产检次数	产检时间	产检项目	注意事项
第一次产检	详见本书第 091 页"安排第一次正式产检"		
第二次产检	第 13 ~ 16 周	称体重、量血压、问诊及听胎儿的胎心音。13 ~ 18 周，抽血做唐氏综合征筛检	注意体重增加的幅度，每周增加不宜超过 350 克
第三次产检	第 17 ~ 20 周	详细超声波检查、首次胎动、假性宫缩的出现。第 20 周做超声波检查	第一次胎动，第一胎胎动一般会出现在 18 ~ 20 周，第二胎胎动一般出现在 16 ~ 18 周
第四次产检	第 21 ~ 24 周	第 24 周做妊娠糖尿病筛查	进行糖耐量测试时，血糖指数高于标准值，就代表孕妇有妊娠糖尿病，要采取饮食或注射胰岛素的方法来控制，不可通过口服药物治疗
第五次产检	第 25 ~ 28 周	常规检查，早产认识和预防	常规检查时要关注血压情况
第六次产检	第 29 ~ 32 周	下肢水肿、子痫前期的发生、预防早产	从孕 30 周之后，每 2 周检查一次
第七次产检	第 33 ~ 35 周	超声波检查、评估胎儿体重，第 34 周做一次详细的超声波检查	日常注意预防妊娠水肿
第八次产检	第 36 周	常规检查即可	从本周开始，每周检查一次为佳，持续监视胎儿的状态
第九次产检	第 37 周	注意胎动	不可摄取过量盐分
第十次产检	第 38 ~ 42 周	胎位固定、胎头下降、准备生产、考虑催生	做好随时生产的准备，超过 42 周之后仍无分娩迹象，可考虑使用催产素

第81天 关注产检最常见的相关问题

从怀孕到分娩，孕妇要经历数次检查，难免会遇到一些比较关注的问题，如现有的技术和仪器安全情况如何等。这里就将孕妇最关注的一些问题给予解答。

什么是常规项目检查

即每次产检都要进行的检查项目。产检项目包括体重、血压、胎儿心跳、子宫大小。除了常规项目检查，还包括特殊项目的检查，如 ABO 血型、Rh 血型、梅毒血清试验、风疹病毒抗体、乙型肝炎、唐氏综合征筛检、妊娠糖尿病筛查等，这些项目要在特定的孕周进行。

多长时间进行一次产检

产检是一件比较严肃的事，不是想检查就检查，也不能该检查却不检查，要根据孕程的推进、孕妇的生理状况、胎儿发育情况等综合考虑。一般第 12 周确诊早孕并决定继续妊娠是产检的开始，以后按照每 4 周一次产检，直至 30 周。从第 30～36 周，每 2 周产检一次。36 周之后，每周产检一次，直至分娩。详见本书第 093 页"了解孕期产检安排计划"。

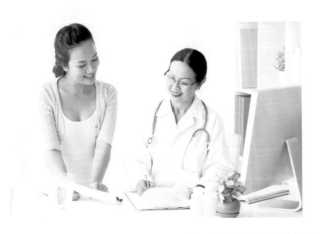

如有特殊情况，如孕妇患有妊娠糖尿病等高危因素，要根据医生的安排增加检查次数。

没有按时检查，该怎么办

如果没有按时检查，对妊娠并发症及胎位、胎儿异常等情况就不能及时发现，可能会造成难产，或者影响母婴健康。如果中间漏掉一两次检查，应尽快到医院检查，并向医生说明没有检查时发生过的一切情况，如是否腹痛、有无阴道出血等。

为什么一定要做超声波检查

超声波检查即 B 超检查，在诊断胎儿畸形、发育异常及胎盘、脐带、羊水的病变中能发挥重要作用，是必不可少的检查项目。一般整个孕期进行少于 3 次 B 超检查，只要按照医生的吩咐，一般对胎儿影响不大，切忌滥用。

为什么不能接受 X 线检查

X 线是一种波长很短穿透能力很强的电磁波，研究发现，怀孕 6～8 周的孕妇，哪怕只接受 42～60 伦琴（拉德）的 X 线辐射，胚胎基因的结构也会变化，引起染色体断裂，造成胎儿畸形或者死亡。因此国际辐射防护委员会建议，整个怀孕期间，如果孕妇接受的 X 线剂量超过 10 伦琴（拉德），必须终止怀孕。

如果孕妇因为迫不得已的原因必须做 X 线检查，尽量以胸部 X 射线检查为主，不要进行下腹部放射影像检查，避免对胎儿造成无法弥补的伤害。

第 82 天 了解孕早期需要就医的情况

怀孕的前 3 个月是胚胎器官发育的关键时期，孕妇稍有不慎就可能影响到胎儿的生长发育。因此，孕妇需特别注意自己的身体变化，如果出现以下情况，需立即就医。

剧吐

孕吐是孕早期重要的妊娠反应，属于正常现象，但如果呕吐严重，影响到进食，那就可能会造成营养不良、电解质紊乱等，进而影响胎儿的生长发育，此时需及时就医。

腹痛

如果孕妇孕早期出现腹痛，那就要引起注意，很可能是先兆流产和宫外孕。如果为阵发性腹痛，并有阴道出血现象，那很可能是先兆流产。如果为腹部剧痛，并伴有阴道出血，还出现晕厥现象，极有可能是宫外孕。如果出现以上情况，要及时就医，以免危及生命。

阴道出血

有些孕妇孕早期可能会出现阴道出血的情况。根据情况的不同，要采取相应的措施。

如果阴道有少量出血，且并无腹痛出现，可先卧床休息。

如果过一段时间，阴道出血没有减少，反而增加了，那就要到医院进行检查。

如果休息之后，阴道出血现象消失，可继续安胎。

如果阴道出血较多，甚至超过月经量，并且有组织物排出，那就要立即就医，根据医生的诊断，采取相应措施。

体温升高、发热

孕妇体温略有升高、发热，一般是不会太影响胎儿发育的，但是服药会影响胎儿发育。所以孕妇要注意防寒保暖，增强自身抵抗力。平常不要在公共场所停留太长时间，以免感染病菌。洗澡的时候水温要适宜，太高或太低都容易受凉感冒。一旦发现体温上升，要多喝水、多吃水果，若持续发热，就要及时寻求医生的帮助。

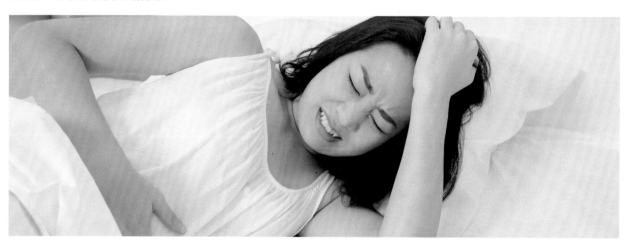

第 83 天 去医院建档

建档就是孕妇在医院建立的怀孕档案，一般会全面记录每次产检的内容。建档后，孕妇就可以根据时间按月参加体检，及时了解自己和胎儿的身体状况，对今后的检查、分娩都会带来很大便利。

怀孕档案

每一位孕妇都要为自己建立一份怀孕档案，全面详细地记录自己的身体状况以及胎儿的发育情况。如果孕妇发生意外，医生就能根据档案中记录的情况，短时间内做出准确判断，并迅速采取措施。医生还可以此为依据，决定孕妇是顺产为宜，还是剖宫产为宜。因此，孕妇在建档之后，最好不要随意更换医院，也不要中途转院，以免造成信息中断。

建档时间

孕妇建档的时间，一般在怀孕后的第 3 ~ 4 个月，在此之前，孕妇需要办理好生育服务证，并完成第一次产检。

携带证件

每个地区医院建档的规定并不完全相同，孕妇在建档之前最好咨询清楚，以免来回奔波劳累。一般需携带身份证、医保卡、生育服务证等。

检查项目

孕妇在建档之前还需进行一次全面的产检，包括身高、体重、尿常规、血常规以及宫高、腹围、胎心、胎位等。如果各项检查合格，就可以建档了。各项检查数据也需记录在档案中。

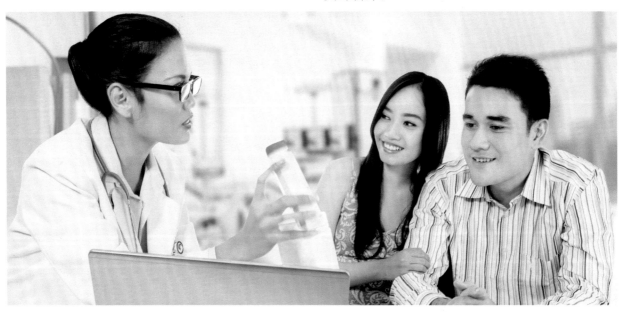

第 84 天　了解高危孕妇

高危妊娠是指由某种因素而导致孕妇或胎儿易出现危险的妊娠，而高危孕妇就是具有高危妊娠因素的孕妇。一般包括以下几种。

年龄超过 35 岁或低于 16 岁的孕妇

年龄超过 35 岁的孕妇，被称为高龄孕妇。高龄孕妇易发生染色体异常的情况，即染色体在数量或构造上出现问题，但也不必过度担心，只要认真进行产前检查，就可降低胎儿发育异常的概率。

年龄不到 16 岁的孕妇，则被称为未成年孕妇。由于未成年人的生理发育尚未成熟，虽然染色体异常的概率较低，但易出现胎儿发育迟缓、早产以及新生儿死亡率增加等情况。

体重过重的孕妇

体重过重的孕妇，易导致胎儿过大，进而增加孕妇难产的概率，孕妇易出现产后大出血等，而新生儿则易患巨婴症。

胎位不正的孕妇

胎位不正是指胎儿在腹中是臀位、斜位、横位等，如果产前发现胎儿胎位不正，可根据医生建议进行调整，并选择恰当的分娩方式。

胎盘前置的孕妇

胎盘前置是指胎盘位置较低，位于子宫口上方。胎盘前置，可能会造成孕妇产前出血，以及胎儿贫血、缺氧等。

胎盘早期剥离的孕妇

胎盘早期剥离是指孕妇分娩前胎盘与子宫分离的现象，伴随症状有阴道出血、腹部疼痛、腹部变硬等。如果胎盘剥离面积持续扩大，易出现胎儿供血量不足，甚至威胁母亲和胎儿的生命安全。

胎盘过早钙化的孕妇

胎盘成熟后会出现钙化现象，但如果胎盘过早钙化，易造成胎盘功能不全，可能会导致胎儿营养不良，甚至出现胎儿缺氧以及死胎等现象。

有异常妊娠史的孕妇

异常妊娠史主要包括：

◎曾出现宫外孕、流产、死胎等，以及有畸形儿、无脑儿等染色体异常的患儿史的孕妇。

◎夫妻双方或一方有家族遗传病史的孕妇。

◎孕期可能感染病毒、使用致畸药物、做过盆腔手术等的孕妇。

◎孕期接触过放射线、有害化学物质等的孕妇。

患妊娠合并症的孕妇

孕妇合并有心脏病、糖尿病、高血压、肾病等慢性疾病，要及时发现、及时治疗。

情绪不稳定的孕妇

如果孕妇情绪不稳、易发脾气，可能会影响胎儿脑部的发育，因此，孕妇应尽量保持心情愉悦。

具有吸烟、喝酒等不良生活习惯的孕妇

孕妇有吸烟、喝酒等不良生活习惯，不仅会影响胎儿的脑神经发育，还有可能会导致流产、早产等。

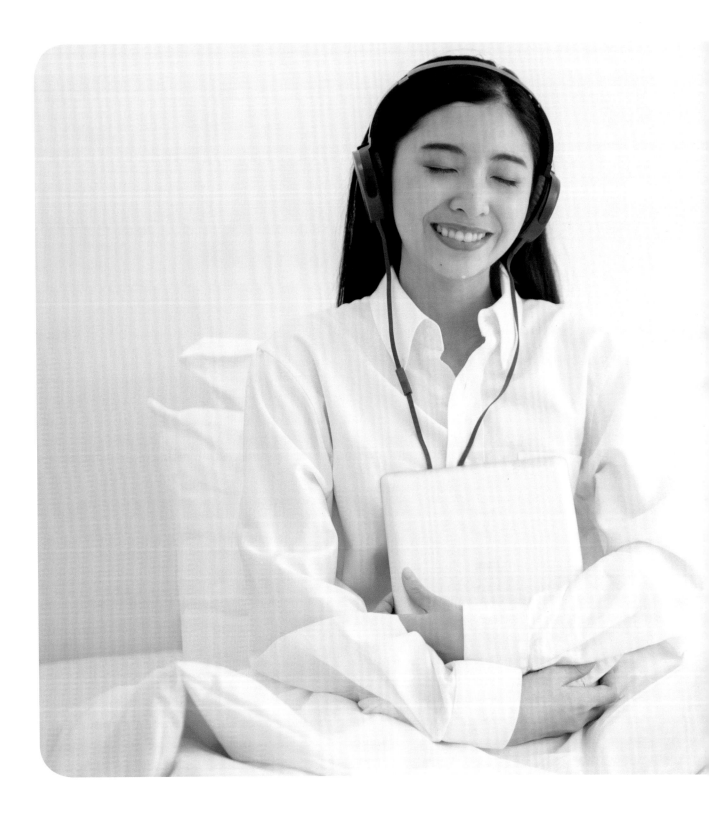

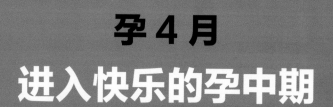

孕4月

进入快乐的孕中期

孕 4 月开始就进入孕中期，
这个时期是怀孕过程中最舒服的阶段，
孕妇的呕吐、恶心等早孕反应逐渐消失，
食欲变好，可以补充充足的营养了。
与此同时，胎儿在母体内稳定下来，
进入急速生长期。孕妇腹部逐渐隆起，
可以深刻体会到做妈妈的幸福。

第 85 天 关注孕中期饮食原则

孕中期，胎儿迅速发育，需要足够的热量和营养来满足生长发育的需要。孕妇需要保持均衡的饮食习惯，合理安排膳食，充分满足自身和胎儿对营养的需求。

孕中期的营养原则

食物多样化： 孕中期的营养原则讲究荤素兼备、粗细搭配，保证食物来源的多样化，切忌偏食，防止身体缺乏某种营养素。

加强蛋白质的补充： 孕中期，孕妇要注意补充蛋白质，包括动物性蛋白质和植物性蛋白质，如鱼类、肉类、蛋类、奶类、豆制品等。

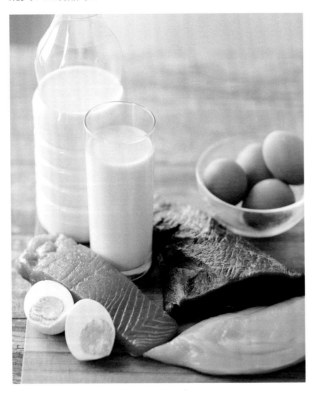

补充矿物质： 要多吃奶制品、豆制品、虾皮等含钙量丰富的食物，满足身体对钙的需求。

另外要多食蛋类、肉类、海产品等含锌量丰富的食物，促进胎儿骨骼发育，增强胎儿免疫力；还要多吃海带、紫菜等含碘量丰富的食物。

要多吃动物肝脏、牛肉等含铁量丰富的食物，可预防缺铁性贫血，同时还要补充维生素C以促进身体对铁的吸收。

饮食要求

在遵循营养原则的基础上，孕妇还要遵循以下饮食要求：

第一，增加热量的摄入。孕中期，孕妇的新陈代谢加快，对糖分的需求增多，可根据自身身体和体重增长情况，适当增加热量的摄入。

第二，保证脂肪的摄入量。孕中期，孕妇的身体开始贮存脂肪，为分娩和产后哺乳做好准备。

第三，加强微量元素的补充。

第四，增加维生素的摄入量。

忌吃或少吃的食物

◎减少动物性脂肪的摄入，少吃油炸食品和甜食。

◎控制盐的食用量，每天最好不超过4克，不要吃咸菜等含盐量较高的食物。

◎少用辛辣调料。

第86天 开始补钙

孕中期，胎儿的牙齿和骨骼进入快速发育的时期，孕妇的钙需求量增加，需要大量补充才能满足需求。

你缺钙吗

正常情况下，人体每天需摄入 800 毫克的钙。备孕期准妈妈或孕早期孕妇可每日补充 800 毫克的钙，孕中期每日补充 1000 毫克钙，孕晚期每日补充 1200 毫克钙。孕中期孕妇每日可饮用 300 ~ 500 毫升牛奶或其他奶类，膳食不足的孕妇可在医生指导下补充钙制剂。

如出现下面的信号，说明孕妇身体缺钙了。

牙齿松动：钙是牙齿的重要组成成分，如果钙含量不足，可能会影响牙釉质的发育，降低牙齿的抗龋能力，进一步导致牙齿结构疏松。

小腿抽筋：进入孕中期后，有些孕妇在夜间经常发生小腿抽筋，这就说明孕妇可能已进入缺钙状态。

关节、骨盆疼痛：如果孕妇的血钙含量不足，为了保证血钙浓度正常，骨骼中的钙会大量释放出来，从而引起关节、骨盆疼痛等。

孕期这样补钙

食物补钙：孕妇要采取合理的补钙方式，保证均衡的饮食，注意食物搭配，尤其要防止食物中的植酸和草酸结合而形成不溶性钙盐。

这里推荐几种不错的补钙食物。需要说明的是，动物骨髓含钙量虽丰富，却不易被消化吸收，因此，一般不推荐将骨头汤作为孕妇的补钙食品。

药物补钙：孕中期是胎儿骨骼发育的关键时期，除了食物补钙外，还可根据自己的饮食情况，服用适当的药物补钙。

食物	营养
牛奶	牛奶是重要的钙来源。牛奶中的钙质易被人体吸收。此外，牛奶中还含有多种维生素、矿物质、氨基酸等，营养比较丰富
豆制品	豆制品也是重要的补钙食品，如每 500 毫升豆浆中含 120 毫克的钙，每 150 克豆腐中含 500 毫克的钙
其他	其他食物中也含有一定量的钙，如动物肝脏、蛋类、芝麻酱、海产品、奶制品等

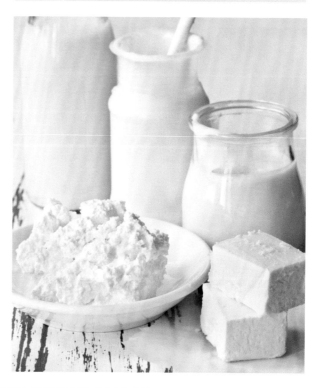

第 87 天　保证蛋白质的摄入

蛋白质是人体细胞的主要成分，也是胎儿生长发育的基本原料。孕中期，胎儿生长发育飞速，对蛋白质的需求量很大，保证供给孕妇充足的蛋白质是极为重要的。

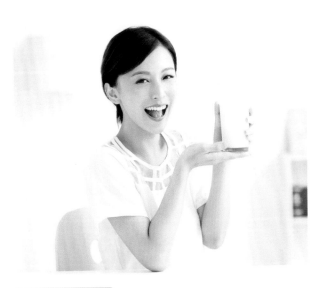

怎样补充蛋白质

正常情况下，女性蛋白质的摄入量为每日 65 克，孕早期每日增加 5 克，孕中期每日增加 15 克，孕晚期每日增加 20 克。

富含蛋白质的食物中主要由乳类、肉类、蛋类及植物蛋白类构成，蛋白质又分为动物性蛋白质和植物性蛋白质。

动物性蛋白质：主要包括奶类食物和肉类食物。奶类食物主要有牛奶、羊奶等。其中，牛奶是品质最好的奶制品。肉类食物主要是指鱼虾、禽肉和畜肉等。其中，鱼虾中的蛋白质最优质。

植物性蛋白质：主要是指豆类食物，如黄豆、黑豆、红豆等，约含有 35% 的蛋白质。而其中以黄豆为最佳，易被人体吸收。需要注意的是，要正确计算食物中所含的蛋白质，食物的总重量不等于蛋白质的含有量。

可以补充蛋白质粉吗

蛋白质粉，一般是从大豆蛋白、酪蛋白、乳清蛋白等几种蛋白质中提取而来。如果通过食补不能满足需要的话，孕妇可根据自己的身体需要，在医生建议下适当补充蛋白质粉。

但要注意食用蛋白质粉不宜过量，否则不仅会导致体重增长过快、过多，影响自然分娩，还容易加重肝脏和肾脏的负担。

食谱推荐

腰果虾仁

材料：虾仁 200 克，腰果、黄瓜各 150 克，胡萝卜 100 克，盐 3 克，水淀粉、食用油各适量。

做法：

① 虾仁洗净去虾线；黄瓜清洗干净，去皮切块；胡萝卜去皮，清洗干净，切块。

② 热锅下油烧热，入腰果炒香，放入虾仁滑炒片刻，再放入黄瓜、胡萝卜同炒。

③ 加盐调味，炒熟后用水淀粉勾芡，装盘即可。

营养分析：虾仁中蛋白质含量丰富；腰果不仅含有优质蛋白质，还含有不饱和脂肪酸。常食腰果有强身健体、提高机体抗病能力、增强体力等作用。

第88天 了解孕期游泳注意事项

游泳是一项适合孕妇的运动，可以增强体质，减少腰酸背痛，促进血液循环。经常进行游泳训练的孕妇，还有利于顺利分娩。

孕期游泳要小心

孕妇游泳应注意以下事项：

选择最佳游泳时间：一般为怀孕后的 5 ~ 7 个月。这一时期，胎儿发育稳定，各器官已经成形，游泳不会对胎儿产生不利影响。孕早期胎儿还不稳定，易发生流产，而孕晚期易造成羊水破裂和感染，因此，这两个时期都不适合游泳。

控制水温：要将水温控制在 30℃ 左右，不能低于 28℃。如果水温太低，孕妇容易抽筋，严重的还会导致宫缩，造成流产或早产；如果水温较高，胎儿容易发生缺氧。

自备防滑设备，避免摔倒：游泳场所一般地面较湿滑，易摔倒。因此，孕妇最好准备一双防滑鞋。

加强补水：游泳过后，身体水分消耗过多，易发生脱水现象。孕妇在游泳的间歇应适当补充水分。

控制游泳次数和时间：孕妇可保持一周 2 ~ 3 次游泳次数，每次以不超过 1 个小时为最佳。

选择正确的游泳姿势：蛙泳、仰泳、蝶泳皆可，但以仰泳为最佳，不仅能避免劳累，还能缓解腰痛。

选择安全的游泳场地：尽量选择室外游泳池，卫生条件较好。游泳时最好有专职的医护人员在场，以免发生意外。

游泳前要量血压和脉搏：方便观察身体变化。

保持适当的游泳力度：伸展关节要有度。

禁止潜水：以免发生意外。

不是所有孕妇都适合游泳

孕妇运动会引起不同程度的宫缩，宫缩会使子宫的血流量减少，胎儿供血也相应减少。如果孕妇经常运动，将不会对胎儿造成影响；但如果孕妇不经常参加运动，突然长时间游泳或进行其他运动，宫缩就很可能带来危险。因此，并不是所有孕妇都适合游泳，孕妇是否可以游泳要视情况而定。

另外，有生殖系统病史或流产史、早产史的孕妇不宜参与游泳运动。

孕妇游泳的益处

● 孕妇游泳可减轻腰肌的负担，从而缓解孕期腰背痛症。

● 孕妇游泳可促进血液循环，减轻胎儿对直肠的压迫，预防便秘、下肢水肿和静脉曲张。

● 孕妇游泳可调节呼吸，提高肺活量，并助于纠正胎位，有利于缩短产程和促进顺产。

● 孕妇游泳可增强体质，保持体形。

● 孕妇游泳可调整情绪，放松心情，释放压力。

第 89 天 学做孕妇操

很多人都知道自然分娩的好处，临产时却有不少孕妇因为体力不支等原因无法自然分娩。孕妇常练习孕妇操可以帮助身体以既强健又柔韧的状态进入产程，顺利完成分娩。

孕妇操的基本动作

孕妇操的动作有很多，孕妇如果准备练习孕妇操，最好在孕妇操教练的指导下进行练习，以免发生意外。以下只为您介绍几个简单的孕妇操动作。

脚腕运动：孕妇先平躺在床上或瑜伽垫上，然后分别左右摇摆、左右转动、前后活动脚腕各 10 次，不仅可以使脚关节变得柔韧有力，还可以缓解脚部水肿。

腿部运动：孕妇垂直坐在床沿或椅子上，双脚靠拢，然后平放在地面上，放轻松，脚尖向上翘，反复进行；或者将一条腿放到另一条腿上，脚尖上下运动，反复进行，然后换腿进行；可持续 3 ～ 5 分钟。这样可以促进血液循环，缓解脚部疲劳。

伸展骨盆运动：孕妇垂直坐在床板上，双手放在膝盖上，然后慢慢将膝盖尽量压到床面。每天早、中、晚各做一次，每次持续 3 ～ 5 分钟，可放松肌肉和韧带。

扭动骨盆运动：孕妇平躺在床上，双膝带动大腿内外摆动，或一条腿平放，另一条腿内外摆动，然后换另一条腿。每天早晚各做 5 ～ 10 次，不仅可以增加腰部肌肉的弹性，还可以缓解腰酸背痛。

振动骨盆运动：孕妇平躺在床上，双腿弯曲与床呈45°角，手心、脚心向下放在床上，然后腹部向上隆起，如此反复 8 ～ 10 次，增强腹部力量。

盘腿运动：孕妇双腿合十坐好，然后双手向上牵引身体，双膝则上下活动，反复 10 次，能起到拉伸骨盆肌肉的作用。

猫姿：这是振动骨盆运动的一种。孕妇身体呈爬姿，双手和双腿分开，背部拱起，头向下弯，直到能看到肚脐，如此重复 10 次，不仅能够缓解腰痛，还能够锻炼腹部肌肉。

吹蜡式运动：孕妇仰卧在床上，然后双膝弯曲，竖起一根手指，可视为蜡烛，将其放在离唇部正上方约 30 厘米的地方，用力呼气，做吹蜡烛状，可锻炼腹肌力量。

做孕妇操的注意事项

◎ 做好准备工作。孕妇在做运动之前，最好咨询医生，选择适合自己的运动类型。运动之前，还要做好准备工作，可做散步等低强度的有氧运动，舒展身体，以免运动过程中拉伤韧带。

◎ 运动要适量。孕妇做孕妇操的目的是为了锻炼身体、增强体力，因此，一定要保持适宜的运动量，运动强度不可过大。如果身体感到疲惫，就要立即停止运动，千万不可盲目运动，以免对身体造成损害。

◎ 运动期间要适当补充水分。运动过程中，孕妇由出汗而导致水分流失。因此，孕妇一定要适当补充水分，也可饮用天然果汁，但切忌饮用含糖高的饮料。

◎ 注意身体的危险信号。孕妇如果在运动过程中出现阴道出血、腹部疼痛、呼吸困难、头痛或头晕等状况时，一定要立即中止运动，必要时立即就医。

◎ 选择合适的做操时间，最好不要在早晨做操。

◎ 有流产史或宫颈松弛的孕妇不适宜做孕妇操，易发生流产。

第90天　了解孕期日常行为姿势

随着胎儿的不断长大，孕妇的身体也发生了变化，如果孕妇不能保持正确的行为姿势，不仅会对自己的身体造成损害，还会影响到胎儿的健康生长发育。

最佳站姿

孕妇最舒服的站立姿势：放松双肩，两腿直立放平，两脚向外略微分开，两脚之间的距离略小于肩宽。这种站立姿势使身体重心在两脚之间，减轻了身体负担，不易造成身体疲劳。但如果站立时间过长，可将两脚前后分开，使身体重心落在前腿上，一段时间后，再交换双腿站立。

孕妇不要保持长时间站立，否则可使腿部的血液循环放慢，进而易导致水肿和静脉曲张。孕妇最好站立一段时间后坐下来休息一会儿；如果没有条件坐下来休息，那就选择舒服的站立姿势。

最佳坐姿

孕妇的椅子高度以 40 厘米为宜，不应过高或过低，还可在靠背处放一个靠枕，以保护腰部，最好不要坐小板凳。

孕妇向下坐时，要先用手支撑一下，再慢慢坐在靠边处，然后向椅背慢慢移动，并用双手支撑腰部，最后保持背部挺直的姿势舒服地靠在椅背上，双腿平放，双脚叉开，髋关节和膝关节要尽量保持直角。切忌腿部高于腹部以及两腿交叉，否则不利于保持血液循环。

如果孕妇需长时间坐着工作，在工作间隙，可适当站起来走动走动，放松身心，促进血液循环。

最佳睡姿

怀孕 16 周前，孕妇可采取仰卧的姿势睡觉，不会对胎儿造成不利影响。怀孕 16 周后，由于孕妇的子宫明显增大，腹部被子宫所占据，这时就不能再采取仰卧的姿势睡觉了，否则不断增大的子宫会压迫子宫后方的腹主动脉，导致子宫供血量减少，进而影响胎儿的生长发育，还可能导致下肢的静脉曲张，并增加患肾病的概率。

怀孕 16 周后，孕妇应采取侧卧的睡姿，可消除疲劳、减轻腹压。此时虽然左侧卧或右侧卧皆可，但由于右侧卧会压迫逐渐增大的子宫，不仅使子宫常处于紧张状态，还会影响胎儿的氧气供应，造成胎儿慢性缺氧。因此，孕妇最好采用左侧卧的睡姿，这样可以确保自身和胎儿的身体健康。

最佳走姿

孕妇渐渐凸起的腹部容易造成身体重心不稳，因此需保持正确的走路姿势，背部挺直，肩部放松，骨盆稍向前倾，臀部收紧。走路时，脚跟先着地，切忌用脚尖走路，然后保持身体平衡，慢慢行走。适当行走可以使腿部肌肉变得强壮，并能预防静脉曲张，但不能过度疲劳。

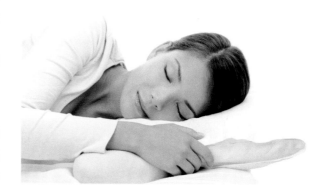

第 91 天　规划好营养早餐

早晨是人体新陈代谢最旺盛的时段，可以促进营养物质的有效吸收。早餐也是一天中热量最容易被利用的一餐，因此一定要吃得营养。孕妇早餐担负着两个人的营养使命，要根据胎儿的生长发育需求合理安排。

孕妇早餐应遵循的原则

孕妇早餐应遵循以下原则：

清淡：清淡的饮食有助于消化，使营养物质能够被迅速吸收，使孕妇胃肠负担较小。

多样化：孕妇的早餐要保证营养均衡，既要有主食，也要有蔬菜、水果等。

热饮：孕妇早餐要饮用热饮，有养胃作用，有助于营养吸收。

适合作为孕妇早餐的食物

孕妇早餐的食物要尽可能多样化，以下食物皆适合孕妇早餐食用。

全麦制品：主要包括全麦饼干、全麦面包以及一些粥品等。这些食物中含有丰富的维生素、矿物质和膳食纤维等，营养价值较高。

奶制品、豆制品：奶制品、豆制品中含有丰富的钙和蛋白质，是孕妇补钙和蛋白质的最佳选择。

瘦肉：瘦肉中含有人体所必需的铁元素，铁元素在人

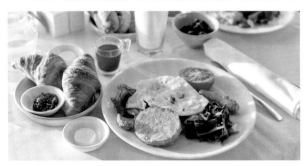

体红细胞合成中起重要作用，使孕妇血液中有足够的氧气输送给胎儿，保证胎儿的生长发育。

蔬菜：蔬菜中一般维生素含量丰富，且颜色越深，维生素含量越高。此外，蔬菜中其他营养物质的含量也很丰富，如紫甘蓝中钙含量丰富；菜花中含有大量的钙、叶酸以及植物膳食纤维等。

水果：水果能补充人体所需的多种营养素，如柑橘中的维生素C、叶酸以及植物膳食纤维等，不仅能满足孕妇的需要，还能缓解疲劳。

早餐一定要吃主食

早晨，孕妇要特别注意食用主食。主食一般是各种谷类食物，谷类食物的主要营养成分是碳水化合物，碳水化合物能够促进体内蛋白质合成和肝脏代谢。此外，谷类食物是B族维生素的重要来源。B族维生素能够促进胎儿神经系统的发育。因此，早餐中一定不能缺少谷类食品。

早餐禁忌

孕妇早餐需注意以下禁忌：

◎忌喝冷饮。冷饮会强烈刺激胃肠道，导致突发性挛缩。

◎忌空腹吃菠萝。如果空腹吃菠萝，菠萝中的酶会损伤孕妇的脾胃。

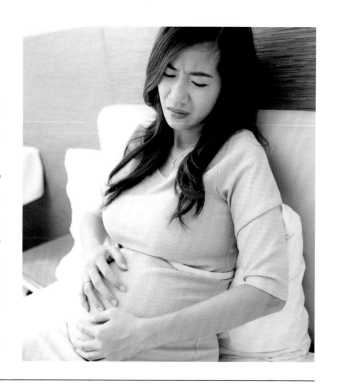

第 92 天　了解孕中期腹痛

到了怀孕中期，一些孕妇可能会出现腹痛的情况。孕期腹痛可分为生理性腹痛和病理性腹痛，孕妇可对照自己的情况，选择进一步处理的方式。

生理性腹痛

进入孕中期后，随着子宫越来越大，孕妇的皮肤开始有一种紧绷感，运动后腹部还有隐隐的疼痛感。子宫增大还会不断刺激肋骨下缘，引起肋骨钝痛或耻骨分离的疼痛。生理性腹痛属于孕期正常的生理反应，一般只需注意休息、调整睡姿，就能有效缓解疼痛。

胎动也会引起腹痛。胎动是判断胎儿是否健康成长的重要指标，随着胎儿的不断长大，胎动的力度也会越来越大，如胎儿向上运动，顶到孕妇胃后会引起疼痛。

病理性腹痛

病理性腹痛，主要包括食管裂孔疝、反流性食管炎、晚期流产、卵巢囊肿扭转、严重的子宫扭转等。

食管裂孔疝和反流性食管炎：人体胸腹之间的肌肉叫"横膈"，横膈中央有一裂孔，由于食管从裂孔中穿过，因此，此裂孔被称为"食管裂孔"。

进入孕中期后，由于胎儿不断长大，孕妇的食管裂孔也不断变宽，因此，孕妇易患食管裂孔疝。由此引起的腹痛，还伴随着胸闷、胸痛、气短、胃反酸以及打嗝等症状。此外，由于胃上口松弛，胃里的食物、气体以及胃酸等很容易反流至食管，刺激食管黏膜，导致反流性食管炎，进而引起腹痛。

晚期流产：晚期流产是指怀孕 12 周后不足 28 周发生的流产，与早期流产不同，晚期流产类似于分娩，会出现子宫收缩，引起腹痛和阴道出血。

卵巢囊肿扭转：怀孕后，孕妇的子宫及附属器官会进入腹腔，极易出现卵巢囊肿扭转。这时，动脉血只能进入，而静脉血则无法出来，进而造成囊肿肿胀，甚至坏死，孕妇就会出现间歇性腹痛，还伴有恶心、呕吐等。

严重的子宫扭转：如果孕妇有子宫肌瘤、子宫先天畸形或卵巢肿瘤等，那可能会引起严重的子宫扭转。子宫扭转可能会引起急性腹痛，如果程度较轻，多休息、变换睡姿以及适当服用止痛药就能改善。如果情况严重，那就需要剖腹探查来矫正了，甚至可直接进行剖宫产。

第93天 了解孕中期的常见不适

孕中期，胎儿进入相对安全的生长阶段，孕妇早孕反应也消失了，一般感觉是比较愉快的。但随着子宫的不断增大，压迫邻近器官，势必会给孕妇带来另一些不适。

头晕

头晕是孕妇常见的症状之一，如果程度较轻，会头重脚轻，走路不稳；如果程度较重，会眼前发黑，甚至突然晕厥。

头晕一般由以下因素引起：

供血不足：怀孕之后，为了保证胎盘的血液供应，孕妇血压出现一定程度的下降，致使更多血液流向子宫，易导致脑部短暂性血液供应不足，进而引起大脑缺氧，致使头晕。但这种情况一般到怀孕的第7个月就会有所缓解。当孕妇出现头晕，应该加强自我保护，立即坐下或仰卧，可缓解症状。

妊娠高血压：妊娠高血压常伴有头晕、头痛等症状，

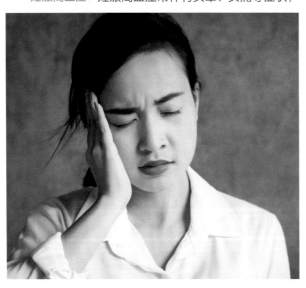

如果情况严重，还会出现抽搐、昏迷，甚至可能危及孕妇和胎儿的生命安全。

贫血：孕妇贫血也会引起头晕，孕妇应多食猪肝、瘦肉等含铁量丰富的食物，可起到补血的作用。

体位不正确：有的孕妇易患仰卧综合征，在仰卧或半仰卧时，子宫会压迫到下腔静脉，使下半身的血液不能回流，致使脑部的血液供应减少，进而导致头晕、胸闷等。孕妇应尽量避免仰卧或半仰卧的姿势，休息时，保持侧卧的姿势。

皮肤瘙痒

皮肤瘙痒一般从手掌、脚掌开始发作，并向四周蔓延，直至颈部、面部，但在分娩后便会迅速消失。

造成孕妇皮肤瘙痒的原因，主要包括皮肤过敏、妊娠纹、代谢旺盛以及由雌性激素分泌增加而导致的胆汁淤积等，其中以胆汁淤积造成的皮肤瘙痒影响最大。如果瘙痒严重，那就要及时就医，以免对孕妇和胎儿造成损害。

孕妇可从生活细节处着手避免或减轻皮肤瘙痒，如不要吃辛辣食物；运动要适度，减少汗液导致的水分流失；禁止使用消毒水等处理瘙痒部位；最好穿着柔软的棉质衣服等。

小腿抽筋

孕妇经常会在夜间出现小腿抽筋的现象，多由缺钙或局部受凉引起。

此外，孕期还可能伴有尿频、腰酸背痛、静脉曲张、下肢水肿、妊娠糖尿病、痔疮等诸多不适。

第94天 了解孕期性生活注意事项

怀孕并不意味着性生活的中止，数月的禁欲不利于准爸爸身心健康，而且孕妇本身也会有这方面的需求。但孕期毕竟不同于平常，此时的性生活应有所注意。

避免孕妇腹部受压

性生活时，夫妻双方要避免那些容易压迫孕妇腹部的姿势，更不能撞击孕妇的肚子。

可选择侧位式、后进式、女上式、跳蛙式、跨腿式等姿势。如果孕妇感觉不适，要立刻中断，绝不可勉强。

准爸爸动作要温柔

性生活是一种剧烈的运动。在孕期进行性生活时，准爸爸动作要尽可能温柔，动作要和缓，不要太剧烈、用力过猛，以防刺激孕妇子宫。

另外注意，不要过度刺激乳头，否则会刺激子宫收缩。特别在孕晚期，即使不进行性生活，也不要刺激孕妇乳头，否则容易引起宫缩，诱发早产。

做好清洁卫生

孕妇阴道分泌物增多，抵抗力弱，不注意卫生则容易引起细菌感染。所以性生活之前，夫妻双方应保持外阴清洁。

另外准爸爸切记勿把手指插入孕妇阴道，以免损伤产道，引起细菌感染。

双方要相互体谅

孕期是一段特殊的时期，准爸爸应该对孕妇温柔体贴、有耐心。如果准爸爸的欲望非常强但是孕妇没有想法，两人最好进行沟通，比如可以探讨爱抚、亲吻、按摩、互相自慰等其他性生活方式，不可勉强孕妇。孕妇一旦有不适，双方要暂停性生活。

其他注意事项

◎准爸爸要尽量让孕妇的身体曲线保持垂直，可以利用枕头，让孕妇感受到最舒服的姿势。

◎性生活次数和强度不宜过多、过强。

◎性生活时间不宜太长，夫妻双方可将更多的时间花在寻找舒适的姿势上。

◎如果出现突发状况，如阴道出血、腹痛，应立即中止性生活，必要时去医院检查。

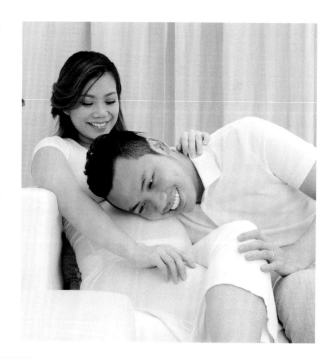

第95天 预防缺铁性贫血

缺铁性贫血，主要是体内铁元素缺乏导致血红细胞合成减少而引起的，孕妇为多发人群。缺铁性贫血的症状有头晕、乏力、双腿发软等。

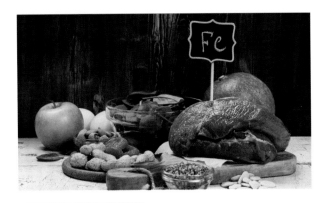

怎样预防缺铁性贫血

为了预防缺铁性贫血，孕妇应采取以下预防措施：

定期产检：孕妇在计划怀孕之前就要提前做血常规以及体内铁含量检查，在怀孕之后也要按时产检，及时发现体内铁元素的变化，以便能够尽早采取措施，预防贫血。

多食用蛋白质丰富的食物：如奶制品、豆制品、肉类等。蛋白质可促进红细胞的生成，增强造血功能，改善贫血现象。

多食用含铁量丰富的食物：如瘦肉、蛋类、动物肝脏等。补充铁元素，可有效预防缺铁性贫血。

多食用富含叶酸的食物：如绿叶蔬菜、动物肝脏等。叶酸可促进红细胞生成。叶酸缺乏易引起巨幼红细胞性贫血，进而引起混合型贫血。

多食用富含维生素C的食物：如新鲜的蔬菜和水果等。维生素C能促进铁元素的吸收，从而改善贫血现象。

少吃影响铁元素吸收的食物：如茶、咖啡等，其中的某些成分，如茶叶中的单宁酸还会阻碍人体对铁元素的吸收。

还要注意高钙食物不能与含铁量丰富的食物同时食用，否则会影响铁元素的吸收。

适量服用铁剂：如果孕妇患有严重的缺铁性贫血，可在医生指导下适量服用铁剂。

服用铁剂时需注意：

◎为减少对胃肠的刺激，应饭后服用。

◎可与果汁同时服用，其中的维生素C能促进铁元素的吸收。

◎不能与奶制品、豆制品等同时食用，以防影响铁元素的吸收。

◎切忌过量服用，否则易导致便秘，需定期检查血常规和体内铁含量，随时调整补铁制剂的服用量。

食谱推荐

胡萝卜炒猪肝

材料：猪肝250克，胡萝卜150克，盐3克，水淀粉、葱末、姜末、料酒、食用油各适量。

做法：

①胡萝卜、猪肝均洗净切薄片。猪肝片加盐、水淀粉拌匀。

②浆好的猪肝片汆一下，沥水。

③锅内加油烧热，爆香葱末、姜末，加胡萝卜略炒，倒入猪肝，加料酒、盐快速翻炒至熟即可。

营养分析：猪肝不仅鲜嫩可口，还是理想的补血佳品，与胡萝卜搭配，营养更全面。

第 96 天　趁早预防妊娠纹

随着孕期的增长，孕妇的子宫逐渐增大，皮肤因外力牵引而受伤，致使皮肤出现粉红色或紫红色的波浪状花纹，这些花纹被称为妊娠纹。

孕中期，由于胎儿体重迅速增加，子宫急速增大，孕妇的腹部急速隆起，妊娠纹开始出现，并会随着孕期的推进越发严重。

妊娠纹有三种表现形式：

一、孕早期的妊娠纹呈粉红色，并会出现皮肤瘙痒。

二、孕中、晚期的妊娠纹长度和宽度逐渐扩大，颜色加深，变为红色或紫色。

三、分娩后的妊娠纹开始褪色，由红色或紫色变为淡白色或银色。

为什么会有妊娠纹

人的皮肤在正常情况下会保持一定的张力，但怀孕后，受激素分泌的影响，再加上腹部隆起，皮肤的弹力纤维和胶原纤维在外力牵扯下发生断裂，并在产后留下永久性的白色或银白色、有光泽的瘢痕线纹。

妊娠纹会消失吗

妊娠纹影响美观，通常孕妇会比较在意，千方百计寻找消除妊娠纹的办法。事实上，妊娠纹是皮肤的弹力纤维与胶原纤维损伤或断裂的"伤痕"，虽然不会影响身体健康，却不会消失。所以妊娠纹应以预防为主，不要过度担忧。

预防妊娠纹

虽然多数孕妇都会产生妊娠纹，但只要加强保养，就可以减少妊娠纹出现的概率或减轻妊娠纹的程度。可采取以下措施预防妊娠纹：

保持均衡的营养结构： 多吃新鲜水果和蔬菜，补充维生素和矿物质；尤其要多吃蛋白质含量丰富的食物。还要避免食用太油、太甜、太咸的食物。

加强腰腹部锻炼： 从怀孕前就可以开始适当做一些活动腰部的动作，以增强腰腹部皮肤的弹性。孕妇还可适当做一些腹部拉伸运动，如游泳、瑜伽等，有助于保持皮肤弹性。

进行按摩： 孕前要加强皮肤护理，怀孕后经常按摩易长妊娠纹的皮肤，并涂抹橄榄油以增强皮肤弹性。每天早、晚各按摩一次，每次 15 ~ 20 分钟。

控制体重增长： 孕妇每月体重增长不要超过 2 千克，整个孕期的体重增长要控制在 8 ~ 12 千克。

多吃富含胶原蛋白的食物： 如猪蹄、猪皮、鱼皮、牛蹄筋等。

使用托腹带： 怀孕期间，孕妇可以使用托腹带减轻皮肤的牵拉程度。

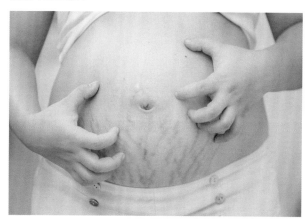

第 97 天　孕期少吃火锅

火锅现吃现烫，辣、香、鲜，酣畅至极，很多没有食欲的孕妇都想过吃火锅。但是，孕妇能吃火锅吗？需要注意哪些事项？

孕妇不能常吃火锅

即使食欲不振，一般也不推荐孕妇吃火锅。火锅对孕妇和胎儿有太多不利影响。

易感染寄生虫： 火锅食材主要以羊肉、牛肉、猪肉等肉类为主，生肉片中常含弓形虫等寄生虫，火锅短暂涮烫的吃法难以有效杀死寄生虫。这些寄生虫进入孕妇体内，可通过胎盘传给胎儿，会进一步侵害胎儿的大脑，影响胎儿的脑部发育，容易产生无脑儿，严重的甚至会诱发流产或出现死胎。

口味过重： 孕妇应尽量保持清淡的饮食习惯，避免食用辛辣的食物，但火锅底料往往重油、重辣，有些商家可

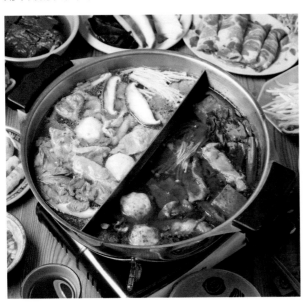

能会使用劣质油脂制作火锅底料，这些都会影响孕妇的身体健康。

损害肾脏健康： 火锅食材以肉类为主，而火锅汤汁中的嘌呤含量也很高。高嘌呤、高热量的食物摄入过多会损害孕妇的肾脏健康。

另外，吃火锅的方法不正确可能会使孕妇患上消化道炎症，如汤底还没有煮开就开始涮肉、生熟食未分开放置等。

孕妇吃火锅的注意事项

◎挑选新鲜的火锅食材，保证食物安全，避免发生食物中毒。

◎保证汤底清淡和营养均衡，忌吃红油汤底或中药汤底的火锅，可用鸡汤、骨汤等作汤底。最好选择在家吃火锅，不仅可以保证食材干净卫生，还可以控制汤底的质量。

◎掌握火锅火候，食物的涮烫时间不宜太长、温度不宜过高，一方面避免营养成分被损坏，另一方面还可防止患消化道疾病。

◎采用正确的食用方法，如可将生食和熟食分开煮。可准备两双筷子，一双用来夹生食，另一双用来夹熟食，避免交叉感染。

◎控制吃火锅的次数，否则容易上火，导致长痘痘或便秘。

第98天 缓解抑郁情绪这样做

在怀孕期间，孕妇应该及时调整自己的精神状态，舒缓自己的情绪，及时排解可能发生的抑郁倾向，让自己在怀孕期间保持轻松、愉悦的心情，促进身心健康，保证胎儿的健康发育。

进行自我调整

孕妇可采取自我调整的方法排解不良情绪。

自我安慰：孕妇如果出现紧张、焦虑的情绪，要适时进行自我安慰，告诫自己要放松心态，做任何事情都不要着急，并且不要试图一次性把宝宝的所有事情都处理好，包括出生以后的事情。

转移注意力：孕妇还可以通过转移注意力的方法缓解不良情绪，如散步、看书、听音乐、唱歌等。每天可到树木繁盛处散步，呼吸新鲜空气，聆听大自然的声音，这样可使心情变得格外轻松；可阅读轻松、优美的文字，既陶冶情操，丰富生活，又能从书中找到缓解不良情绪的方法；还可在情绪烦躁不安的时候，听舒缓、优美的音乐。总之要多看看令人心情愉悦的事物，多想想美好的事物，这样有助于尽快走出情绪低谷。

自律训练：孕妇也可以进行消除紧张情绪的自律训练。在进行训练前，先用温水沐浴，使自己能够放松下来，然后平躺在床上或倚靠在椅子上，闭上眼睛，把气吸入腹部，然后呼出；反复2~3次，内心归于平静，最后双臂前移，移动手指，将胳膊肘弯曲，然后打开，伸个懒腰，结束冥想。

换个形象：孕妇可以改变一下自己的形象，如换一件漂亮的衣服，改变一下发型，靓丽的外形有助于保持良好的心情。

保持充实的精神生活

孕妇虽然应该多休息，但也不能什么都不做，要从多方面提高自己的修养，这样既能够拥有充实的精神生活，有益于身心健康，还能促进胎儿大脑发育。

寻求外界的帮助

孕妇如果有问题不能独自解决，可以寻求其他人的帮助，多与外界交流，有助于问题的解决。

多与身边的亲人交流：尤其要多与准爸爸交流。孕妇有时会情绪低落，当自己不能独自排解时，一定不要放在心里，要多与身边的人交流，表达自己的情绪和感受，这样不仅能够使不良情绪得到宣泄，还不会感到孤立无助。

多与乐观开朗的人交往：乐观开朗的人能够以积极、乐观的情绪感染身边的人，使身边的人也能够保持积极向上的心态，有利于赶走抑郁情绪。

多与有生育经验的妈妈交流：孕妇在与有生育经验的妈妈交流中可以获取一些生育经验，这些能够帮助尽快完成角色转变。

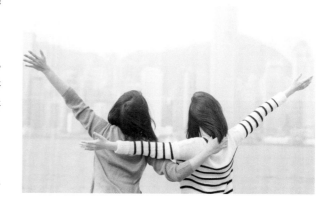

第99天 学习做孕期肌肤保养

怀孕后，孕妇的皮肤在激素的作用下变得"惨不忍睹"，加之皮肤的松弛、体形的庞大，好像怀孕与"美丽"成了一对不能共存的事物。那么，孕妇真的不能做保养吗？

怀孕后，女性仍然可以做肌肤保养，但要注意方式方法。

保养肌肤这样做

怀孕后保养肌肤，可以从以下几方面做起：

◎每天饮入足够的水，推荐每天饮水量2000毫升。

◎洗脸时，尽量用温和的洁面乳用品或孕妇专用清洁品。洗脸后，用手轻轻拍打脸部几下，等水分自然干掉之后再用温和的润肤霜涂抹脸部，并轻轻按揉以促进吸收。

◎加强皮肤护理。怀孕期间，孕妇的新陈代谢旺盛，皮脂分泌过多，皮肤容易变得敏感粗糙，因此，需加强皮肤护理，可选择功效更滋润的护肤品。

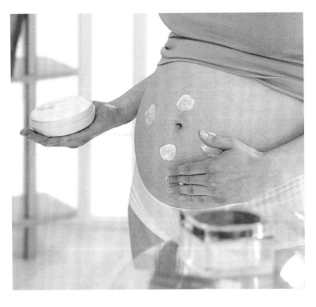

◎多吃富含维生素C的食物，如草莓，可预防色斑。还要常饮牛奶，避免食用辛辣刺激性食物。

◎夏季避免阳光对皮肤的直射，应选用那些纯天然、不含色素、不含香料的护肤品。

◎控制体重增长速度，以防腹部皮肤失去弹性而出现妊娠纹。

◎保持良好的情绪和充足的睡眠，改掉不良生活习惯。平常可适当按摩肌肤，可缓解妊娠纹。

做美容的注意事项

孕妇若去美容院做美容，需注意以下事项：

◎不可长时间保持平躺的姿势，要随时活动身体。

◎禁止做专业的美容漂白，因为专业的美容漂白过程中，会有一些化学成分影响胎儿内分泌系统的完善。

◎杜绝使用电流的护理方式，因为电流可能会对胎儿的生长发育造成影响。

◎可以用舒缓按摩取代足部反射疗法和压点式按摩，同样可以起到放松身体的作用。

◎禁止做桑拿。因为超过53℃的高温会增加流产的概率。

◎不能使用电疗清除体毛，会影响胎儿的健康发育。

◎孕早期不适合做香薰护理，但进入孕中期后，可有选择地做香薰护理。如怀孕3个月后，可使用柠檬、柑橘、檀香木等香薰油。

第100天 慎用香水、精油

有些化学物质会对胎儿发育造成不利影响，所以日常生活中习以为常的事物，比如香水、精油，因其所含的独特化学成分，孕妇要谨慎使用。

孕妇不宜接触香水

香水一般都会含有某种化学物质，甚至有的香水中还含有麝香成分，孕妇长期使用不仅会增加流产概率，而且也可能会对胎儿健康产生不利影响，甚至导致胎儿畸形。

孕妇最好也不要闻香水的味道。香水的强烈刺激气味易使人出现头晕、流泪、咽喉痛等症状。长期闻香水的味道，甚至还会对胎儿的生长发育造成不利影响。此外，香水中所含的沉香醇成分还易使人情绪低落，增加患抑郁症的概率。

如果不小心接触了香水，孕妇也不要过于担心，只要不是长期使用，一般不会对胎儿造成不利影响。

孕妇要谨慎使用精油

精油具有舒缓肌肤、美容养颜以及通经活络等作用，很多女性都喜欢使用。精油中的有害物质一般 3 ~ 6 个小时就能排出体外，新陈代谢较慢的人十几个小时后也能将其排出体外，因此，正常情况下，不会对人体造成损害。

尽管如此，孕妇仍然要谨慎使用精油。细小的精油分子非常容易渗透孕妇体内，进而对胎儿的生长发育产生不利影响。

孕妇使用精油，最好采用熏香的方法，不要让精油接触皮肤，以免对胎儿产生不利影响。

一般不推荐怀孕 3 个月以内的孕妇使用精油，如果要使用精油，注意区分，最好选择安全、健康的精油，或咨询医生的意见。

可以使用的精油，包括橙花、甜橙、橙叶、橘子、红柑、柠檬、茶树、葡萄柚等。橘精油是目前认可度最广的孕妇精油。

不能使用的精油，包括甘菊、罗勒、肉桂、丁香、薄荷、雪松、迷迭香、樟树、百里香、艾草等。

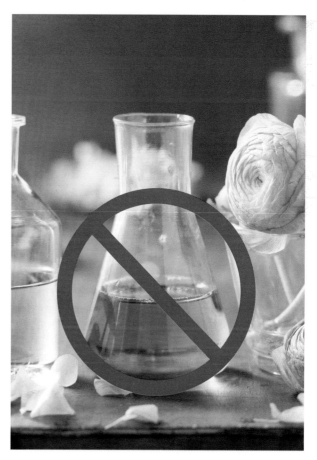

第 101 天　了解静脉曲张

> 孕期静脉曲张是指孕妇腿部、颈部或外阴等处出现青色、紫色或蓝色条状物的现象。静脉曲张的孕妇经常感到浑身酸痛、乏力。

孕期静脉曲张有害吗

一般而言，静脉曲张并不会引起孕妇和胎儿全身性循环系统障碍，一般不会危及胎儿健康。孕妇会在日常生活中会出现下肢疼痛、瘙痒等症状，分娩后就会有所好转，不需要过度担心。

但在特殊情况下，如孕妇下肢静脉压痛、发热、红肿等，或者同时合并发热、心跳加速、呼吸困难等，这可能是下肢静脉的血栓流至肺部造成肺部静脉栓塞。此时孕妇有生命危险，需要及时就医，以免危及生命。

静脉曲张的缓解方法

刚发生静脉曲张时，孕妇要注意不要长时间站立、静坐，要经常变换体位。职场孕妇若不方便，要注意常活动腿部。在家休息时，可经常做双腿抬起动作，帮助静脉血回流。晚上睡觉时，用枕头垫高双腿，促使血液回流。日常注意不要用过冷或过热的水洗澡，水温以与体温相同最为适宜。日常注意预防便秘，如厕时间不要太久。

若孕妇外阴发生静脉曲张，要注意适当卧床休息，并采取卧位休息。早上起床时，趁静脉曲张症状较轻时，穿上一条弹力袜，待晚上再取下。

另外，若孕妇患有慢性咳嗽或气喘，最好孕前治愈，或者预防孕后诱发，这样可以减轻静脉压，预防静脉曲张。

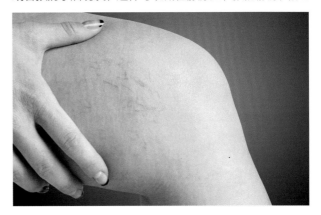

为什么孕妇易患静脉曲张

激素原因： 孕期黄体酮分泌水平增加，使血管壁变宽、变松弛；加之孕期全身血流量增加，使原本闭合的静脉瓣膜分开，极易造成静脉血液的逆流。

压迫静脉： 随着胎儿逐渐长大，子宫会不断压迫身体右侧的盆腔静脉和下腔静脉，阻碍下肢血液回流，从而增加了腿部的静脉压力。

其他原因： 如家族遗传、孕妇体重过重以及先天静脉瓣膜闭锁不全等，均易导致静脉曲张。

第 102 天 不可再使用束腰带

有的孕妇为了防止身材走样，通常采用束腰带的方式保持体形。殊不知，这种方式不仅不能保持体形，而且还会危害母婴健康。

为什么孕妇不宜使用束腰带

束腰带对孕妇或胎儿有以下危害：

易患痔疮：孕妇绑束腰带，会妨碍腹腔内器官的血液循环，易出现腹胀、消化不良以及便秘等，甚至还会导致静脉曲张。

易导致子宫下垂：孕妇绑束腰带会导致腹压增加，致使盆底支撑组织及韧带对生殖器官的支撑力下降，从而易出现子宫下垂。

易患妇科疾病：怀孕期间，孕妇盆腔血流不畅，身体抵抗力出现下降，孕妇易患盆腔炎、盆腔淤血综合征等妇科疾病。

易导致胎儿发育迟滞：孕妇绑束腰带会压迫胃肠器官，使消化吸收能力下降。长此以往，会导致孕妇营养失调或营养不良，无法满足胎儿生长发育所需的营养物质，进而导致胎儿发育迟缓。

因此，孕妇只需适当锻炼，保持身体健康即可，不需要刻意维持体形，体形在分娩后的 6 ~ 8 周内便会自行恢复，具体视个人而异。

孕晚期根据情况可选用托腹带

有些职场孕妇长期久坐，可能会造成"悬垂腹"，增加难产概率，届时可适当选用具有矫正作用的托腹带。

束腰带并不能保持体形

怀孕期间，孕妇的新陈代谢旺盛，为了满足自身和胎儿的营养需要，为了分娩时提供足够的热量，还为了满足婴儿哺乳期的需要，孕妇需要摄入大量的营养物质，因而出现体重上升的现象。这时用束腰的方式保持体形根本不会有明显的效果。

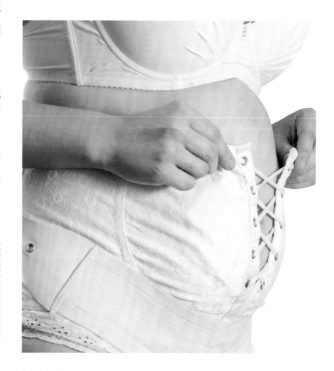

第 103 天　了解空调、电风扇使用注意事项

怀孕期间，孕妇新陈代谢快，易出汗，夏季使用空调、电风扇很正常。合理使用空调、电风扇，有效调节室温，不仅可使孕妇感到清爽舒适，还可使其心情愉悦、心绪安宁，增进食欲。

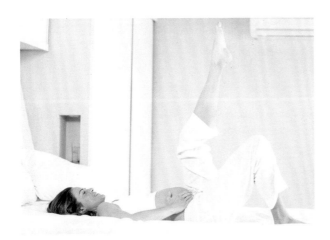

孕妇使用空调、电风扇时，注意以下事项：

保持室内空气清新

孕妇使用空调时，如果感到头晕、胸闷以及皮肤干燥、发痒等症状，有时空气中还有异味，那就说明室内的空气不新鲜了，可以采取以下方法保持室内空气清新：

定期清洁空调：空调一定要定期清洗，尤其是空调内的空气过滤网，及时清除上面的灰尘以及尘螨和细菌，可以有效改善室内空气质量。

定时通风换气：连续使用空调 1 ~ 3 个小时后关闭，打开门窗更换空气，至少需要 10 分钟以上。加强空气流通能降低空气中病毒和细菌的浓度，改善空气质量。切忌过度依赖空调的换风功能，因为它只能部分更换室内空气。

保持室内湿度：本身皮肤干燥的孕妇，而持续使用空调会使皮肤变得更干，可以适当使用空气加湿器；同时还要多喝水、涂抹滋润效果好的护肤品以补充水分，缓解皮肤干燥的症状。

合理调节室内温度

孕妇应将室内温度保持在 26 ~ 28℃。如果室内温度较低，也不要太担心，一般不会对胎儿产生不利影响，但最好能够披上一件薄外套。

预防感冒

室内外温差不宜过大，一般保持在 5 ~ 7℃即可。如果室内外温差过大，孕妇的体温会出现骤降骤升的情况，这样感冒的概率就大大增加了。

切忌从低温的室内直接走到高温的室外

孕妇如需从空调房间直接到室外活动，最好先到阴凉的地方活动一下，等身体适应了高温，再出去活动。或者先把空调关了，等室内温度稍有回升后，再打开窗户或出门。

孕妇切忌使冷风直接吹到身上，出汗后切忌立即吹冷风。

长期吹空调或电风扇的危害

孕妇长期吹空调或电风扇，会出现头晕、头痛、四肢乏力、食欲不振等不良反应。而且室内外之间的温差容易使孕妇着凉感冒；而如果室内空气质量较差，灰尘和病毒、细菌还会通过母体传给胎儿，对胎儿生长发育不利。

第 104 天 预防妊娠牙龈炎

妊娠牙龈炎一般在怀孕后的第 2 ～ 4 个月出现，分娩后会自行消失。主要症状为牙龈发红、肿胀、出血等。如果病情严重，还会有溃疡和假膜形成，并伴随有轻微的牙痛。

为什么会发生妊娠牙龈炎

激素分泌的变化：激素变化导致新陈代谢受到影响，使牙龈对菌斑的适应能力变差。口腔环境特别适合某些细菌的生存，但如果口腔卫生状况良好，就不易患上妊娠牙龈炎或症状较轻。

口腔卫生状况较差：受内分泌影响，孕妇口腔卫生状况变差，易在牙齿表面形成牙菌斑块，如果不及时清除，就会引起牙龈发炎。如果孕妇孕前患有口腔疾病，那怀孕后更易患上牙龈炎。

预防妊娠牙龈炎

预防妊娠牙龈炎，孕妇在日常生活中要做到以下几个方面：

◎定期检查口腔，做好口腔卫生。

◎怀孕后的第3～7个月是治疗口腔疾病的最佳时期，孕妇若患有口腔疾病，注意选择合适的治疗时机。

◎保持口腔卫生，尤其是进餐后的口腔卫生。

◎保证营养均衡。孕妇需摄入更多的营养物质，才能保证自身及胎儿需要。

◎采用正确的刷牙方法。顺着牙缝刷牙，尽量不要碰触牙龈，否则会破坏牙龈上皮，使症状加剧。

◎多食用易消化的食物，以减轻牙龈负担。多食用一些富含膳食纤维的食物，避免食用过细过黏的饮食，否则不利于清洁牙齿。

◎适当补充维生素C，可以预防牙龈萎缩，保护牙齿。

妊娠牙龈炎的治疗方案

用1%过氧化氢液和生理盐水漱口可缓解妊娠牙龈炎。如果妊娠龈瘤体积较大，可选择手术切除，但要选择合适的手术时机，一般在怀孕后的第 4 ～ 6 个月。

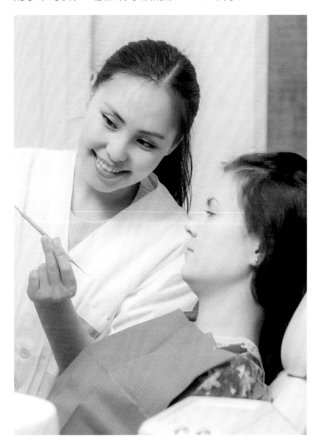

第105天 了解孕期便秘

孕妇超过48小时未排便或由粪便干燥引起的排便困难，被称为孕期便秘。孕期便秘造成不适，不利于母婴健康，是孕期最常见的烦恼之一。

孕期便秘的原因

◎孕妇的孕激素分泌增加，导致胃酸分泌减少、胃肠道蠕动能力下降，这样使食物在胃肠道停留的时间过长，食物中的大部分水分被吸收，大便水分减少，从而引起排便困难。

◎随着子宫的不断增大，对直肠的压力也越来越大，影响排便。

◎患有痔疮的孕妇会对排便产生恐惧，会有意识地减少排便，因此，更会加重便秘。

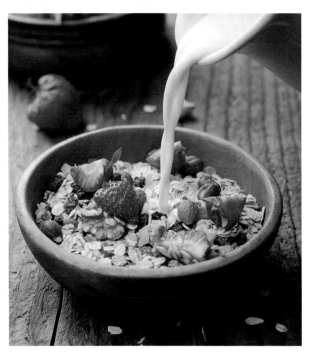

◎孕妇由于腹壁肌肉变柔软，致使腹压减弱，因此，产生排便困难。

◎孕妇活动量减少，使胃肠道的消化吸收能力下降，易导致便秘。

孕期便秘的危害

◎便秘会使孕妇体内毒素增加，易引起新陈代谢紊乱、内分泌失调等，从而使孕妇出现面色晦暗、色素沉着、皮肤瘙痒以及毛发干枯等。

◎便秘会导致轻度毒血症，出现食欲减退、头晕乏力、精神萎靡等症状，甚至可能出现贫血和营养不良。

◎易使孕妇的盆底功能受损，从而出现子宫脱垂、阴道脱垂、张力性尿失禁等。

◎易导致肠梗阻、痔疮等肠道疾病。

怎样预防孕期便秘

饮食要合理：进食不可过少或过精，因为较少的食物残渣对结肠的刺激度不够；多食膳食纤维含量丰富的食物，如杂粮、蔬菜、水果等；要定时定量进食，切忌暴饮暴食。

养成良好的排便习惯：孕妇可养成早晨空腹饮一杯凉开水或蜂蜜水的习惯，这样易产生便意，从而形成良好的排便习惯。此外，如果产生便意，一定要及时排便。

掌握正确的饮水技巧：孕妇每天摄入充足的水分，可预防便秘。但要掌握饮水的技巧，如要定时定量饮水，不可一次饮用过多。

养成良好的运动习惯：孕妇每天进行适量运动，如散步等，可增强腹肌的收缩力，促进肠道蠕动。

第106天 少吃、忌吃对胎儿有害的食物

孕期无小事，孕妇应当更注意自己的饮食。要知道有些常见食物一般人食用无碍，但孕妇食用后却会对胎儿的生长发育产生危害，甚至导致流产。

腌制食品

腌制食品含有亚硝酸胺，而亚硝酸胺是一种致癌物质，易导致胎儿畸形。

罐头食品

罐头食品经高温处理后，破坏了其中食物的营养成分，营养价值并不高，不推荐孕妇食用。最重要的是，罐头在加工的过程中加入了色素、香精、防腐剂等添加剂，过量食用会影响母婴健康。

爆米花

爆米花的含铅量较高。含铅量过高会损害孕妇的造血系统、神经系统以及消化系统，还会影响胎儿的智力发育，因此，不适合孕妇食用。

咖啡及某些碳酸饮料

咖啡和某些碳酸饮料含有咖啡因等物质，这些物质等能使人的中枢神经兴奋；饮用含大量咖啡因的咖啡之后，易出现躁动不安、呼吸加快、肌肉震颤、心跳加速等症状。它们一旦被孕妇吸收，会迅速抵达人体的各器官，进而通过胎盘传给胎儿，易引起胎动不安，还可使胎盘绒毛膜血流显著减少，影响胎儿发育。

油条

油条中含有白矾，而白矾属于含铝的矿物质，身体内的铝蓄积过多，难以从肾脏排出，易损害胎儿的大脑及神经细胞，影响其脑部发育。

松花蛋

松花蛋中含有铅元素，多食易导致铅中毒，使人出现失眠、贫血、好动、智力减退等症状，因此，孕妇不应多吃松花蛋。

酒精类饮料及食品

酒精对胎儿危害极大，可损害其心脏健康，增加胎儿畸形的概率，还会影响其脑部发育，使胎儿出生后反应迟钝、智力低下。

香肠等加工过的肉类食品

香肠等加工过的肉类食品含有李斯特菌，而孕妇摄入李斯特菌，会增加死胎的风险。

臭豆腐

臭豆腐易被微生物污染，其中所含的挥发性盐基氮和硫化氢等不利于胎儿发育。臭豆腐中的某些成分还会分解蛋白质，不利于胎儿对蛋白质的吸收。

味精

谷氨酸钠是味精的主要成分，这是一种能够消耗大量锌的营养素，因此，过量食用味精易导致孕妇体内缺锌。

第 107 天 保养乳房

孕期，乳房会增大1～2个罩杯。孕期要加强乳房保养，否则不但可能会影响母乳喂养，而且断乳后还会出现乳房萎缩、乳房下垂的现象，所以孕妇要重视乳房保养。

孕中期，乳房起了变化

孕妇体内激素分泌的变化，导致孕中期孕妇乳房出现以下变化：

◎胸部变大，乳房增大。

◎乳晕颜色变深、变黑，乳晕腺突出，其上纹理变得清晰。

◎乳头敏感度增加，可能出现乳房妊娠纹。

◎可能出现乳头内陷，要注意及时纠正。

孕期这样保养乳房

孕妇可采取以下方法保养乳房：

按摩乳房：孕妇可用冷水按摩乳房，促进血液循环，保持血管和组织纤维的弹性。但不宜过度按摩，以促进血液循环和乳腺发育为原则，保持适当的频率和力度。如果腹部突然疼痛，应立即停止。

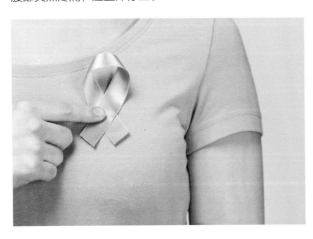

清洁乳头：孕妇可用温清水清洁乳头。如果乳头结痂，可涂上植物油，待其软化后再清洗，洗净之后用毛巾擦干，最后涂上润肤油，保持皮肤弹性，防止乳头皲裂。但切忌使用香皂等清洁物品，否则会洗去保护乳房局部皮肤润滑的油脂，使乳房皮肤表面受损。

防止妊娠纹：孕妇可用按摩油按摩乳房，遵循从里到外、从上到下画圈式的按摩方法，不仅可以增强皮肤弹性，还可以预防妊娠纹。

选择合适的内衣：随着孕期增长，孕妇的乳房也在不断变大，因此，孕妇应根据乳房变化，适时更换文胸。

纠正乳头内陷：如果孕妇出现乳头内陷，可用拇指按压乳头内陷的边缘地带，然后从乳晕处向外推，等乳头稍凸起后，可按住乳头根部，然后向外牵拉。

选择合适的文胸

合适的文胸对乳房保养的意义重大，孕妇可根据以下原则选择文胸：

◎应选用棉布制的文胸，切忌用不透气、不透水的化纤布制作的文胸。

◎应选用尺寸合适的文胸，遵循宁大勿小的原则，有利于乳房局部血液循环。

◎应将文胸内侧的纤维拂去，防止衣服纤维堵塞乳管。

此外，日常不要将文胸与其他衣物混在一起清洗，以免被细菌感染。

第108天 安排唐氏综合征筛查

孕妇产前检查胎儿是否患有唐氏综合征，被称为唐氏综合征筛查，简称唐氏筛查。唐氏筛查主要通过化验孕妇血清来检测甲型胎儿蛋白、绒毛促性腺激素以及游离雌三醇等；医生会结合孕妇的年龄、体重、孕周以及预产期等，判断胎儿是否有患唐氏综合征的危险。

唐氏综合征是一种染色体缺陷病，主要表现为智力障碍、先天愚型、伸舌样痴呆、肢体畸形等，并且生活不能自理。这种疾病终生无法治愈，唐氏儿的出生还会给家庭带来沉重负担。为了减少唐氏儿的出生率，孕妇最好都要进行唐氏筛查。

检查时间

孕妇一般在怀孕后的第13～18周做唐氏筛查，这个时期可以检查出胎儿患先天愚型的可能性，从而最大限度地减少非正常胎儿的出生。

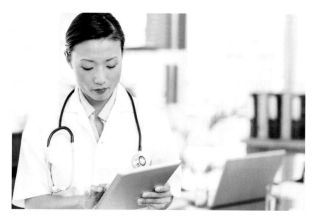

哪类人群易生出唐氏儿

◎孕妇在怀孕之前或怀孕之初曾被病毒感染，患有流感、风疹等疾病。

◎孕妇在怀孕之前或怀孕之初曾服用致畸药物。

◎孕妇有习惯性流产、早产或曾出现过死胎。

◎夫妻一方的染色体异常。

◎夫妻一方长期在放射性环境或污染严重的环境中工作。

◎夫妻一方的年龄较大。

◎夫妻一方长期饲养宠物。

◎夫妻一方具有吸烟、酗酒等不良生活习惯。

唐氏筛查为高危如何处理

第一，进一步诊断性检查。唐氏筛查是一种特殊检查方法，将患某疾病可能性较大的高危人群筛选出来，然后通过进一步诊断性检查。目前最常用的诊断技术是羊膜腔穿刺，即在B超指引下，从孕妇腹部将针刺入羊水，然后抽取少许羊水，进行染色体分析。

除羊膜腔穿刺外，还有绒毛活检、胎儿脐静脉穿刺、胎儿镜检查等检查手段，可通过这些技术，最终确定胎儿是否患有唐氏综合征。

第二，如果胎儿确诊为唐氏综合征，由于目前还没有有效治疗手段，终止妊娠则是最好的"治疗方法"。

爱心提醒
做唐氏筛查的前一天晚上12点以后禁食。

第 109 天 提前了解胎儿的血型

在孕期检查中有一项血型检查，如果孕妇是 O 型血，准爸爸是 A 型、B 型或 AB 型，可能会发生胎儿或新生儿溶血症。如果孕妇是血型为 Rh（-），准爸爸为 Rh（+），胎儿也是 Rh（+），也可能发生 Rh 血型不合溶血。

为什么要提前了解胎儿血型

为了避免新生儿溶血，准父母有必要提前了解胎儿的血型。

新生儿溶血症是由于母子血型不合，母亲体内产生与胎儿血型抗原不匹配的血型抗体，这种抗体通过胎盘进入到胎儿体内，引起胎儿体内同族免疫性溶血。常见 ABO 血型系统和 Rh 血型系统的血型不合。

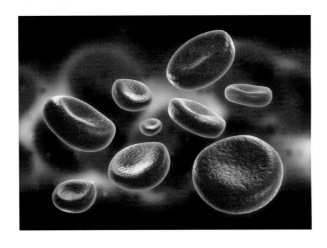

新生儿溶血症常表现为黄疸、贫血、核黄疸，严重威胁新生儿健康。

由于胎儿的血型是由父母决定的，当胎儿从父亲遗传来的血型抗原是母亲所没有时才发生溶血症，因此，O 型血和 Rh（-）血的孕妇要注意准爸爸的血型，提前查明胎儿的血型，预防新生儿溶血。

防治新生儿溶血症

一般情况下，在怀孕第 16 周通过羊水检查可以得知胎儿的血型。但若无特殊情况，一般不推荐孕妇做羊水穿刺检查，该检查对胎儿有一定的危险。

目前对新生儿溶血症的产前诊断的方法，是通过检测血液中有没有抗 D 及抗 E 等抗体，通过 B 超查出有没有胎儿水肿、胎儿有没有腹水，以及孕妇有没有羊水过多等情况。

预防新生儿溶血症，孕妇第一胎要避免做人工流产手术。曾有流产、早产、死胎或是新生儿黄疸史的女性，再次怀孕时要先到医院做血清抗体检查。

爱心提醒

ABO 血型的溶血症状一般很轻，通过蓝光照射和药物治疗，一般可以很快控制病情，准父母不必担心。

第 110 天 选择合适的孕妇装

一般从怀孕后的第 4 个月开始，就要穿上孕妇装了。怎样选择一款既舒服又美丽的孕妇装，是孕妇非常关心的问题。

孕妇装最常见的款式

很多孕妇都是上班族，对孕妇装的要求也比较高。为了满足孕妇们的差异化需求，目前的孕妇装款式不再只有腰身肥大的特点，款式多样，风格多变，为孕妇增添了一份别样的风韵。

常见的孕妇装有这些款式：

上班服：一般可选择宽松舒适的洋装或套装，接触皮肤的部分要求棉质材料。

居家休闲服：可选择针织类或棉绒类的衣服，以舒适为原则。

宴会服：可选择质地柔软、简单利落的服装，必要时可准备一条披肩或一件小外套，便于御寒。

睡衣：通常选择腰围宽松、质地柔软的衣服。

防辐射服：孕妇一定要准备一件防辐射服，预防电脑辐射或家用电器的辐射。

孕妇装尺寸

上衣的长度应该以遮住臀部为原则，防止腹部隆起后，衣服变短。

裙子的长度应该保持在膝盖以下，这是因为孕期腹部逐渐变大，裙子也会相应显小；此外，还可以保护膝关节。

裤子应该稍长、稍宽，但也不能过于宽松。

孕妇装选择要素

● 宜选择宽松舒适的孕妇装。

● 宜选择天然面料的孕妇装。夏季，一般选择棉、麻制品；春、秋季，一般选择毛绒制品以及针织品；冬季，则选择呢绒以及有蓬松填料的衣制品。

● 宜选择承托功能良好的内衣，这主要是为了适应日益增大的乳房，起到支撑作用。

● 宜选择腰围可调整或带松紧带的裤子，也可选择吊带裤，不仅不用系腰带，还能给腹部预留足够的空间。

● 宜选择保暖性能较好的衣服，防止受凉感冒。

● 宜选择质量较好的防辐射服。

● 宜选择舒适的鞋子。

第 111 天　通过轻阅读缓解压力

轻阅读是一种轻松、轻快且注重情调的阅读方式，讲究的是一种温馨、美好的氛围和情致。通过轻阅读，孕妇既可以缓解压力，又可以愉悦身心。

孕妇可通过轻阅读的方式转移注意力，把自己不好的情绪通过这种方式发泄出去。在温馨、甜蜜的阅读环境中，孕妇不仅可以陶冶情操，也能忘记不开心的事情，舒缓情绪。轻阅读同时是一种良好的胎教方法，使胎儿处于一种安全又温馨的氛围中，有利于胎儿的健康发育。

哪些书籍适合孕妇阅读

在进行轻阅读的时候，孕妇不要选择太过复杂难懂的，这样有助于让自己保持心境的平和和注意力的集中。

孕妇的轻阅读如果不仅仅为了使自己放松，还想通过阅读实现胎教，除了要选择简单易懂的阅读内容，还要选择带有画面感的图书，这样在阅读的时候，可以将里面的图案信息活灵活现地描述给胎儿，让胎儿有更好的体验。有研究发现，每天对胎儿进行这样视觉化的阅读或对话，胎儿接受信息的能力会增强。

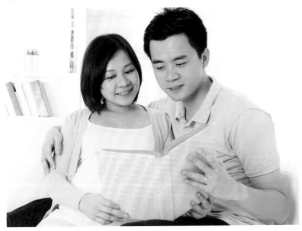

优美的童话故事也是适合孕妇阅读的内容，孕妇可选择《白雪公主》《美人鱼》《爱丽丝梦游仙境》等。为了让胎儿接受的信息更广泛，孕妇还要扩大阅读范围，尽可能多地涉猎。

在阅读的过程中，孕妇要保持注意力的集中，不要三心二意敷衍了事，要以亲切和充满爱意的声调为胎儿朗读，这样能与胎儿达到最充分的交流。

不适合孕妇阅读的书籍

以下内容不适合孕妇阅读：

惊险故事：容易使孕妇心跳加速，使胎儿受到惊吓，不利于其大脑发育。

悲伤小说：容易影响孕妇的情绪，引起胎动不安。

情节跌宕起伏的悬疑小说：这样的小说容易使孕妇沉迷其中，阅读反而变成一件消耗精力的体验，失去了阅读的初衷。

爱心提醒

孕妇在阅读的时候，切忌有以下行为：

● 边阅读边行走。孕妇挺着大肚子原本已经不方便了，一边阅读一边走很容易被其他东西绊倒。

● 边阅读边吃零食。这样容易吃下过多零食，增加胃肠负担。长期保有这个习惯还容易使体重增长过快。

第112天 预防孕期超重

一般来说，整个孕期增重以 8 ~ 12 千克为宜。一些孕妇为了让胎儿更好地吸收营养，发育得更好，往往吃很多食物来补充营养，甚至大吃特吃，一不小心，就会造成孕期超重。

孕期要常测量体重

孕妇体重不仅可以反映母体的营养状况，还可以判断胎儿的发育情况，因此，记录孕期体重变化非常重要。

孕妇需脱鞋测体重，要将初次检测的体重作为基准值，观察孕期的体重增长，一般整个孕期需保持 8 ~ 12 千克的增长值，增长过多或过少都不利于母婴健康。

孕妇体重增长的标准

孕妇的体重增长必须在一定范围之内，可通过以下方法计算：

第一，标准体重 = 身高^2 × 21。（重量单位为千克，身高单位为米）

第二，肥胖度 = [（实际体重 – 标准体重）/ 标准体重] × 100%。如果肥胖度超过 20%，体重就需要控制了。

第三，可用 BMI 值测量肥胖度，BMI 值 = 体重 / 身高^2。（重量单位为千克，身高单位为米）如果 BMI 值 <20，则体型偏瘦；如果 BMI 值在 20 ~ 24，则体形正常；如果 BMI 值在 24 ~ 26.4，则体形稍胖；如果 BMI 值在 26.4 以上，则体形太胖。

第四，孕妇分娩时的理想体重 =（孕前 BMI 值 × 0.88 + 6.65）× 身高^2。（重量单位为千克，身高单位为米）

第五，身高不足 1.5 米的孕妇要格外注意控制体重。因为个子较矮的孕妇骨盆窄的概率较高，容易出现难产。

小心体重超标

孕妇应采用以下方法控制体重：

◎饮食结构均衡，保持高蛋白和低热量饮食，少吃高脂肪、高糖类、高热量的食物。

◎要少吃零食，如果想吃零食，最好选择低热量的零食。

◎保持正常的一日三餐，切忌绝食减肥。

◎保持充足的休息时间和适量运动。

◎尽量从饮食中获取所需的营养素，少摄入营养补充剂。

◎禁食瘦身产品，否则不利于营养物质的吸收，影响胎儿生长发育。

孕妇体重超标的不良影响

孕期体重增长过多、过快，可产生以下不良影响：

● 孕妇易患妊娠糖尿病。
● 孕妇患妊娠高血压的风险增加。
● 易分娩巨大儿。
● 增加孕妇难产概率。
● 孕妇产后恢复困难。

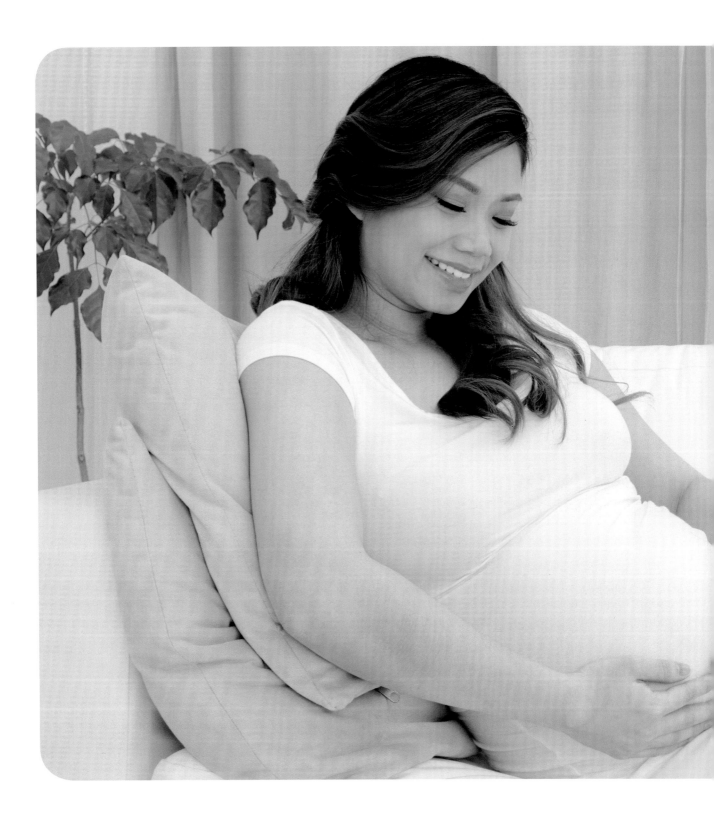

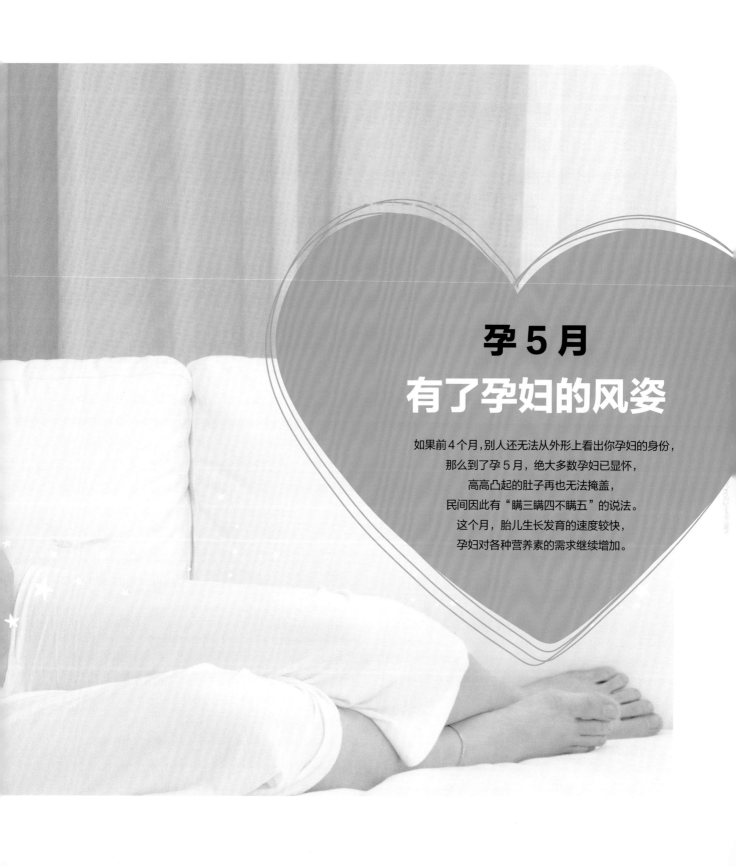

孕5月
有了孕妇的风姿

如果前4个月，别人还无法从外形上看出你孕妇的身份，

那么到了孕5月，绝大多数孕妇已显怀，

高高凸起的肚子再也无法掩盖，

民间因此有"瞒三瞒四不瞒五"的说法。

这个月，胎儿生长发育的速度较快，

孕妇对各种营养素的需求继续增加。

第 113 天　开始感觉到胎动

胎动是指胎儿触碰子宫壁的动作，包括伸手、踢腿等。孕妇一般从怀孕第 5 个月开始能感觉到，而胎动次数、胎动频率、胎动强弱等都能提示胎儿的生长发育状况。

什么时候出现胎动

早在怀孕 7 ~ 8 周，超声波就能检测到胚芽有轻微的波纹状运动，只是孕妇感觉不出来而已。只有进入孕中期，孕妇才能感觉到胎动。有些敏感的孕妇 16 ~ 18 周就能感觉到，也有的孕妇要到 20 周之后才能感觉到。不同的孕妇，胎动的时间则有所不同，与以下因素有关：

腹壁的厚薄程度： 腹壁薄的孕妇较早感知，腹壁厚的孕妇则稍迟感知。

羊水的多少： 羊水多的孕妇较早感知，羊水少的孕妇会稍迟感知。

敏感度： 较敏感的孕妇更早感受到胎动。

胎动的感觉

一般孕妇在怀孕后的 16 ~ 20 周开始感知到第一次胎动。此时的胎动如蝴蝶扇动翅膀，轻柔似水；然后随着孕周的增加，胎动越来越频繁，胎动的感觉也越来越强烈，甚至可以感觉到胎儿在肚子里踢腿、翻跟斗等。

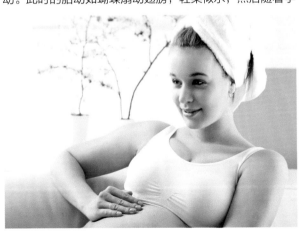

密切关注胎动

胎动能够反映胎儿在子宫内生长发育情况，如果胎动异常，那胎儿的发育就可能出现问题，因此，孕妇必须每天掌握胎儿的胎动情况，发现异常应该及早就医。

每个胎儿的胎动情况有所不同，一般早晨较少，中午以后逐渐增加，饭前较安静，饭后则较活跃。

监测胎动的办法

可通过以下两种方式监测胎动。

方式	做法
感知法	通过孕妇感知的方法掌握胎动，可在早、中、晚各选 1 个时间段，数 1 个小时的胎动次数
B 超观察法	如果有胎动异常的情况出现，可采用这种方法，一般通过 B 超观察胎儿的全身性运动、肢体运动、下肢运动以及胸壁运动

胎动的位置

胎动并没有什么固定位置，每个孕妇的胎动位置有所不同。胎儿有时会从左边跑到右边，有时也会从右边跑到左边，但由于多数孕妇会出现不同程度的子宫右旋，通常感觉胎动在右侧。如果没有出现胎动异常，一般没有问题，但如果右旋严重，那孕妇最好采取左侧卧的方式睡觉，可纠正胎儿位置以及保持舒服的睡眠姿势。

第114天 了解胎动规律

随着大脑活动越发活跃，胎儿会形成自己规律的睡眠周期和运动周期，养成自己的"生物钟"习性，因此胎动一般是有规律可循的。根据胎动规律，可以判断胎儿在子宫内的情况。

什么时候胎动较活跃

晚上睡觉前： 这个时间段，胎儿往往精神旺盛，并且孕妇也能静下心感受胎动，因此，会觉得胎动较多。

饭后： 孕妇吃过饭以后，血糖含量升高，胎儿能够吸收充足的营养，精力旺盛，因此，胎动较频繁。

洗澡时： 孕妇在洗澡时全身得到了放松，这种情绪会传达给宝宝，使胎儿也感到愉悦而动起来。

交流时： 准父母在与胎儿交流的时候，胎儿会用胎动的方式表达"想法"。

听音乐时： 胎儿喜欢在听音乐时用胎动传达情绪。

有规律的胎动

孕妇每12个小时的胎动次数约30次，这表明胎儿健康状况良好。

胎儿的胎动次数在一天当中有所不同。正常情况下，上午的胎动比较均匀，下午2～3点数量较少，然后慢慢增加，晚上7～9点为一次胎动高峰，11点到次日凌晨1点为第二次高峰。其余时间则胎动较少，尤其是早晨。

异常胎动表现

表现	原因
胎动减少	可能是因为孕妇血糖过低、持续高热
胎动出现突然加剧又减少	可能与缺氧、外界刺激、外界撞击、外界噪声以及高血压等有关
胎动突然停止	可能出现脐带绕颈，必须立即就诊，否则胎儿易因缺氧而窒息

预防胎动异常

孕妇可在以下几方面预防异常胎动：

生活规律： 孕妇一定要养成良好的生活习惯，作息要有规律，最好每日保证睡够8个小时，并适当活动。

保持心情愉快： 孕妇要注意调节自己的情绪，尽量保持心情舒畅，避免各种不良刺激，消除紧张、烦闷、恐惧心理，尤其不能大喜大悲、大怒大忧。

避免过度劳累： 当劳累过度或腹部受到很大压力时，胎儿也会变得焦躁不安，并伴随较大的动作。当孕妇感觉胎动有所加剧时，就要小心翼翼地行走、拿东西，避免剧烈运动或搬运重物造成意外。

谨慎对待性生活： 对有自然流产史的孕妇来说，怀孕3个月以内、7个月以后应避免性生活。习惯性流产者在此期间应严禁性生活，并定期进行产检，以便及时发现和处理孕期的异常情况。

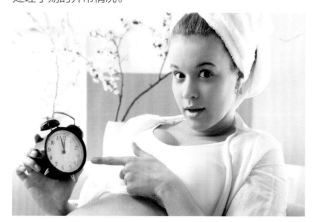

第 115 天　抚摸胎教做起来

抚摸胎教是一种通过有意识抚摸达到刺激胎儿感官的胎教方法，能加强准父母与胎儿之间的沟通交流，增进彼此之间的感情，使胎儿获得安全感；还能促进胎儿的健康发育，激发胎儿的运动积极性。经常被抚摸的胎儿，在出生后肌肉活力较强，并能较早地学会翻身、爬、卧、坐等动作。

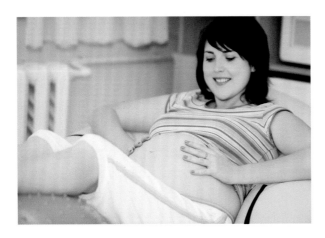

抚摸胎教的最佳时间

孕 5 月，胎儿的绝大多数细胞已经具备接受信息的能力，能够通过触觉神经来感受外界刺激，可以开始抚摸胎教了。

在一天之中，抚摸胎教的最佳时间是睡前。孕妇排空膀胱后，平躺在床上，然后放松腹部，用双手从上到下、从右向左轻抚胎儿，5 ~ 10 分钟即可。

抚摸胎教的方法

抚摸胎教的方法包括来回抚摸法、触压拍打法、推动散步法。

来回抚摸法：孕妇平躺在床上，放松身心，然后从上至下、从左至右来回抚摸，动作要轻柔，时间以 2 ~ 5 分钟为最佳。在抚摸过程中，孕妇还可与胎儿进行适当交流。

触压拍打法：触压拍打法一般可结合来回抚摸法，在抚摸的基础上进行触压拍打，给胎儿以触觉刺激。几周之后，胎儿就会出现身体蠕动等反应。一般没有反应之前，拍打按压 5 分钟即可，等有反应之后，每次需 5 ~ 10 分钟。同时还要密切注意胎儿的反应，如果出现用力挣扎或踢腿、蹬腿等动作，孕妇应立即停止。

推动散步法：孕妇要放松地平躺在床上，然后来回抚摸、按压、拍打、推动，动作一定要轻柔，使胎儿能够运动起来。如果胎儿来回扭动身体，那就要立即停止。通过推动散步法，孕妇能够触摸到胎儿的头、背以及肢体。但由于这种方法很难掌握力度，可能会出现腹部疼痛、宫缩，甚至流产，因此，必须在医生指导下进行。

抚摸胎教的注意事项

● 抚摸胎教应有规律性。一般每天 2 次，并在固定时间进行。

● 孕妇在进行抚摸胎教之前，要排空膀胱。

● 在抚摸胎教的过程中，孕妇应保持轻松、愉悦、平和的心态。

● 保证室内环境轻松舒适、温度适宜、空气新鲜。

● 抚摸胎教可配合语言胎教和音乐胎教等其他胎教方法，以达到更好的效果。

● 孕早期及临产前不适宜进行抚摸胎教。

第 116 天　注意妊娠期失眠

有的孕妇入睡困难，醒后很难入睡，容易出现睡眠障碍。如果不及时调整，孕妇会因为精力不足而难以承受各种孕期不适，不利于胎儿生长发育。

为什么孕妇易失眠

孕激素分泌的变化：孕妇受体内孕激素分泌的影响，特别容易出现情绪波动，对外界事物较敏感，容易出现失眠甚至抑郁倾向。

饮食习惯的变化：孕妇由于营养要求、孕吐反应以及暴饮暴食等，导致饮食习惯发生变化，进而影响睡眠质量。

尿频：孕妇增大的子宫会压迫膀胱，导致尿频。尿频会影响孕妇的睡眠质量。

身体出现抽筋、疼痛等症状：一方面，孕妇易出现缺钙而导致的抽筋；另一方面，孕妇大量分泌松弛素，进而引起身体疼痛，这些都会导致失眠。

不能习惯睡姿：孕妇由于腹部增大、身体重心的变化等，无法仰着睡，对新睡姿的不习惯可能导致失眠。

调整失眠的方法

孕妇每天需保证 8 ～ 9 个小时的睡眠时间，如果不能保证或睡眠质量较差，可采取以下措施进行调整：

◎调整睡眠姿势，最好采取左侧卧的睡姿。

◎调整饮食习惯，少吃高糖、高脂肪的食物，不要饮用咖啡、茶、碳酸饮料等；也不要暴饮暴食，因为暴饮暴食易导致胃肠不适，进而使睡眠出现问题。

◎舒缓情绪，释放压力。孕妇由于心理压力过大，易产生紧张、焦躁的情绪，这样就要掌握一些缓解情绪、释放压力的方法，如睡前试着放空大脑、调整呼吸。

◎营造良好的睡眠环境。温馨、舒适的睡眠环境，可使孕妇心情舒畅。

◎保证正常的作息规律。孕妇要养成定时起床和定时睡觉的习惯。为了保证睡眠质量，白天不要睡太久。

◎听音乐。既可以舒缓情绪、消除睡眠障碍，又是一种良好的胎教方法。

◎转移注意力。不要时刻想着胎儿，这样很容易胡思乱想，加重心理压力，导致情绪紧张，进而出现失眠。

◎通过摄取食物改善睡眠。如适当吃些牛奶、葵花籽、虾、动物肝脏以及玉米等食物。

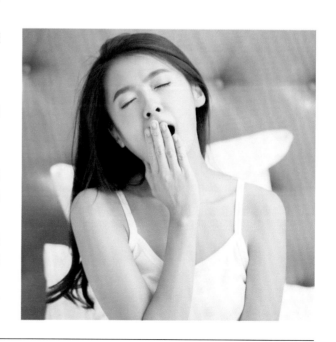

第 117 天　当个"潮孕妇"

> "爱美之心,人皆有之",孕妇虽然体形发生了变化,但照样可以把自己打扮得漂漂亮亮的。掌握四季装扮小窍门,大肚孕妇也可以变得"潮"起来。

春季孕妇装扮

春季,万物复苏,百花争艳,到处都是生机勃勃的景象。这时孕妇适合穿着颜色鲜艳、色彩明快的衣服,这样不仅与周围环境相协调,还能使自己开朗起来。此外,孕妇也要注意保暖,春天天气易变,应适当为自己添加一件外套。

夏季孕妇装扮

夏季,天气炎热,孕妇的穿着主要以清爽为主,颜色主要选择冷色调和较浅的暖色调,蓝色、绿色、白色等色系皆可。还可以戴一些配饰,如太阳帽、太阳镜等,不仅美观好看,还具有遮阳的效果。但搭配的时候,要注意衣服和配饰的协调,保持简洁、时尚即可。

秋季孕妇装扮

秋天是收获的季节,高远而湛蓝的天空,柔软洁白的云朵,满地金黄的落叶,勾勒出一幅迷人的秋景图。这时孕妇可选择素色为主的衣服,整体搭配以素雅为主,但可适当突出细节,如佩戴胸针、系上腰带或丝巾等。

冬季孕妇装扮

冬季,万物沉寂,衣服的颜色比较单一,一般都是白色、黑色、蓝色以及红色等,孕妇很难在颜色上穿出新意,这时就要在款式和配饰上多下功夫了。可准备几套不同的外套,如羽绒服、风衣等,再搭配上漂亮的帽子、围巾以及手套,为整套衣服增加亮点。

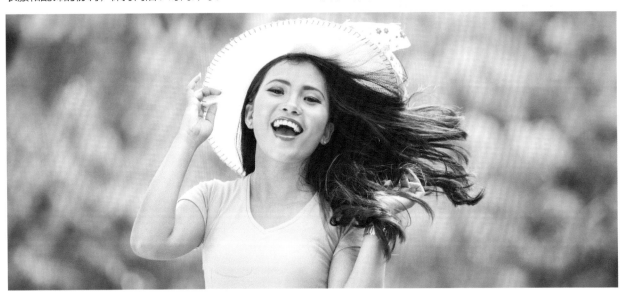

第 118 天　科学补钙

孕妇缺钙会引起抽筋、关节疼痛、牙齿松动。胎儿若得不到足够的钙，出生后易患先天性佝偻病、先天性喉软骨软化病。为了母婴健康，孕中期要避免缺钙。科学补钙可按照下面的方法进行。

少量多次补钙

孕期补钙是一种持续性行为，要经常性补钙，一次不要补太多，这样补吸收效果好。钙片要选择剂量小的钙片，并分多次服用。

选择最佳的补钙时间

一般早晨、两餐之间、睡前等时间段是最佳补钙时间，吸收效果也比较好。

不以排骨汤为主

说到补钙，很多人首先想到各种排骨汤，但排骨汤并不是最好的补钙方式。排骨汤中的钙不易为人体吸收，脂肪含量却很高，孕妇多喝排骨汤不仅不能满足身体对钙的需要，还会摄入大量的脂肪。

补充维生素 D、晒太阳

补充维生素 D 加上晒太阳，可促进钙的吸收。

补钙注意事项

◎不同怀孕阶段需要的钙含量不同，一般从怀孕的第4个月后开始补钙。

◎食补是孕妇补钙的首选，孕妇可多食奶制品、豆制品及坚果类等含钙高的食物。此外，还要保持运动、多晒太阳以促进钙吸收。如果缺钙明显，再选择钙剂补充。

◎掌握补钙的量，补钙并非越多越好，需遵医嘱。

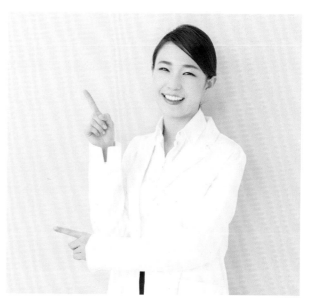

食谱推荐

核桃豆浆

材料：黄豆100克，核桃仁30克。

做法：

1. 将黄豆泡软，清洗干净；核桃仁清洗干净。

2. 将黄豆、核桃仁放入豆浆机中，添水搅打成豆浆，烧沸后滤出豆浆，加白糖拌匀即可。

营养分析：黄豆含钙量丰富，且含有丰富的卵磷脂，核桃仁中也含有丰富的蛋白质及人体必需的不饱和脂肪酸，二者搭配食用，既可以补钙，又可促进胎儿的大脑发育。

第 119 天　该使用托腹带了

托腹带，也被称为孕妇托腹带，主要是帮助孕妇托起腹部，支撑背部，缓解孕期不适。一般可从怀孕的第 4 个月起使用，孕晚期使用可预防胎位不正。

为什么要使用托腹带

孕妇使用托腹带有以下好处：

减轻身体的不适感：孕妇腹部隆起后，腹压越来越大，重心前移，易导致腰酸背痛以及盆底韧带损伤等。孕妇使用托腹带，可减轻身体的这种不适感。

预防胎位异常：臀位胎儿经医生做外倒转术转为头位后，为了避免回到原来位置，通常用托腹带来限制。

保护胎儿：不仅使胎儿获得安全感，而且具有一定的保暖作用。

托腹带的使用方法

孕妇将托腹带展开后，首先将腹袋体放置在小腹下部，从后上方把两侧的带子牵拉至肩部斜挎，再从胸前拉至小腹下部的腹袋体粘上；然后将固定带从后腰固定至对侧腹袋体，最后调整长短松紧即可。

哪些孕妇适合使用托腹带

有以下情况的孕妇可使用托腹带：

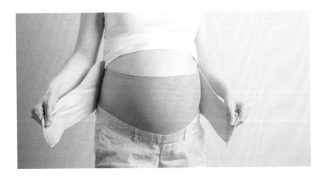

◎ 孕妇的腹壁松弛，具有"悬垂腹"。

◎ 孕妇怀有多胞胎或胎儿体重过大，导致强烈的腹壁下垂。

◎ 孕妇连接骨盆的韧带松弛，进而导致疼痛难忍。

◎ 纠正过胎位的孕妇，为防止胎儿复回原位而使用托腹带。

◎ 孕妇体质较弱。

◎ 孕妇腰痛、腹痛。

◎ 孕妇希望减少妊娠纹。

◎ 孕妇下肢水肿。

托腹带的洗涤步骤

为了保证托腹带的清洁卫生，托腹带应该经常清洗，清洗时应注意方式方法。

首先用 30℃ 以下的温水浸泡托腹带约 10 分钟；然后清洗，清洗的过程中注意用按压的方式反复清洗，并注意采用手洗和干洗方式；不要采用任何辅助清洁措施，如漂白、拧干、熨烫、烘干等。洗净后，要放在阳光下晾晒，杀菌消毒。

挑选托腹带的原则

挑选托腹带可遵循以下原则：

◎ 选择弹性较强或可调节尺寸的托腹带。

◎ 选择棉质材料的托腹带，其吸汗、透气性好。

◎ 选择方便穿脱的托腹带。

◎ 可多购买几件，便于勤换洗。

第 120 天 预防营养过剩

孕妇营养过剩的主要表现是体重增长过快，直接导致的后果是过度肥胖。一般整个孕期体重平均增长 8 ~ 12 千克，每周不超过 500 克。如果孕期增长在 13.5 千克以上，则为肥胖。

营养过剩的危害

孕期营养过剩对孕妇健康不利，也不利于胎儿的发育。具体来说，危害可表现在以下多个方面：

易引起精神萎靡不振： 营养过剩会使人反应迟钝，产生昏昏欲睡之感，精神萎靡不振。

易肥胖： 如果孕妇摄入过多的蛋白质，不能消化吸收的蛋白质就会转化成脂肪，容易引起肥胖，产后难以恢复体形。

易造成难产： 孕妇营养过剩，使体内热量超过正常值，导致胎儿体重过大，给分娩增加了难度，易发生难产。

易对新生儿健康不利： 胎儿娩出之后还容易出现低血糖、低血钙，成年后易患肥胖、糖尿病和心血管疾病。

易增加心脏负担： 营养过剩会使孕妇体重增长过快、过多，会加重其心脏负担，并使产后恢复速度较慢。

易患妊娠高血压： 营养过剩会使孕妇脂肪贮存增加、细胞代谢异常、细胞外间隙增大，容易形成以水肿、高血压、尿蛋白为主要症状的妊娠高血压。

易患妊娠糖尿病： 营养过剩容易造成孕妇血糖高，加重孕妇胰脏负担，诱发糖代谢障碍，严重时诱发糖尿病。有糖尿病的孕妇还容易伴发霉菌性等生殖或泌尿系统感染。

易引起中毒： 孕妇营养过剩，导致体内营养素摄入量过多。某些营养素，如维生素 A、维生素 D 摄入过多，如果不能通过新陈代谢的方式排出体内，还容易引起中毒。

预防孕妇营养过剩的方法

为预防营养过剩，孕妇应该保持良好的饮食习惯。

◎ 少食用葡萄等含糖量较高的水果，否则易升高血糖。

◎ 摄入优质脂肪。深海鱼类、坚果类等食物富含优质脂肪，适量食用可促进胎儿神经系统的形成，但要注意适度。

◎ 适度摄入蛋白质。适量食用富含蛋白质的食物，有利于胎儿的生长发育，但不可过量食用。因为过量食用会使血液中产生大量的硫化氢、组织胺等有害物质，容易引起腹胀、食欲减退、头晕、疲倦等现象，影响孕妇和胎儿的健康。

◎ 适量补充铁、锌、钙等矿物质，如食用动物肝脏、瘦肉、蛋黄等含铁量丰富的食物；牛奶、豆制品、海带等含钙量丰富的食物；鱼类、坚果类、豆制品等含锌量丰富的食物。

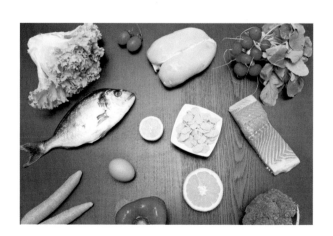

第121天 通过食物摄取维生素

维生素既是维持孕妇机体正常功能所必需的营养素，也是维持胎儿生长发育所必不可缺的营养素。在怀孕期间，孕妇一定要重视通过饮食来补充维生素。

孕妇补充维生素的原则

孕妇应该优先从饮食中摄取所需的维生素，只要保证饮食多样、营养均衡，就能满足对维生素的需求。营养素制剂只是作为补充维生素的辅助手段而存在。

孕妇如果体内维生素摄入过少，可能会造成新陈代谢紊乱；如果维生素摄入过多，会损害孕妇和胎儿的健康。因此，掌握维生素的摄入量，对维持孕妇和胎儿的健康至关重要。

孕妇维生素的摄入标准

维生素	摄入量	食物来源
维生素 A	孕早期，每天约 800 微克；孕中、晚期，每天约 900 微克，最高不能超过 2400 微克	动物肝脏、奶制品、绿叶蔬菜、黄色蔬菜及水果等
维生素 B_1	每天约 1.5 毫克	豆类、坚果类、瘦肉、动物内脏、芹菜、大白菜、胚芽等
维生素 B_2	每天约 1.7 毫克	动物肝脏、猪肉、小麦粉、大米、鳝鱼、蛋类、奶类、豆类及绿叶蔬菜等
维生素 B_6	每天约 2 毫克	肉类、谷物、豆类、坚果类等，其中鸡肉、鱼肉等白肉的维生素 B_6 含量最高
维生素 B_{12}	每天约 2.6 毫克	只存在于肉类食物中，如动物内脏、鱼类、禽类、贝壳类及蛋类等，但乳制品中含量较少
叶酸	每天约 600 微克	绿色蔬菜中含量较高。此外，猕猴桃、动物肝脏、蛋黄、胡萝卜等也含有丰富的叶酸
烟酸	每天约 20 毫克	在动物肝、肾、瘦畜肉、鱼以及坚果类中含量丰富；乳类、蛋类中的色氨酸也可转化为烟酸
维生素 C	孕早期，每天约 100 毫克；孕中、晚期，每天约 130 毫克	新鲜蔬菜、水果中含有丰富的维生素 C，如菠菜、西红柿、卷心菜、橙子、柚子、葡萄、草莓等
维生素 D	孕早期，每天约 5 微克；孕中、晚期，每天约 10 微克	海鱼、鱼子、动物肝脏、蛋黄、奶油、奶酪等中含量相对较多
维生素 E	每天约 14 毫克	各种植物油、豆类、粗粮、坚果等

第 122 天 警惕铅中毒

铅是一种重金属元素，具有神经毒性。孕妇血铅含量高，会导致胎儿神经系统发育不成熟，易造成畸形，所以孕期要提防铅中毒。

铅中毒，危害大

孕妇血铅超标会造成铅中毒，并通过胎盘被胎儿吸收。孕妇铅中毒对胎儿的危害表现在：

影响胎儿的智力发育：由于成年人的各种器官发育成熟，能够凭借自身的"防御能力"，保护大脑不被有毒物质侵害。但胎儿还不具备这种保护功能，铅很容易进入胎儿的大脑，进而影响其智力发育。

导致新生儿血铅含量超标：铅难以被人体排出，甚至在哺乳过程中，铅中毒的母亲还会通过乳汁将铅输入新生儿体内，继续加重新生儿铅中毒现象。

另外，孕妇铅中毒还会增加胎儿早产的概率。

孕妇铅中毒的主要污染源

孕妇铅中毒，主要是经常接触或食用含铅的物质而造成的。

水污染：孕妇经常接触或饮用被污染过并含有大量铅物质的水，易造成铅中毒。

空气污染：如工业废气、汽车尾气、油漆气味、烟草气味以及煤烟污染等，经常闻这些味道，容易导致铅中毒。

食物中毒：孕妇经常食用皮蛋也易导致铅中毒。

孕妇预防铅中毒的方法

孕妇血铅含量过高，会影响胎儿发育，因此要采取措施预防铅中毒。

◎ 重视孕前检查。主要针对平时工作经常接触铅物质的人群，如从事铅印、油墨印刷、装修、油漆、冶金、蓄电池、陶瓷、石油等行业工作者。

◎ 多食含钙量丰富的食物，如虾皮、牛奶、豆腐等，可预防铅中毒。

◎ 少吃含铅量高的食物，如爆米花、皮蛋、罐头食品、膨化食品等。最好不要饮用隔夜水。

◎ 不要食用接触到食品包装袋上铅字的食品。

◎ 尽量避免接触含铅物质，如报纸、含铅化妆品、含铅厨具等，若有接触，要勤洗手，将手上沾上的铅物质洗去，防止进入身体。

◎ 怀孕期间，孕妇最好不要装修房屋，如果需要装修，尽量使用无铅材料。装修后，最好不要长时间待在刚装修过的房间里。

◎ 孕妇要远离吸烟人群，不要接触汽车尾气，避免在车流量大的路边散步。

◎ 如果孕妇家中有从事接触重金属方面工作的家属，一定要让其在沐浴、更衣后再回家，以免将铅污染带回家。

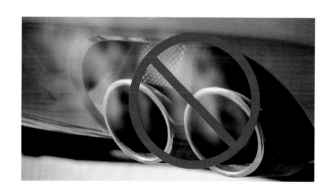

第 123 天 职场孕妇要善于化解工作压力

近年来，孕妇患抑郁症的人数每年以 9% 的速度递增，这不仅与孕妇的年龄有关，还与孕妇平时的工作、生活压力较大有关。压力过大，会使孕妇处于焦虑、紧张等情绪中，容易影响胎儿的生长发育，甚至导致胎儿畸形。

怀孕后，很多女性选择继续工作。在工作期间，孕妇不仅将注意力集中在工作上，还应该保持良好的作息习惯。而且孕妇在工作时会减少独处的时间，不容易产生"致畸幻想"。此外，孕妇在工作时会增加与他人的交流，并容易从他人那里得到赞扬和肯定，这样有利于保持良好的心态。

但孕妇毕竟不同于普通职业女性，职场压力不宜过大，否则对孕妇和胎儿都会产生不利影响。

工作压力对孕妇的影响

◎ 易导致孕妇血压升高，增加患妊娠高血压的风险，进而损害孕妇心脏、肾脏以及肝脏的健康。

◎ 易导致流产。孕妇如果工作压力过大，容易经常处

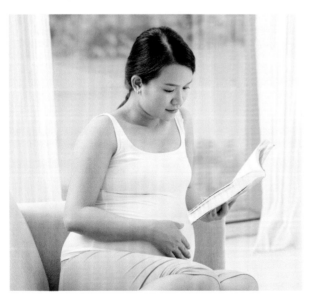

于消极情绪中，增加孕妇流产的风险。

◎ 易引起神经系统失调，进而易患神经系统功能性疾病，主要表现为胃肠道不适，如消化不良、胃痛、吞咽困难、恶心等症状。

◎ 增加患孕期抑郁的风险。

工作压力对胎儿的影响

◎ 易导致胎儿发育不健全，如出现兔唇、听力缺陷以及先天性心脏病等。

◎ 易导致胎儿发育迟缓，导致胎儿体重过轻。

孕妇化解工作压力的方法

孕妇可采取以下方法化解工作压力：

◎ 选择合适的宣泄方式，如唱歌、自我鼓励等方式，及时疏导不良情绪。

◎ 孕妇可采取冥想的方式或做其他事情的方式，转移注意力。

◎ 学会与其他人交流、倾诉，排解心中的困惑。

◎ 养成良好的生活习惯，如饮食要规律、作息要规律、适当锻炼身体以及禁止吸烟、喝酒等。

◎ 正确看待孕期压力，有压力是一件正常的事情。

◎ 业余时间可以听音乐、看书、练习书法等，既可以陶冶情操，又可以放松身心。

第 124 天　孕中期要均衡营养

> 孕中期，胎儿进入快速生长发育的时期。孕妇在保证饮食结构的均衡之外，还需要补充一些这个阶段需要的特殊营养素，如钙、铁、优质蛋白质等。

孕中期的饮食安排

这一阶段的日常膳食应强调食物品种的多样化，主食（粳米、面）350～450 克；杂粮（小米、玉米、豆类等）50 克左右；蛋类 50 克；牛奶至少 250 毫升；瘦肉 150～200 克；动物肝脏 50 克，且每周宜食用 2～3 次；蔬菜 400～500 克（绿叶蔬菜占 2/3）；经常食用菌藻类食品；水果 200～400 克；植物油 25～40 毫升。

由于孕中期子宫逐渐增大，常会压迫胃部，使餐后出现饱胀感，因此每日的膳食可分 4～5 次，但每次食量要适度，不能盲目地吃得过多而造成营养过剩。如孕妇体重增加过多或胎儿超重，无论对孕妇还是对胎儿都会产生不利影响。另外，还要注意不能过量服用补药和维生素等制剂，以免引起中毒。

需要重点补充的营养素

蛋白质：蛋白质是这一时期比较重要的营养素之一，而肉类和蛋类是其主要来源。因此，孕妇可以多吃一些鱼、肉、蛋、奶。另外，还要适量补充植物性蛋白质，如可多吃一些豆腐、豆浆、豆腐干、豆芽等。

钙：从怀孕第 4 个月开始，孕妇就应及时补充钙质，孕中期每天应保证 1000 毫克钙的摄入量。当然，补钙最有效的方法是多吃富含钙质的食物，如奶制品、豆制品、海带、虾米等。如果孕妇出现了抽筋等缺钙症状，还要适当补充钙剂。此外，孕妇还要多晒太阳以及适当补充维生素 D，可以促进钙元素的吸收。

铁：铁元素是构成红细胞的重要元素之一。进入孕中期后，胎儿发育迅速，血容量需求增加，孕妇对铁的需求也越来越多。孕妇补铁应该多食含铁量丰富的食物，如动物肝脏、动物血、瘦肉、鸡蛋等，同时为了促进铁的吸收，还应适当补充一些维生素 C。

碘：碘被称为"智力元素"，可以促进胎儿的甲状腺、神经系统发育以及完善大脑功能。从怀孕 14 周开始，孕妇就要多食海带、紫菜、鱼类、贝类等海产品，保证碘的摄入。

孕中期一日食谱推荐

餐次	用餐时间	饮食推荐
早餐	7～8 点	牛奶 1 杯，面包 100 克，煎蛋 1 个
加餐	10 点左右	酸奶 1 杯，橘子 1 个
午餐	12～13 点	西芹炒百合，红枣鲤鱼，家常豆腐，养血安胎汤，米饭 150 克
加餐	15 点左右	西红柿 1 个，豆浆 1 杯
晚餐	18～19 点	凉拌黄瓜，珊瑚白菜，鲫鱼丝瓜汤，面条 1 碗

第 125 天 补充维生素A

维生素A是一种维持皮肤、视力、牙齿、骨骼以及细胞生长所必需的物质。胎儿早期发育离不开维生素A，缺乏维生素A则会影响胎儿的生长发育，甚至导致胎儿畸形。但不宜补充过量，孕中、晚期每天900微克为宜。

这类食物可以补充维生素A

天然维生素A主要存在于动物性食物中，如动物肝脏、蛋类、奶类等，也可存在于红色、橙色及深绿色的富含类胡萝卜素的植物性食物中，如西红柿、胡萝卜、菠菜、芒果等。

其中从植物性食物摄取 β - 胡萝卜素或类胡萝卜素是补充维生素A的最安全途径。β - 胡萝卜素或类胡萝卜素吸收率较高，可在体内转化为维生素A，而转化率同样也很高。

维生素A不宜补充过量

一般通过食补的方法即可满足孕妇对维生素A的需求。如果孕妇严重缺乏维生素A，可根据医生建议服用一定量的维生素A制剂，但切忌摄入过多。

多余的维生素A蓄积在人体内会引起维生素A中毒，分为急性维生素A中毒和慢性维生素A中毒。急性维生素A中毒表现为严重皮疹、嗜睡、头痛、呕吐等，慢性维生素A中毒表现为皮肤干燥、粗糙、瘙痒以及脱发等；孕早期补充过量的维生素A，还可能会造成胎儿的泌尿系统畸形。

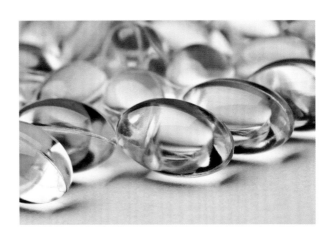

食谱推荐

胡萝卜玉米炒鸡蛋

材料：玉米粒、胡萝卜丁各100克，鸡蛋1个，青豆10克，盐3克，葱5克，水淀粉、食用油各适量。

做法：

①胡萝卜丁、玉米粒、青豆洗净后同入沸水煮。

②鸡蛋打散，加入盐和水淀粉调匀；葱洗净，葱白切段、葱叶切末。

③锅内注入食用油，倒入蛋液，待其凝固时盛出；锅内再放油炒葱白。

④接着放玉米粒、胡萝卜丁、青豆，炒香时再放蛋块，并加盐调味，炒匀盛出时撒入葱花即成。

营养分析：本品营养成分较为齐全，营养价值比较高，适合孕期常食。

第 126 天 开始做骨盆底收缩运动

调查发现，70% 的女性在怀孕期间容易出现压力性尿失禁现象，很是困扰。骨盆底收缩运动不仅能够缓解这种尿失禁现象，还能使第二产程的时间变短。从孕中期开始，孕妇就可以经常做骨盆底收缩运动了。

骨盆底收缩运动，也称凯格尔运动，是一套能够增强骨盆底肌肉力量的练习，最初由美国的阿诺·凯格尔医师所公布，因此得名。孕妇的骨盆底肌肉承担着子宫、直肠、膀胱、尿道，而凯格尔运动能够强健孕妇骨盆底肌肉，常被用来减轻尿失禁、产后尿失禁的问题。

运动步骤

孕妇在做运动之前，应先将膀胱内的尿液排净；而且孕妇还可以垫上护垫。在整个过程中，孕妇应放松心情，按照平常呼吸的节奏呼吸，除了骨盆底肌肉用力外，要保证身体的其余部位完全放松。此时，孕妇可用手轻触腹部，若腹部紧缩，说明身体并未完全放松。

动作要领

第一步，孕妇平躺，两膝弯曲。

第二步，慢慢地收缩臀部的肌肉，并向上提肛。

第三步，紧闭阴道、尿道、肛门。此时，孕妇的动作类似于尿急而又不能上厕所时的动作。

第四步，保持骨盆底肌肉持续收缩 5 秒，而后逐渐放松。5 ~ 10 秒后，再次收缩。

注意事项

最初做运动时，孕妇可以每天按规律做，早晨醒来或睡觉前都可以做。随着骨盆底肌肉力量的逐渐增强，孕妇可以增加每天做运动的次数，以及每次骨盆底肌肉收缩的时间。比如，孕妇可每天做 3 次运动，一次做 3 ~ 4 组练习。

孕妇要将这一运动作为孕期生活的一个组成部分，坚持练习。

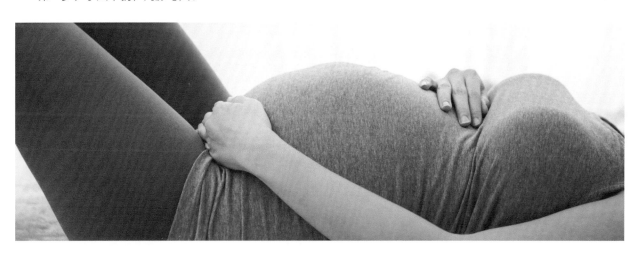

第 127 天　少吃甜食

很多女性喜欢吃甜食，但甜食吃得过多会危害身体健康，尤其是孕妇吃甜食过多，易引发妊娠糖尿病等疾病，还容易造成胎儿巨大，甚至难产等。因此，孕妇吃甜食要有所节制。

孕妇可以适当吃甜食，但每日食糖量应控制在一定范围，一般不超过 50 克。

适合孕妇食用的甜食

有些孕妇喜欢吃甜食，但为了自身和胎儿的健康，一定要控制自己，做到慎食。如果实在想吃，可以选择低糖、高膳食纤维以及营养价值较高的食物。代表性食物如下：

葡萄干：不仅能补气血，而且含铁量较高，还能预防贫血；但若孕妇患有妊娠糖尿病，那最好不要吃太多葡萄干。

红枣：含有丰富的维生素 C 和铁等，但多吃容易胀气。

酸奶：含益生菌和蛋白质，易消化吸收，但不要吃芦荟酸奶。

奶酪：含有丰富的蛋白质、B 族维生素以及钙等多种微量元素，有益于胃肠健康。

全麦面包：全麦面包中含有丰富的膳食纤维。膳食纤维是一种多糖，它既不能被胃肠道消化吸收，也不能产生热量。

孕妇少食的甜食种类

孕妇应该尽量少吃以下几类甜食：

热量较高、成分复杂的甜食：如巧克力、果冻、蛋糕、奶昔等。这些食物不仅含糖量较高，而且含有大量甜味剂、人工合成香料、增稠剂等，不仅会导致体重上升，而且还会影响胎儿的生长发育。

含糖量高的饮料、冰棍等：尤其是冷饮，还会刺激胃肠道，容易引起腹痛、腹泻。如果过量食用，易导致流产或早产。

过食甜食的危害

甜食中的糖分被胃肠道消化吸收后，会导致体内血糖浓度增加；如果血糖浓度超标，可能会对孕妇本身和胎儿产生以下严重后果：

◎血糖浓度超标会引起葡萄球菌等化脓性细菌大量繁殖，如果病菌侵入毛囊底部，易得菌血症，从而严重威胁胎儿的生存环境。

◎孕妇身体的含糖量过高，容易引起新陈代谢紊乱。

◎食糖量过高，会增加孕妇患妊娠糖尿病的概率。

◎食糖量过高，易导致孕妇骨质疏松；而孕妇骨质疏松还会引起胎儿发生骨质疏松症，使其出生后容易患夜啼、先天性佝偻病等。

◎食糖量过高而导致的血糖或尿糖偏高，增加了阴道内的糖原，使阴道环境偏酸性，导致酵母菌大量繁殖，从而诱发阴道炎。

◎糖分的新陈代谢需要维生素参与，而食糖量过高会导致维生素消耗过大。如果维生素不能满足孕妇身体的需要，不仅会导致肥胖，还会影响胎儿的发育。

第 128 天　孕期聚会须知

对于一般人来说，时不时地参加一些聚会可以让生活变得更加有趣而快乐，那么，孕妇是不是仍然可以像往常一样参加聚会呢？如果可以，又有哪些需要注意的呢？

参加聚会的好处

对孕妇的好处：偶尔与好朋友一起参加聚会，说一些有趣的事，做一些有益的活动，或是向对方倾诉自己的烦恼，都可以使孕妇达到放松心情、愉悦心情的目的。

对胎儿的好处：孕妇保持良好的情绪，对胎儿来说就是一件有益的事情。而且，到了孕 5 月，胎儿对外界的感受更加敏感了。这时，在孕妇的带领下，胎儿能够有更多的机会去接受来自外界的刺激，有利于其发育。

聚会中的活动可以有哪些

吃饭、聊天：在卫生良好、环境安静的场所边吃饭、边聊天是聚会中最常见的方式之一。

做运动：可以和参加聚会的同伴一起做做孕妇操、孕妇瑜伽等，也可以游泳。

经验交流会：孕妇之间互相分享一些趣事、烦恼、心得，或是请妈妈们传授一些孕期技巧。

艺术欣赏：听音乐、阅读或是美术欣赏均可，与志同道合的朋友一起参加这样的活动，不仅可以提升孕妇的自身修养，对胎儿来说，也是一种不错的胎教方式。

不适合参加的聚会

探险活动：毫无疑问，此类活动对孕妇来说危险性太高，因此一定不可参加。

到电影院看电影：现在的电影院一般都是巨幕的，为了达到一定的视听效果，声音分贝特别高，而过高的分贝对孕妇和胎儿来说都非常不利。

KTV 唱歌：和电影院类似，因为高分贝的噪声，KTV 的环境也非常不适合孕妇。为了避免发生意外，孕妇一定不可到此参加聚会。

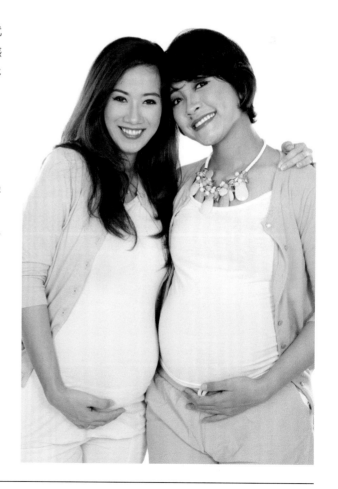

第 129 天 双胞胎孕妇的孕期护理

怀双胞胎的孕妇比单胎孕妇子宫更大、需要的营养也更多，怀有双胞胎的孕妇往往会更辛苦，与怀单胎的孕妇日常保健和护理是有所不同的。

怀有双胞胎的孕妇往往会更辛苦，也需要更多的关心和照顾。孕妇如果怀有双胞胎，应该遵循以下护理原则。

加强饮食管理，预防妊娠贫血

怀双胞胎的孕妇需要更多的营养物质，如果营养不能满足需要，会危害自身和胎儿健康，因此日常应该多吃鱼类、肉类、蛋奶类、豆类以及水果蔬菜等。此外，怀双胞胎的孕妇也需要更多的血容量，铁的需求量非常大，如缺乏铁元素，孕妇容易出现贫血的症状。因此，除了多吃富含铁元素的食物外，还要在医生的指导下，每日适当补充铁剂。

加强休息，避免劳累

怀双胎的孕妇的子宫比怀单胎的更大，极大地增加了孕妇的负担，压迫其心肺器官以及下腔静脉，孕妇易出现心跳加速、呼吸困难等症状，因此，孕妇要多卧床休息，

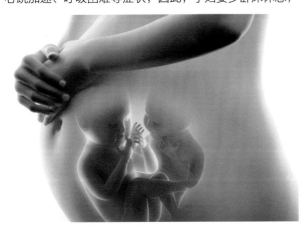

既可减轻对其他器官的压迫，又能预防早产。

定期产检

怀双胞胎的孕妇，胎位不正、妊娠高血压以及早产等概率增加，由于身体压力更大，也极易患各种妊娠期疾病，因此要增加产检次数，做到及早发现、及早治疗。

一般双胞胎孕妇从怀孕 4 个月开始，就要每 2 周去医院检查 1 次，到了孕晚期，需要每周去医院检查 1 次。

注意事项

怀双胞胎的孕妇要注意以下事项：

保持合适的体重：怀双胞胎的孕妇通常会增加更多的重量。合适的体重能够维持胎儿的健康，但体重也不能增长过快，可与医生协商，寻找最合适的体重增长范围。

注意安全：怀双胞胎的孕妇比一般孕妇的体形更大，不稳定因素也更多，因此，在日常生活中，孕妇应该加倍小心，注意安全，尽量减少户外活动。

预防早产：双胞胎孕妇的子宫很容易过度膨胀，进而引起早产，因此，孕妇要在医生指导下采取措施避免早产。

预防产前出血：怀双胞胎的孕妇容易发生前置胎盘，前置胎盘往往没有疼痛感，先有少量出血，然后再大出血。孕妇以及其家人应该密切注意，以防出现意外。

选择合适的分娩方式：双胞胎中一般会有一个胎儿的胎位不太理想，为避免分娩过程出现意外，可根据医生的建议，采取合适的分娩方式，最好是剖宫产。

第 130 天 关注指甲

孕妇的身体健康状况会在指甲上有一定的反应。孕妇平时要注意观察自己指甲的形状、颜色、质地以及指甲面的微妙变化，从而预测自己的健康状况并积极采取应对措施。

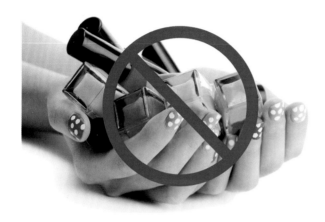

指甲变化与孕妇健康状况的对应关系

孕妇机体的功能情况，会在指甲上有所反应。其对应关系如下表：

表现	健康状况
指甲形状像匙子	可能患有贫血
指甲形状呈白色且无光泽	可能缺乏锌元素和维生素 B_6，也可能患有肝病
指甲发黄、易断	可能患有妊娠糖尿病
指甲面出现凹痕	可能严重缺钙

孕期注意保养指甲

由于孕妇体内雌激素分泌的变化，使黄体酮、催产素等其他激素迅速分泌，这样导致孕妇的指甲生长得更快，质地也更坚硬，但也有些孕妇的指甲则会出现易脆裂的现象。孕期要注意保养指甲，日常生活中应做到：

◎ 经常修剪指甲，不要留长指甲。长指甲更容易藏污垢，如果不小心抓破皮肤，可能会发生感染。

◎ 可在指甲上涂凡士林，可起到滋润指甲的作用。

◎ 在清理卫生时，最好戴上手套。

◎ 禁止涂指甲油，一方面，指甲油中含有危害健康的物质；另一方面，指甲油会遮盖住指甲的色泽，影响医生的判断。

孕妇怎样修理指甲

孕妇应到专业的美甲店修理指甲，并进行指甲的日常修护。如果要在家中修理指甲，则需准备指皮推修刀、指甲钳等工具。

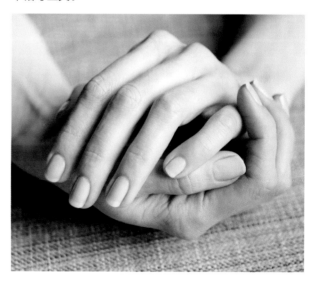

第131天 护理头发

普通女性尚且需要保持头发的清洁卫生并精心护理，孕妇由于体内激素的变化使得皮脂分泌增加，头发更快变得油腻，营养素流失也更快，所以要比普通女性更注重头发的护理。

孕期头发护理很重要

孕妇体内的激素分泌增加，发质也会发生变化。如果孕前的发质是油性的，这时头发会更油，如果孕前的发质是干性，孕期头发则会比平时润泽一些。无论现在发质如何，都需要好好护理。

最好能在每天早晚按摩一下头皮，用梳子或者手指都可以。梳子以桃木梳或者牛角梳为好，每天早上从前向后梳几十下，按摩头皮，加速头皮血液循环。或者晚上把手指弯成手指梳，从耳上向头顶、从头顶向耳上分别梳扒100下以刺激头皮，改善发质。

另外，可以吃一些对头发有益的食物，如核桃、黑芝

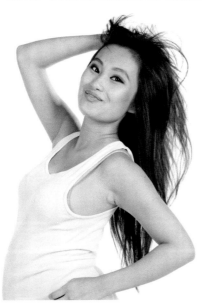

麻、瓜子、海带、紫菜以及绿色蔬菜等，能帮助孕妇保持头发黑亮柔顺。

选择合适的洗发水

孕妇皮肤较敏感，不合适的洗发水极易刺激到头皮，进而影响胎儿健康。因此，孕妇一般可根据自己的发质选择较合适的洗发水。

如果平时用的洗发水就比较温和，那可继续使用。如果孕妇头发干燥、易折，主要是因为体内缺乏蛋白质，可选用富含蛋白质的洗发水，同时可配合适当的头部按摩，以加强血液循环。

孕期切忌随意更换没有使用过的洗发水，以免产生过敏现象。

防止头发被晒

孕妇的皮肤敏感、头发脆弱，长期暴露在阳光下，不仅头皮容易受伤，而且头发也容易变得干燥枯黄。因此，如果需要外出，最好戴上帽子或用遮阳伞遮住，最大限度地保护头发不受损害。

拒绝染发、烫发

孕妇最好不要进行烫发、染发，尤其是孕早期。现在一般烫发、染发所用的制剂都是化学原料，孕期如果使用，不仅易损伤孕妇皮肤，有的还会产生过敏反应；有害物质甚至会通过孕妇的皮肤进入体内，危害胎儿的健康，造成胎儿畸形。

如果有染发、烫发的必要，可使用纯植物的染发剂。

第 132 天　做羊膜腔穿刺

羊膜腔穿刺，也叫羊水穿刺，主要通过抽取孕妇的羊水标本掌握胎儿的生长发育情况。但羊膜腔穿刺对胎儿有一定危害，并不是每一位孕妇都必须做该项孕检项目。

哪些孕妇需要做羊膜腔穿刺

羊膜腔穿刺并不是所有孕妇都需要做，只有以下人群需要做：

◎ 超过35岁以上的高龄孕妇。

◎ 筛查唐氏综合征结果异常的孕妇。

◎ 孕妇本人或其直系家族成员曾生育过具有先天性缺陷的婴儿，尤其是由染色体异常导致的。

◎ 夫妻双方其中有一方存在染色体异常。

◎ 女性是性连锁遗传病的携带者，必须弄清楚胎儿的性别。

◎ 以前在怀孕过程中曾出现血清异常的情况。

羊膜腔穿刺的目的

羊膜腔穿刺的主要目的是检查胎儿的生长发育是否出现异常，需确认以下四种情况：

第一，检查胎儿是否患遗传性疾病。

第二，检查胎儿是否存在畸形。

第三，检查胎儿是否存在染色体异常。

第四，检查胎儿是否存在神经管缺陷。

羊膜腔穿刺的最佳时间

一般孕妇进行羊膜腔穿刺的最佳时间是怀孕后的16 ～ 22 周。此时胎儿体形较小，羊水较多，做穿刺手术不易刺伤胎儿，也不易导致流产。另外，此时羊水中的细胞具有高成活率，活力十足，筛查效果较好。

羊膜腔穿刺的风险

羊膜腔穿刺对孕妇和胎儿有一定的损伤，具有以下风险：

◎ 如果孕妇出现子宫异常、羊水较少以及胎盘靠近前壁等，可能导致穿刺手术失败。

◎ 如果穿刺手术中或术后没有做好消毒、清洁工作，很可能会出现宫内感染。

◎ 如果孕妇本身就患有心脑血管疾病，穿刺手术中的疼痛可能导致心脑血管疾病复发。

◎ 穿刺手术过程中，由于手术时间的长短不同以及羊水标本出现异常等原因，易导致羊水培养失败。

◎ 穿刺手术中可能出现出血、休克，术后可能出现流产等危害胎儿安全的情况。

◎ 还有一些非可控因素会导致羊水培养失败。

◎ 羊膜腔穿刺可以诊断出一些由基因异常导致的疾病，但不能诊断出所有的致畸情况。

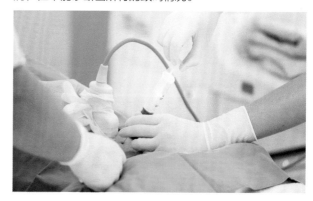

第 133 天 与胎儿玩踢肚游戏

胎儿在母体内就拥有了一定的感知能力，孕妇可以利用胎儿的感知能力与胎儿进行游戏互动，不仅可以提高胎儿活动的积极性，还可以促进胎儿的智力发育。踢肚游戏就是一种不错的母婴互动游戏。

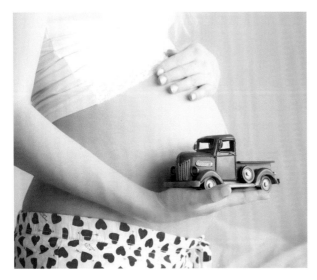

孕 5 月，很多孕妇能感觉到胎动了，这时孕妇就能和胎儿一起玩踢肚游戏了。

踢肚游戏能激发胎儿的潜能，使他获得良好的刺激，促进智力发育。这样的胎儿在出生后能够拥有良好的语言能力，能更快地学会站立、走路，身体健康而灵活，并且性情温和，较少哭闹，活泼可爱。

踢肚游戏的具体做法

第一步，孕妇平躺在床上，也可保持半仰的姿势，放松全身，呼吸要均匀，保持心情愉悦、情绪稳定，面带微笑；然后将双手放在腹部。

第二步，当胎儿踢孕妇肚皮时，孕妇可用手轻轻拍打踢打的部位，然后等待胎儿第 2 次踢肚皮。

第三步，过 1~2 分钟，胎儿会第 2 次踢同样的位置，孕妇再次在胎儿踢的位置上轻轻拍打几次，然后停下。

第四步，孕妇可变换拍打的位置，但拍打的位置也不应离原来的位置太远，然后再轻拍几次停下来，这时，胎儿也会改变踢的方向。如此反复，以后慢慢地，他就会和孕妇玩游戏了，孕妇拍 1 下，他踢 1 下，孕妇拍 2 下，他也踢 2 下。

第五步，游戏可每天进行 2 次，每次 5 分钟左右。

第六步，孕妇拍打的位置最好能顺着一个方向或保持一定的规律性，这样可以激发胎儿运动的积极性。

爱心提醒

孕妇在与胎儿做踢肚游戏时，应注意以下事项：

● 孕妇在游戏前要排空膀胱。

● 应保持舒适、温馨的室内环境，并且空气新鲜、温度适宜。

● 孕妇在拍打肚皮时，应时刻注意胎儿的反应，如果胎儿出现"拳打脚踢"的情况，那就说明它不喜欢这个游戏，这时孕妇应该立即停止。

● 如果孕妇出现不规则的宫缩、腹痛，甚至曾出现先兆流产或先兆早产，则不适宜行此游戏，以免发生意外。

第 134 天 测量宫高

宫高是指下腹耻骨联合上缘中点到子宫底部最高点的距离，并会随孕周的增加呈先升后降的趋势。测量宫高有助于判断胎儿的发育情况。

从怀孕的第 20 周开始，就要测量宫高了，每 4 周测 1 次。等到怀孕的第 28 ~ 35 周，每 2 周测 1 次。怀孕 36 周后，则每周测 1 次。

医生会把测量结果记录下来，绘制在妊娠曲线图上，观察胎儿的发育情况。

为什么要测量宫高

掌握胎儿的生长发育情况：孕妇测量宫高的目的是通过数据变化来掌握胎儿的生长发育情况，并且观察其与孕周是否相符。不管是过大或过小，都不利于胎儿的生长发育，需进一步做超声检查，确定问题所在。

预测预产期：可根据孕妇宫高的变化规律，判断胎儿是否已经入骨盆，进而判断出预产期。

怀孕 20 周以后，孕妇每次孕检都要测宫高，医生也要根据宫高，绘制妊娠曲线图，以便掌握胎儿的生长发育情况和准确判断预产期。

怎样测量宫高

孕妇排空膀胱后，平躺在床上，然后用软尺测量从耻骨上缘中点到子宫底最高点的距离。

一般而言，如果宫高连续 2 周没有变化，孕妇要及时到医院检查。宫高低于正常值，表示胎儿发育迟缓，孕妇需要加强营养；若高于正常值，孕妇要控制营养摄入，并适当增加日常运动量。

孕周与宫高对应如下表：

孕周	宫高（厘米）
20 周	16 ~ 20.5
21 周	17 ~ 21.5
22 周	19 ~ 2.5
23 周	19 ~ 23.5
24 周	20 ~ 24.5
25 周	21.5 ~ 26.5
26 周	22.5 ~ 27.5
27 周	23 ~ 28.5
28 周	23 ~ 28.5
29 周	23.5 ~ 29.5
30 周	24 ~ 30.5
31 周	25 ~ 31.5
32 周	26 ~ 32.5
33 周	27 ~ 33.5
34 周	27.5 ~ 34.5
35 周	28.5 ~ 35.5
36 周	29 ~ 36.5
37 周	29.5 ~ 37.5
38 周	30.5 ~ 38.5
39 周	31 ~ 38.5
40 周	32 ~ 38.5

第135天 预防阴道炎

怀孕后体内激素水平发生变化，阴道的酸碱度也随之变化，原有的阴道生态平衡可能被打破，容易患阴道炎，给孕妇和胎儿带来健康隐患。

健康女性的阴道是抵抗细菌侵入的"天然防护墙"，但如果患了阴道炎，这个天然防护墙受到破坏，抵抗细菌侵入的能力就会减弱，各种危害也会接踵而来，尤其是更容易危害孕妇和胎儿的健康。

孕期阴道炎的危害

对孕妇的危害：阴道炎会使孕妇有瘙痒、灼痛等不适感，分泌物还会产生异味。此外，小便时，易产生尿道口疼痛感和灼热感。

孕妇千万不要自己随意涂抹药膏，否则易导致病情恶化。应该及时就医，根据医生的诊断结果，进行相应治疗。注意的是进行治疗前，一定要将阴道清洗干净。

由于孕妇特殊的生理情况，有些药物不能使用，对阴道炎只能起到缓解的作用，因此孕期阴道炎很难完全治愈。

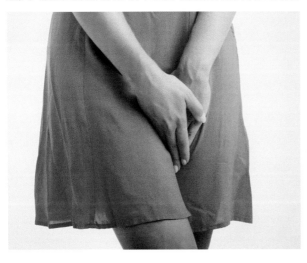

对胎儿的危害：孕期阴道炎不仅会影响孕妇的身体健康，还会容易使胎儿受到感染。胎儿感染后，皮肤会出现皮肤红疹，脐带会出现针尖状的斑点。如果孕妇采取自然分娩，胎儿经过产道时也容易受到感染，容易出现红臀、长鹅口疮等症状。

预防孕期阴道炎的方法

孕期阴道炎重在预防，可以从以下几方面进行预防：

保持清洁卫生：孕妇由于身体激素分泌的变化，外阴处一般呈充血状态，阴道分泌物增加，易受鞭虫、霉菌、淋菌等感染。孕妇应每天勤换内裤，保持外阴的清洁卫生。

选择合适的内裤：孕妇应选择宽松、舒适、透气的棉质内裤。

保持合理的饮食习惯：孕妇不要吃辛辣刺激性的食物，这类食物易生燥热，使热毒蕴结在内脏，导致外阴痒痛等症状，进而引发霉菌性阴道炎。此外，孕妇也要少吃含糖量丰富的食物，霉菌在糖原高的环境中会大量繁殖，也容易导致霉菌性阴道炎。

采用正确的方法清洗外阴：切忌用滚烫的水清洗，这样不仅不能起到消毒杀菌的效果，还会损伤皮肤以及黏膜，容易引发感染。切忌用专门的清洁液清洗，否则会破坏外阴的酸碱平衡，导致细菌入侵，进而导致感染发炎。可选择用加了盐的清水清洗，每天早晚各1次，保持外阴的洁净、干爽。

第 136 天 了解用药禁忌

怀孕后，孕妇代谢能力下降，药物容易蓄积留在体内，引起蓄积性中毒；而且这些药物还容易被生长发育中的胎儿吸收，影响其生长发育。

孕妇应该严格遵守用药规定，不能随意用药。但如果孕妇所患疾病必须用药，疾病的影响将超过药物的影响，那就要在医生指导下，权衡利弊，合理用药。

孕妇安全用药原则

孕妇安全用药，应遵循以下用药原则：

○任何药物（包括中草药、中成药）的使用都必须得到医生的同意，并在医生的指导下使用。

○在孕期必须用药时，应尽可能选择对胎儿无损害或影响最小的药物，病愈或基本痊愈后要及时停药。

○切忌自己滥用药物或听信所谓的"秘方""偏方"，以防发生意外。

○在怀孕前3个月内尽可能避免用药，但不包括必需的治疗药物。

○在遵循上述用药原则的基础上，应把药物应用的剂量、种类、时间等减到最少。

○如因病情和治疗需要而必须长期使用某种药物，而该药又会导致胎儿畸形时，应果断终止妊娠。

孕妇忌用药物

为了避免产生不利影响，孕妇应该忌用或慎用以下几类药物：

易引起流产的药物：主要有以下几种，如益母草、麦角、前列腺素等收缩子宫平滑肌的药物；硫酸镁等能够刺激胃肠道，且易引起盆腔充血的药物；中药中有滑胎效果的药物；泻药。

利尿消肿药或驱虫药：利尿消肿的药物一般属于噻嗪类药物，孕妇服用后，不仅会导致产程延长、子宫收缩无力等，而且容易导致胎儿心律不齐，出生后易患黄疸以及血小板减少症等。驱虫药具有一定的毒副作用，影响胎儿器官的分化形成，孕妇也不宜服用。

过量的鱼肝油以及钙剂：孕妇如果需要补充鱼肝油和钙剂，应在医生的指导下进行，切忌擅自大量服用，否则易出现食欲缺乏、皮肤瘙痒、毛发脱落、眼球突出等症状，还易使胎儿的骨骼、牙齿过早钙化。

过量的维生素：过量服用维生素易导致胎儿畸形，如过量服用维生素 A 易导致神经系统、泌尿系统畸形以及易患先天性心脏病；过量服用维生素 B_{12}，可能会导致胎儿神经感觉功能障碍等；过量服用维生素 C，可能导致新生儿坏血病，甚至出现流产或死胎等。

有明显副作用的中成药：如牛黄解毒丸、舒筋活络丹、苏合香丸、牛黄清心丸、风湿跌打酒等应该忌用；藿香正气丸、上清丸等应慎用。

可能导致胎儿畸形的西药：如抗癌药、抗癫痫药、抗甲状腺药、降血糖药、激素类药物、镇静安定类药物、抗生素类药物、水杨酸盐类药物等。

第 137 天　了解羊水

羊水是指孕妇子宫羊膜腔内的液体，可为胎儿的生长发育提供必需的营养物质。羊水的多少和颜色等具体情况，是评估孕程正常与否的重要指标，对孕妇和胎儿的健康安全意义重大。

羊水的作用

羊水由水、矿物质、激素以及脱落的细胞组成，是胎儿在母体生存的环境。它有以下作用：

- 反映胎儿的生长发育状况。
- 判断胎儿性别。
- 减缓外来冲击，保护胎儿免受伤害。
- 减轻宫缩对胎儿的压迫。
- 为胎儿提供一定的活动空间，减轻母体对胎儿活动产生的不适感。
- 保持子宫内的温度稳定。
- 预防细菌感染。
- 如果胎儿为臀位，可防止脐带脱垂。
- 软化、润滑及扩张产道，加快分娩进程。

羊水的量

羊水的多少会随孕周的增加而变化，变化情况如下表：

孕周	羊水量（毫升）
孕 20 周之前	约 500
孕 21 ~ 31 周	约 700
孕 32 ~ 37 周	1000 ~ 1500
孕 38 ~ 40 周	500 ~ 1400

另外，超过 42 周的过期妊娠，羊水量约为 500 毫升。一般来说，羊水量在 300 ~ 2000 毫升都属于正常范围内；超出这个范围，就应引起注意了。

羊水过多

羊水过多是指孕妇的羊水量超过 2000 毫升或羊水指数超过 18 厘米，一般由多胎妊娠、胎儿畸形、胎盘或脐带病变等所导致。羊水过多，易导致妊娠高血压、胎位异常、胎膜早破以及早产等；而胎膜早破又极易引起胎盘早剥或脐带脱垂，严重的还会导致产后出血。

为了预防羊水过多，孕妇要多休息、少吃盐，并且可在医生指导下，适当服用健脾利水、温阳化气的中成药。

羊水过少

羊水过少是指孕晚期孕妇的羊水量少于 300 毫升或羊水指数小于等于 5 厘米，一般由胎儿畸形、发育受限、过期妊娠以及羊膜病变等所导致。羊水过少，易导致胎位异常、胎儿发育不全、胎儿宫内窘迫以及胎儿窒息等。

为了防止羊水过少，孕妇要做好产前筛查、定期产检等，降低出现羊水减少的概率。

羊水颜色对应胎儿生长发育情况

通过观察羊水的颜色，可了解胎儿的生长发育状况。

另外，如果羊水脓性或带臭味，很可能出现宫内感染。

羊水颜色	胎儿情况
黄绿色或深绿色	可能患有胎儿窘迫
棕黄色	可能出现母子血型不合
黄色且黏稠	可能出现过期妊娠、胎盘功能不全等
棕红色或褐色	可能出现胎死腹中的情况

第 138 天 防治孕期鼻出血

孕妇流鼻血多为鼻腔单侧出血，而鼻腔双侧出血则较为少见。有时会间歇性反复出血，有时也会持续性出血，有的出血量较少，几毫升而已，有的则可达几十或几百毫升。出血量少的只要及时制止就好，而出血量多的就要到医院进行治疗。

孕期易鼻出血

孕妇身体特殊，很多因素都会导致孕期鼻出血。常见原因如下：

第一，由孕妇的鼻黏膜出血引起，也被称为"代偿性月经"。

第二，孕妇患有凝血功能障碍、急性呼吸道疾病感染以及鼻息肉等，也会引起孕妇鼻出血。

第三，孕妇体内缺乏维生素 K，导致血液中的凝血酶原含量减少，进而引起凝血功能障碍；这样不仅会导致鼻出血，还有可能会影响胎儿的智力和视力发育，易患先天性近视。

第四，早上睡醒之后，由于体位变化，孕妇在擤鼻涕时，容易引起鼻出血。

第五，孕妇体内雌激素分泌增加，导致血管处于扩张充血的状态。

第六，孕妇的血容量比平时要高。

处理孕期鼻出血的方法

孕妇遇到鼻出血不要紧张，下面提供了多种自行处理方法，鼻出血的时候可以试试：

◎ 用手按住出血侧的鼻翼，并向鼻中按压，可止血。

◎ 用干棉花或蘸过冷水的药棉、纸巾塞入鼻孔止血。

◎ 左鼻翼出血，可举起右臂；右鼻翼出血，可举起左臂，这样也能起到止血的作用。

◎ 如果两侧均出血，要同时按压两侧鼻翼，然后在额头上敷上冷毛巾或用冷水洗脸，以达到收缩血管、止血的目的。

◎ 轻拍额头也能减缓出血速度。

◎ 用大蒜做成纱包敷脚心，可达到止血的目的。

◎ 要舒缓情绪、保持冷静，以免血压升高，进而加剧出血量。

◎ 如果出血过多或出血时间超过30分钟，就要立即就医，排查是否还患有其他疾病。

预防孕期流鼻血的方法

孕妇可采用以下方法预防孕期鼻出血：

调整饮食结构：多吃水果蔬菜、豆类、蛋类、奶类等，少吃辛辣、刺激性较强的食物，这样可以增强血管弹性、防止血管破裂。

进行鼻部或脸部按摩：孕妇可每天在鼻部或脸部按摩1～2次，促进血液循环。

减少碰触鼻部的动作：如擤鼻涕、挖鼻孔等，避免损伤鼻黏膜。

第 139 天　孕期预防胎儿视觉器官发育异常

科学研究表明，弱视与人的先天体质有密切关系，因此，孕妇如何保健，对保证胎儿的视力健康至关重要。

先天体质的强弱取决于母体孕期的营养与保健状况，如果母体孕期注意保健，就可以预防胎儿视觉器官发育异常。孕妇可以从以下几个方面进行预防。

禁止吸烟喝酒

香烟中不但含有尼古丁等有害胎儿健康的物质，还含有一种叫"氰化物"的有毒物质，这种物质在胎儿体内蓄积过多，容易引起慢性中毒，致使其视神经及视网膜受损害，形成"烟草中毒性弱视"。酒精会消耗人体内的锌元素，如果孕妇体内缺锌，会影响胎儿的视觉器官发育，易造成弱视。

均衡饮食，保证营养全面

孕妇体内的营养素是否充足会影响胎儿的器官发育。如果孕妇存在偏食、挑食等不良饮食习惯，可能会导致某一种或几种营养素的缺乏；而锌元素的缺乏，极有可能会导致胎儿弱视，甚至出现胎儿畸形。

保持良好的饮食习惯

孕妇适宜吃清淡的食物，不要吃过于辛辣或具有刺激性的食物。

适当吃含锌丰富的食物

如肉类、鱼虾类等。锌能促进维生素 A 的吸收，对眼睛有益。

合理使用电脑

为了保证盆腔血液能够顺畅流通，孕妇每周使用电脑的时间不能超过 20 个小时；同时还要注意孕妇的坐姿要做到高低配合，否则同样会影响胎儿的生长发育。

保持良好的情绪状态

孕妇要保持良好的情绪状态，避免有不良情绪。人的心理活动会影响生理功能，不同的情绪状态可产生不同的生理反应。如果心情愉快，身体会产生有益于健康的物质。如果情绪出现低落、愤怒、忧伤等，会抑制消化液的分泌，易引起消化不良。长此以往，孕妇的营养需求不能得到满足，就会影响胎儿的生长发育，增加其出现弱视的概率。

预防疾病

远离病毒感染。孕妇如果感染某些病毒，也会影响胎儿的视觉系统发育。孕妇要少去公共场所，并注意保暖，防止着凉。

小儿弱视的表现

● 视力障碍。患弱视的人看不清楚事物，即使戴眼镜也不能纠正过来，视力还会慢慢减退。

● 视野改变。早期视野中间会有黑影出现，慢慢地，视野变得模糊不清。

● 光线越强，越不能看清楚事物。

第140天 防治孕期脚气

由于生活习惯和身体功能的变化，孕妇身体极易出现一些不良，脚气就是其中一种。孕期脚气不能轻易用药，脚部奇痒无比又会严重影响孕妇的休息，处理起来比较麻烦。

孕妇非常容易在怀孕期间患脚气，与以下因素有关：

第一，孕妇的内分泌系统发生变化，新陈代谢的速度变慢，自我调节能力下降。

第二，怀孕期间，孕妇的营养需求增多，不仅要满足自身的需要，还要满足胎儿的需要，如果营养摄入难以满足需求，尤其是如果体内缺乏维生素B_1，就非常容易患脚气。

孕妇预防脚气的方法

孕妇很容易患脚气，加上患脚气后不能使用药物，孕妇往往会苦不堪言。因此，如何预防脚气便成了重中之重。可以从以下几个方面来预防。

保持脚部清洁：孕妇要经常泡脚，保持脚部的清洁卫生，并且要经常更换鞋袜；更换过的鞋袜要放在阳光下晾晒，起到杀菌消毒的效果。

选择合适的鞋袜：孕妇平时不要穿透气性较差的运动鞋，而袜子也应选择纯棉的袜子，这样可以增加透气性，保持脚部干燥，以免脚出汗。

保持清淡的饮食：少吃辛辣且具有刺激性的食物。

保持良好的情绪：避免情绪紧张，有助于增强免疫力。

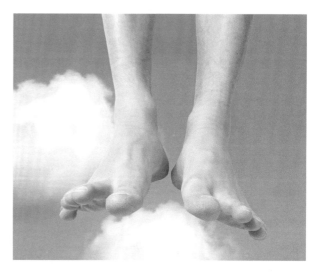

孕妇治疗脚气的方法

不同的脚气应采取不同的治疗方法。

类型	治疗	作用
糜烂型脚气	可在水中放入盐和姜，加热煮沸，然后水晾至温时，将脚放入水中，适当揉搓	可加强血液循环，起到放松身心的作用
角化型脚气	可在1升水中加150克黄豆，煮约20分钟，待水晾至温热时泡脚	可预防脚部脱皮，滋润皮肤
水疱型脚气	可用米醋洗脚，一般每天洗2次，每次约1个小时	具有消炎杀菌的效果
脚汗脚臭型脚气	可用磨碎的白矾涂抹脚心，每天需3～4次，每次约10分钟	具有除汗臭的作用

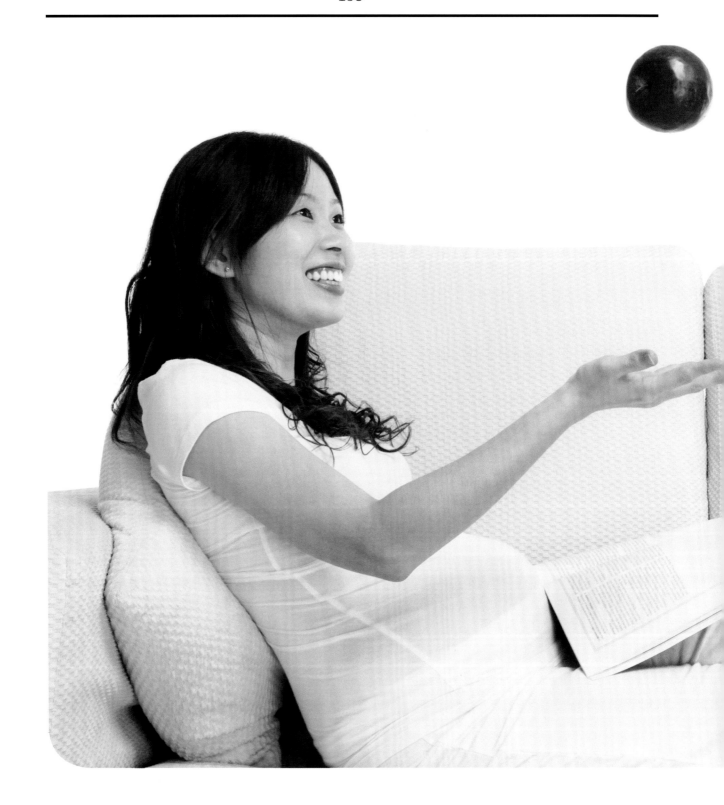

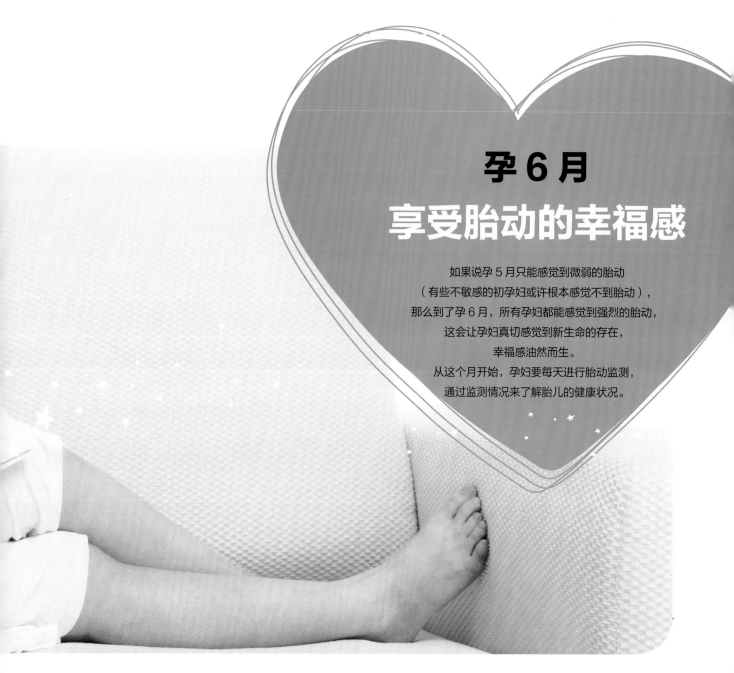

孕6月

享受胎动的幸福感

如果说孕5月只能感觉到微弱的胎动
（有些不敏感的初孕妇或许根本感觉不到胎动），
那么到了孕6月，所有孕妇都能感觉到强烈的胎动，
这会让孕妇真切感觉到新生命的存在，
幸福感油然而生。
从这个月开始，孕妇要每天进行胎动监测，
通过监测情况来了解胎儿的健康状况。

第 141 天　开始与胎儿交流

胎儿早在 15 ~ 20 周就有了听觉，只是对外界声音不敏感而已。从第 6 个月开始，胎儿的听力系统逐步开始形成，对声音刺激已具有充分的反应能力，开始拥有倾听外界声音的能力，准父母要养成与胎儿交流习惯了。

胎儿听觉的发育

胎儿的听觉器官还没有形成之前，胎儿主要依靠皮肤感知外界信息。因为人耳朵里的器官——皮质器，它与人的皮肤细胞形似，在胎儿还没有形成听觉器官之前，皮肤可暂时代替"耳朵"，感知外界事物。

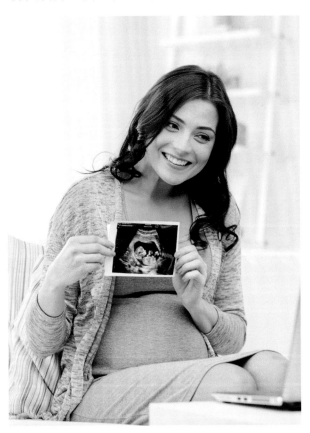

随着胎儿的不断发育，到了本月，它的听觉、嗅觉、视觉、味觉等感觉器官也开始逐渐形成。尤其是听觉，宝宝不仅能听到妈妈血液流动的声音、胃部工作的声音等，还能听到外界的声音。它很喜欢听妈妈的声音呢！

从怀孕的第 6 个月起，胎儿的听觉器官逐渐形成，到第 8 个月完全形成。

胎儿喜欢听什么声音

胎儿听到外面各种声响，一般认为，分贝低的声响比分贝高的声响更容易被胎儿听到。如果达到 45 ~ 55 分贝，对胎儿来说，绝对是噪声了。

胎儿喜欢语调平缓、温柔的声音，如孕妇温柔的声音、鸟儿的鸣叫声以及清脆的风铃声等，而讨厌嘈杂、混乱的声音，如车辆的引擎声、刹车声以及孕妇生气时的话语和人的喧哗声等。

准父母如果想与胎儿交谈，应该尽可能地保持语调平缓、声音温柔，这样胎儿不仅喜欢听，而且听得清楚。

孕妇与宝宝交流

孕妇应该每天在固定的时间与宝宝进行交流，尽可能用温柔、平缓的声音与胎儿交流，用充满"爱"的语言，传递"爱"的信号，使胎儿获得足够的安全感。

第 142 天 给胎儿"读"故事

从第 6 个月开始，准父母可以对胎儿进行语言胎教了，这样有助于刺激胎儿的神经系统，使其更加敏锐。语言胎教的方式有很多，准妈妈可以将生活中看到、听到的事情讲给胎儿听，也可以给胎儿阅读书籍上的故事。

给胎儿阅读书籍上的内容，是一种文学语言胎教形式。在实施时要注意以下几点：

注意阅读方式

孕妇在读文学作品时，应该将作品中的人物、事件等清楚地描述出来，要用充满想象力且富有感情的方式读出来，使胎儿能够融入作品当中。

最好由准爸爸和孕妇一起来承担阅读的任务，每人每天各读一次。准父母可以通过阅读的方式加强与胎儿的沟通交流。

书籍类型的选择

孕妇一般要选择有趣味性且能够愉悦身心的文学作品，如童话、童谣、诗词、寓言等，切忌选择暴力、色情或过于悲伤、恐惧或易引起情绪激动等作品，其中《安徒生童话》《一千零一夜》等是适合胎教的书籍。

爱心提醒

孕妇在进行文学语言胎教时，应注意以下事项：

● 孕妇在给胎儿阅读文学作品之前，一定要事先对所要阅读的作品有所熟悉，并在脑海中形成一定的影像，以便能将作品生动形象地描述给胎儿。

● 如果没有足够的时间将内容丰富的作品读给胎儿听。还可选择一页带有图画的内容，为胎儿生动形象地描述出场景，将里面发生的故事清楚、准确地讲给胎儿听。

● 孕妇要广泛地阅读书籍，不可固定在某几种书上。

● 当准父母选择好作品后，可反复阅读，这样会使胎儿的神经系统对语言变得敏感。

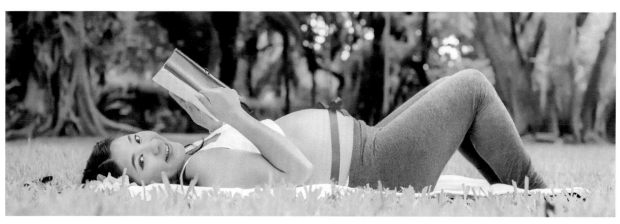

第 143 天 了解孕期看电视注意事项

很多女性在怀孕之后感觉很无聊，通常会以看电视来打发时间。常看电视对母婴健康有一定的危害，孕妇要注意看电视的方式方法。

控制看电视的时间

一些女性在怀孕后由于活动量的减少，她们有更多的时间待在家里，看电视就成了她们消磨时间的方式。

但长时间看电视会对胎儿的生长发育产生一定的危害。显示屏周围的尘埃中含有大量的微生物和"灰尘粒子"，孕妇长时间看电视，会使微生物和灰尘附着皮肤过久，不利于皮肤保健。并且，长时间以固定姿势坐在电视前，还会影响孕妇的心血管系统及神经系统功能，盆底肌和肛提肌也会因此而劳损。

另外，孕妇长时间坐着看电视，会影响身体的血液循环，易导致下肢水肿，甚至出现静脉曲张。

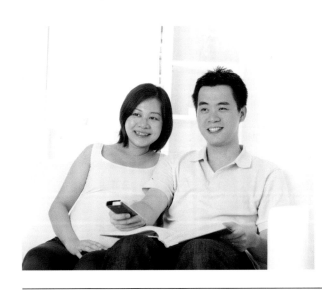

注意防辐射

电视机会产生一定的辐射，如何减少辐射对人体的伤害，这是孕妇必须要解决的问题。

可适当使用防辐射装备：如可在家中安装电视防辐射屏、防辐射窗帘等。

避免在电视机旁放置其他电器：如不要再电视机旁放置空调、冰箱等电器。电器集中放在一起，容易导致电磁辐射叠加，产生强磁场辐射。

避免看使用时间过长的电视：电视机属于可消耗产品，使用时间过长的电视机的电子元件会发生老化，容易发生电磁污染现象，辐射增强。

孕妇看电视的注意事项

孕妇在看电视时，注意以下事项：

◎ 孕妇看电视时，应与电视机保持一定的距离，一般需保持超过2米的距离，这样可以减少辐射对孕妇的伤害。

◎ 孕妇不能长时间看电视，最好控制在2个小时以内。

◎ 孕妇看电视时，应保持室内空气流通。

◎ 孕妇不要看紧张、恐怖、悲伤的电视节目，这些电视节目易引起情绪变化。

◎ 孕妇看电视的时间不宜太晚，晚上11点以后不适宜看电视。

◎ 孕妇不要饭后立即看电视。饭后立即看电视，则会使人的血液大量集中到脑部，使胃部的血流量减少，进而影响消化吸收功能，易导致消化不良。

第 144 天　加强骨盆底肌肉的锻炼

孕妇锻炼骨盆底肌肉好处多多，为了增加分娩的力量，在孕中期就要开始锻炼骨盆底肌肉。

随着子宫的不断增大，孕妇的膀胱和骨盆底肌肉承受了巨大压力，而骨盆底肌肉被拉得过长，则容易引起尿失禁、子宫脱垂、水肿、痔疮等，甚至还会增加患静脉曲张的概率，分娩后则会带来痛感以及导致性愉悦的减弱。

为了避免或缓解以上情况的出现，孕妇有必要进行骨盆底肌肉锻炼。

锻炼骨盆底肌肉好处多

孕妇多锻炼骨盆底肌肉，会带来以下好处：

◎ 增加阴道肌肉的弹性，使分娩时的肌肉放松，减轻产道的阻力，缩短分娩时第二产程的时间。

◎ 促进直肠和阴道区域的血液循环，增强肌肉的控制

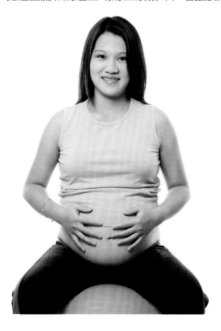

力，可以起到预防痔疮和压力性尿失禁的作用。

◎ 分娩时如果出现会阴侧切或会阴撕裂，多做骨盆底肌肉锻炼还能够加快伤口的愈合。

锻炼骨盆底肌肉的方法

孕妇可采用认为舒适的姿势，站姿、坐姿皆可，然后收紧骨盆底肌肉，几秒后，慢慢放松，如此反复进行练习。注意在练习过程中，要放松身体其他部位。

也可躺在床上进行锻炼。孕妇先平躺在床上，膝盖自然弯曲，两脚平放，放松全身，只收紧阴道肌肉；然后慢慢放开，如此反复 10 次。此法既可避免出现尿失禁，又可降低分娩时阴道撕裂的概率。

增加腿部灵活度，可以采取这样的做法：孕妇采用坐姿，背部要挺直，两脚底靠近，脚跟部分靠近身体；然后抓住脚踝，肘部向下按压大腿，如此反复数次。此法不仅可以增加大腿的灵活度，增强背部肌肉的力量，还可以改善孕妇身体的血液循环。

骨盆底肌肉的锻炼越早越好。

爱心提醒

锻炼骨盆底肌肉，不要操之过急，应循序渐进地增加强度。开始时，一般每天做 3 次，每次 3 ~ 4 组，每组 10 次即可。然后，可随着肌肉强度的变化，适当延长练习时间。

第 145 天　了解孕期洗发注意事项

女性怀孕后头发逐渐增多，且变得浓密亮泽。这是雌激素增多使头发生长期延长、脱落速度延缓的缘故，多出来的头发其实是超期服役的"长寿者"。为了清洁卫生，孕妇要更勤快地洗发，并且在洗发的时候注意以下事项。

保持适当的洗发频率

孕妇的头发比一般人群更容易出油，孕妇需保持适当的洗发频率，以清理掉头发上多余的油脂。

正常情况下，孕妇需保持每周 2 ~ 3 次的洗发频率，不需要每天都洗发。如果夏季天气较炎热，孕妇比较容易出汗，可以每隔 1 天洗 1 次头发。

特殊情况下，如孕妇外出被雨水淋到头发，这时应该立即洗发并擦干，以免受凉感冒。

控制水温

孕妇洗发应保持适当的水温，不能太热，也不能太冷，水温以 37℃ ~ 40℃ 为最佳。注意不能采用冷热水交替的洗发方式。

采取正确的洗发姿势

进入孕中期，由于孕妇腹部逐渐增大，一般要在家人的帮助下采取后仰的姿势洗发，否则压迫胎儿会造成身体不适。

如果是孕妇自己洗发，短头发比较好清洗，可坐在椅子上，膝盖弯曲成 90°，然后将身体前倾即可。如果孕妇是长头发，那孕期洗发就不容易了，可坐在有靠背的椅子上，在别人的帮助下仰头洗发。

到了怀孕后期，孕妇高高隆起的腹部使洗发更加困难，同样可让家人帮忙洗，也可带着自己的洗发水到理发店洗发。

处理湿发的方法

对孕妇来说，如何处理湿发也是一个难题，对长头发的孕妇更是如此。

洗过头发后，顶着一头湿漉漉的头发，很容易着凉感冒。如果用吹风机吹，吹风机产生的辐射易引起胎儿畸形。

最好的办法是使用吸水性强、透气性佳的干发帽、干发巾。但要注意选择质地柔软、干净卫生的干发帽、干发巾。

洗发时间

孕妇应该选择白天洗发，最好不要选择早晨和晚上这两个时间段洗发。

一般早晨的气温较低，特别是冬天，这时洗发，寒气容易进入体内，进而引起感冒。而晚上洗发之后，头发很难干透，此时入睡则很容易着凉感冒。

上班的孕妇因为白天要工作，只有晚上才有时间洗发，这时一定要将头发完全弄干再睡觉。

最好不用护发素

孕妇最好不要使用护发素，大部分护发素都含有一定的化学物质，可能会对人体产生危害。如果一定要用的话，建议选择孕妇专用的护发用品。

第 146 天 了解孕中期腰酸背痛

由于胎儿的不断发育，基本上，很多孕妇在孕中期之后或多或少都会受到不同程度的腰酸背痛困扰，严重影响孕妇的口常生活。

为什么孕中期更容易腰酸背痛

孕中期腰酸背痛是一种正常的生理现象，一般由以下原因造成：

子宫增大：进入孕中期后，随着胎儿的长大，孕妇的腹部越来越大。为了保持身体平衡，孕妇身体重心逐渐向后靠，这样就给脊椎、肩部造成了极大负担，易产生腰酸背痛。

激素分泌的变化：女性在怀孕后，为了保证分娩时胎儿能顺利通过产道，身体会分泌一种使骨盆肌肉松弛的激素，易导致耻骨轻度分离，进而会产生有关节疼痛的感觉。

肾盂和输卵管扩张：子宫的增大会压迫输尿管，易引起慢性肾炎，导致腰酸背痛。

体力下降：孕妇身体负荷大，体力不支也容易导致腰酸背痛。

过度劳累：过度劳累可能导致腰背劳损，进而引起腰酸背痛。

妇科疾病：如盆腔炎、子宫内膜炎等也会易引发腰酸背痛。

缓解孕中期腰酸背痛的方法

如果孕中期出现了腰酸背痛的症状，可采用以下方法缓解：

◎ 保持良好的走姿、站姿、坐姿、睡姿。

◎ 站起或坐下时，动作要缓慢，手上要有扶持的物体，避免腰部过度用力；避免弯腰提取重物。

◎ 可适当进行运动，增加腰背部的柔韧度，如散步、孕妇操、游泳等。

◎ 选择合适的床垫，切忌选择太软的床垫睡觉，易导致腰部下陷。

◎ 日常选择柔软、轻便、平跟的鞋子。多吃富含蛋白质、维生素以及钙质等食物。同时注意控制体重过快增长，以减少腰背部压力。

◎ 加强保暖，避免腰背部受凉。注意休息，避免长时间工作。

◎ 也可适当使用托腹带来缓解症状，如果情况较为严重，可寻求医生的帮助。

哪些孕妇容易腰酸背痛

腰酸背痛不是每个孕妇都会发生，而且痛的程度也因人而异。一般来说，下面孕妇人群更容易腰酸背痛：

● 体质敏感、身材瘦小、骨盆窄小的孕妇。

● 干体力活、需要提东西、经常弯腰的孕妇。

● 怀双胞胎或胎儿较大的孕妇。

● 孕期体重增加过多的孕妇。

第 147 天 补充碳水化合物

碳水化合物主要来源于每天所吃的主食，是人体热量的来源，也是胎儿新陈代谢所必需的营养素。很多孕妇讲究孕期营养，往往重视鸡鸭鱼肉、蔬菜、水果等的补充，却忽略了主食的摄入，这样的膳食结构是不科学的。

孕妇怎样补充碳水化合物

孕期应保证碳水化合物提供总热量摄入的60% ~ 70%。孕妇每天应摄入 400 ~ 500 克谷类主食。

碳水化合物主要存在于米、面等主食中，如大米、小米、玉米、土豆、红薯等。因此，孕妇补充碳水化合物最简单的方法就是吃主食。虽然蔬菜、水果在进入人体后，也能部分分解成碳水化合物，但其所占比重较小。

碳水化合物的主要食物来源：

种类	食物
主食	米饭、稀饭、面条、面包、小麦粉等
甜食类	巧克力、饼干、奶油等
水果	葡萄、桃等
蔬菜类	土豆、红薯等薯类
其他	豆类、全谷类

需要注意的是，虽然孕妇补充碳水化合物是必需的，但也不宜过多；否则多余的碳水化合物将会转化成脂肪储存起来，使孕妇体重增长过快。

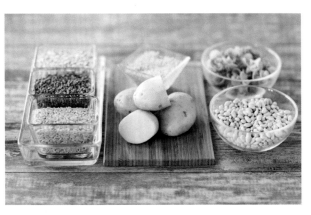

搭配蛋白质

蛋白质也有产生热量的作用，当膳食结构中的碳水化合物过少时，机体会消耗蛋白质以获得热量。因此，为了更好地吸收碳水化合物，可在饮食中适当增加蛋白质的量，一天的饮食可以这样安排：正餐包括米饭、馒头、燕麦粥等主食，同时搭配一个鸡蛋；在午餐或晚餐中摄入鱼、虾、肉、豆制品等；每天喝一杯牛奶。这样可以让摄入的蛋白质代替一部分热量消耗。

食谱推荐

清炒土豆丝

材料：土豆1个，盐、葱花各 3 克，食用油适量。

做法：

① 土豆去皮，清洗干净，切丝备用。

② 锅下油烧热，放入土豆丝炒至八成熟，加盐炒匀，待熟装盘，撒上葱花即可。

营养分析：土豆中碳水化合物含量较多，经常食用可提高孕妇对主食（如大米、白面等）营养的利用率。

第 148 天 安全出行

孕中期，胎儿情况相对稳定，孕妇可以适当外出旅行，但要选择医疗卫生条件相对较好的地区，如果发生意外，可以及时救治。

孕妇出行前的准备

孕妇出行需做好以下准备工作：

出行必须有人陪同：孕妇必须在熟悉自己的家人朋友的陪同下出行，这样不仅可以在旅途中保持轻松愉悦的心情，而且，万一在途中发生意外情况，还能及时采取措施。

应尽量选择乘坐时间短的交通工具：如飞机或公共汽车等交通工具，最好不要选择乘坐时间较长的公共交通工具，如火车。如果乘坐私家车出行，一般可选择 1 ~ 2 个小时停车休息一次，活动一下四肢，有助于血液循环。

运动量不宜太大：孕妇在旅途中要保证充足的休息时间，切忌过度劳累，最好不要选择跟随旅行团观光旅行。运动量要适宜，一般不宜超过 2 个小时。

提前制订旅行计划：包括旅行地点、旅行线路、交通工具、安排旅馆等都要包括在内。

出门前应该进行一次全面检查：孕妇要确保自己的身体能够承受旅途的奔波。如果远途旅行，则最好在出行前咨询医生，最好进行一次全面的孕检。旅行回来后，再进行一次孕检，及时了解身体变化。在旅行过程中，孕妇一旦感到不适，要及时到当地医院就医。

在出发前要准备一些必需品：如药品、卫生用品等。

孕妇出行的饮食

孕妇在旅途中热量消耗大，再加上舟车劳顿，很容易饥饿，可在旅途中准备一些小零食，以补充体力，如坚果、奶酪、酸奶等，不仅可以充饥，还可以减轻不适反应。此外，出门在外，还要注意不要吃辛辣且具有刺激性的食物，不要吃生冷且卫生状况不明的食物，不要吃海鲜等易腐败的食物等。

注意事项

孕妇出行乘坐交通工具，需注意以下事项：

◎ 一定要系好安全带。

◎ 要穿柔软舒适的衣服和鞋，有利于血液循环。

不适合孕妇出行的场所

由于身体的特殊性，孕妇要选择合适的出行场所，以下场所一定要谨慎避开：

● 公共卫生条件较差的场所。

● 噪声污染较严重的场所。

● 卫生条件较差的餐馆。

● 过于阴冷潮湿或高温潮湿的地区。

● 充满化学气味或烟味等刺激性气味的地区。

第 149 天 吃一些不易发胖的营养食品

孕中期，孕妇身体的营养素需求急剧增加，必须要补充大量的营养素才能满足身体需要。但很多孕妇又担心体重过快增长的问题。有哪些食物既营养丰富还不容易导致发胖呢？可以参考以下食物，调整自己的膳食结构。

酸奶

酸奶是由牛奶经杀菌以及添加有益菌后发酵而成，含有大量的蛋白质和钙质。它不仅保留了牛奶的营养物质，而且比牛奶更易于消化吸收，因此，酸奶很适合孕妇饮用。

蔬菜

蔬菜是人类日常饮食的重要组成部分，可为人体提供维生素、矿物质以及膳食纤维等多种必需的营养物质。尤其是绿色蔬菜，含有丰富的叶酸。叶酸不仅可以有效清除血液中过多的同型半胱氨酸，保护心脏，还可以预防胎儿神经管畸形。孕妇要多吃蔬菜，可以在汤里添加一定的蔬菜，既丰富了口感，又增加了营养。

孕妇在挑选绿色蔬菜的时候可挑选颜色深的，颜色越深的，含有的抗氧化成分也就越多。

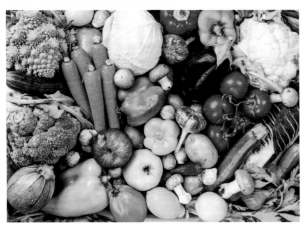

瘦肉

瘦肉主要是指猪、牛、羊等动物身上富含蛋白质的部分。瘦肉不仅营养丰富，而且更容易消化吸收。孕妇多吃瘦肉还可以增加体内的铁含量，增加血液携氧量，也可以促进红细胞的合成，这样孕妇就有足够的血液提供给胎儿，满足胎儿生长发育的需要。

豆制品

豆制品是指以大豆、绿豆、红豆等豆类原料加工而成的食品，主要包括豆腐、豆浆、腐竹、豆奶粉等，蛋白质含量高，营养丰富且易消化吸收。

豆类经过加工之后，有的还增加了其他营养成分，如豆腐里面含有丰富的钙、镁等矿物质；豆芽中则含有大量的维生素 C。

燕麦片

长期吃燕麦片可以降低胆固醇、预防糖尿病。但孕妇最好选择没有任何添加剂的天然燕麦片，不要选择速溶燕麦片，里面可能含有大量的香精等有害成分，不利于孕妇健康。

为了增加燕麦片的口感，可在煮食燕麦片时加入一些葡萄干、果仁等，还可适当添加蜂蜜，这样不仅可以丰富口感，还可以增加营养。

第150天 可以喝孕妇奶粉

孕妇奶粉是一种配方奶粉，一般是在奶粉的基础上，适当添加叶酸、亚麻酸、亚油酸、钙、铁、锌以及维生素等营养素，在保证母体健康的同时，利于胎儿骨骼、视力、大脑等方面的全面发育。

孕妇在日常饮食中，如果没有获取足够的营养素，又不想通过摄入制剂来补充营养素，还可通过饮用一定的孕妇奶粉来补充身体所需的营养物质。

孕妇奶粉有哪些好处

补充叶酸：孕妇奶粉中叶酸丰富，饮用孕妇奶粉相当于在补充叶酸，可促进胎儿健康发育。

促进胎儿脑部发育：孕妇奶粉中含有丰富的DHA，孕妇加强孕妇奶粉的补充可以促进胎儿脑部发育。

提高乳汁质量：孕期坚持服用孕妇奶粉的孕妇，日后乳汁中铁、钙等元素含量丰富，乳汁质量高，有助于宝宝的成长发育。

何时开始饮用孕妇奶粉

孕妇何时开始饮用孕妇奶粉，因人而异。有的孕妇由于正常饮食不能满足身体的营养需求，孕早期就开始饮用孕妇奶粉，而大多数孕妇则在孕中期开始饮用。

孕中期，胎儿的生长发育加快，所需的营养素急剧增加，为了胎儿生长发育的需要，孕妇需要补充多种营养素，而孕妇奶粉就成了最好的选择之一。

饮用孕妇奶粉应注意什么

为了达到最好的补益效果，孕妇在食用孕妇奶粉时应注意以下事项：

◎ 严格遵循孕妇奶粉的饮用标准。不要擅自增加饮用量，否则可能会导致某种营养素摄入量超标，进而影响身体健康。

◎ 为了避免某些营养素摄入过多，影响健康，孕妇最好不要将孕妇奶粉和多种维生素放在一起食用。

◎ 孕妇要根据自身需要选择合适的孕妇奶粉，可多尝试几种孕妇奶粉，选择最适合自己口味的。

◎ 孕妇奶粉并不能满足所有的营养需求，孕妇应该根据医生的建议，合理饮食。

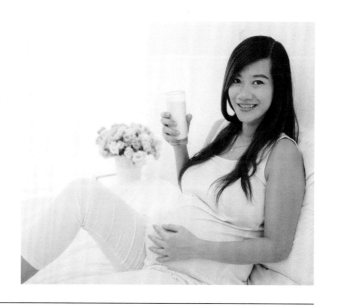

第151天 听胎心音

胎心音就是胎儿的心跳声，胎心音似钟表"滴答"声，像快节奏的小火车声，对准父母来说是世界上最美妙的声音。

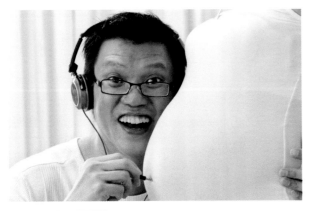

你了解胎心音吗

怀孕18～20周，经孕妇腹部可听到胎心音，初孕妇最迟22周听到胎心音。正常胎心音应为110～160次/分，低于110次/分或超过160次/分则为异常。如果胎心音长期存在不规律的现象，或者不在正常范围内，胎儿可能存在缺氧现象，这时必须向医生寻求帮助。

怀孕28周之后，最好每日听一次胎心音以检测胎儿在子宫内的情况。

在家怎样听到胎心音

孕妇自己很难在家监护胎心音，通常由准爸爸来监听。

监听时，孕妇仰卧，褪下裤子，将腹部露出来。准爸爸找到胎心之后，将胎心仪放到孕妇的腹部，开始监听。

每天早、晚各听一次，每次1分钟。若胎心音不规律，可重复多听几次。

听胎心音的时候，要注意与孕妇的血管音区分开，胎心速度快，孕妇的心跳慢。准爸爸如果最开始把握不好，可先由医生传授听诊方法，再反复练习，过一段时间之后就能熟悉正确的听胎心音方法。

胎心异常

胎心异常是指胎心率持续10分钟以上小于110次/分或大于160次/分的现象，主要由宫内缺氧引起，但有时也可能由其他原因造成，如孕妇生病发热、服用某种药物等都可能引起胎心异常。如果经过再次监测，胎心仍然处于异常状态，就要到医院进行详细的检查。如果确实存在胎儿缺氧的情况，那就要及时采取措施。

怎样找到胎心的位置

准爸爸听胎心音的时候，刚开始可能找不到胎心的位置。

如果胎儿小于5个月，那胎心位置一般在肚脐以下、腹中线两侧。等胎儿长到6个月以上，胎心则会稍微向上移动。

一般胎心的位置与胎动的位置相反，如果胎动在右，胎心则在左；如果胎动在左，胎心则在右。

此外，胎心的位置还与胎位有关，如果是头位，那胎心在肚脐以下；如果是臀位，那胎心则在肚脐以上。

第 152 天 适当吃一些粗粮

孕妇的膳食应合理搭配，注意营养均衡，不可吃得过于精细，否则会造成某些营养素的缺失。适当吃一些粗粮，不仅可以补充细粮中所没有的营养，还可促进胃肠蠕动，防止孕期便秘。

适合孕妇吃的粗粮

孕妇适合吃以下几种粗粮：

粗粮	营养成分	作用
玉米	含不饱和脂肪酸、矿物质、粗蛋白、胡萝卜素等多种营养成分	保护胃肠功能，防止便秘，防止动脉硬化
红薯	氨基酸、维生素含量要远高于细粮，还含有某种类似雌激素的物质	可促进肠道蠕动，对孕妇有益
糙米	维生素、矿物质与膳食纤维的含量更丰富	养脾胃，调和五脏，可预防便秘、痔疮
荞麦	含有丰富的膳食纤维，含有的铁、锰、锌等微量元素也比一般谷物丰富	有宽肠、行气、消积的作用
燕麦	B 族维生素含量比较丰富	具有降血脂、调血糖、防便秘等作用，还能辅助治疗孕期贫血、妊娠糖尿病等
糯米	含蛋白质、脂肪、钙、磷、铁、维生素 B_1、维生素 B_2、烟酸及淀粉等多种营养素	暖脾胃、益气力
小米	蛋白质、脂肪、烟酸、胡萝卜素以及一些维生素等含量要高于大米	具有滋阴补肾、健脾养胃的作用

食用粗粮要注意

食用粗粮，孕妇要注意方式方法，需注意以下事项：

粗细粮结合食用：孕妇不宜过量食用粗粮，否则会影响对蛋白质、矿物质的吸收，容易导致营养不良。最好与细粮配合食用，且粗粮所占比例不应太高。

吃粗粮应多喝水：粗粮里面含有较多的膳食纤维成分，不易消化，通常要多喝水，这样才可以促进肠道蠕动，减少有害物质对肠道壁的损害，以免患肠道疾病。

适度食用粗粮

粗粮中的膳食纤维含量较多，但营养价值并不高，孕期食用粗粮一般每餐以 50 克为宜。孕妇如果食用过多粗粮，难以消化的粗粮会造成胃排空延缓，容易引起胃反酸，加重胃灼热感。

第 153 天　了解孕期逛街原则

孕中期，孕妇可以适当地逛逛街，这样不仅可以增加运动量，还可以保持愉悦的心情。但孕妇在购物时，需遵循以下原则。

准备工作要做好

孕妇出门前要选择合适的穿着，做好相应防护工作。最好选择宽松舒适的衣服和柔软舒服的鞋子，切忌穿高跟鞋，也不要穿拖鞋，否则容易摔跤。此外，还要做好防护工作，如果是夏天，要重点做好防晒工作，出门要涂上相应防晒系数的防晒霜，带上遮阳伞或遮阳帽，甚至还要戴上太阳镜。如果是冬天，则要重点做好保暖工作，预防着凉感冒。

选择适宜的天气

孕妇千万不要选择天气恶劣时逛街，尤其是在气候炎热、寒潮过境、大风不断的情况下，这时出行不便；而且孕妇抵抗力较低，逛街时非常容易受病毒、细菌感染，进而引发各种疾病。

选择合适的交通工具

孕妇尽量不要乘坐公共交通工具，可以乘坐出租车出行。如果有必要乘坐公共交通工具，最好错开人流高峰期，以免车上拥挤，发生意外。此外，孕妇最好不要选择骑自行车出门，因为腿部用力过大，可能引起流产。

不要长时间待在人流密集处

商场或超市，一般人流较为密集，空气质量较差，孕妇长时间待在里面，易出现身体不适。孕妇在逛街时，最好能事先列出购物清单，尽量缩短购物时间。

不要一次性购物过多

孕妇购物时，不要一次性购买太多东西，一般购物重量不超过 5 千克。孕妇不宜提重物，否则不但容易造成劳累过度，还可能因用力过度而引发胎动不安，甚至会造成流产。

不要爬楼梯

孕妇逛商场时，要乘坐电梯，不要爬楼梯，以免发生意外。

不要长时间走路

虽然孕妇适当走路对身体健康有益，但长时间走路，会导致身体疲劳，因此要控制好逛街时间。

注意饮食卫生

孕妇如果需要在外面就餐，可以选择环境、卫生等各方面条件比较好的餐厅，千万不要吃暴露在外、没有卫生保证的街边食物；还可以随身携带一些小零食，必要时补充一些营养。

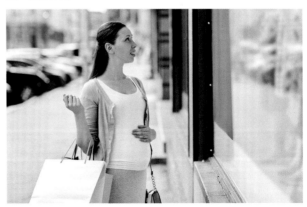

第 154 天　关注妊娠瘙痒症

怀孕后，孕妇身体不但会发生变化，连皮肤也变得敏感起来，容易瘙痒。一些孕妇可能会觉得皮肤瘙痒只是普通的皮肤病而已，不引起足够的重视。事实上，有些皮肤瘙痒不仅会影响睡眠、影响孕妇情绪，还是一种妊娠期特有的疾病，对胎儿有一定威胁。

什么是妊娠瘙痒症

妊娠瘙痒症又叫妊娠期肝内胆汁淤积症，这是孕期特有的一种疾病，常发生于孕中、晚期。

怀孕后，孕妇体内雌激素升高，胆红素排泄紊乱，致使胆汁不能正常地排出体外，淤积在身体某些部位。大量胆汁淤积在末梢血管，会刺激神经末梢，使人产生痒感。

妊娠瘙痒症危害大

妊娠瘙痒症不仅会使孕妇皮肤发痒，对胎儿也具有潜在威胁。

不能排出的胆汁会淤积在胎盘，变成胆盐沉积在胎盘绒毛间隙，使胎盘的绒毛间隙变窄，胎盘有效血流量减少，直接影响胎儿从母体获得营养物质和氧气，容易造成胎儿宫内发育迟缓、胎儿窘迫、早产，甚至导致胎儿死亡。

另外，由于肝脏代谢受到影响，妊娠瘙痒症还容易引起产妇产后大出血。

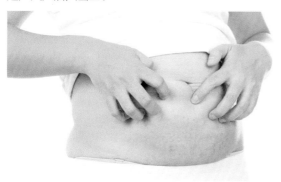

妊娠瘙痒症与普通皮肤瘙痒的区别

由于妊娠纹的缘故，妊娠期出现瘙痒是在所难免的，孕妇要学会区别普通皮肤瘙痒与妊娠瘙痒症，以便及时发现异常。

妊娠瘙痒症主要表现为：

持续时间长：瘙痒持续 3 天以上，如果不进行治疗，妊娠瘙痒症甚至持续到分娩。

无皮肤损害：妊娠瘙痒症只是单纯的瘙痒，不像一般皮肤病一样有小疹子出现。

有轻微的黄疸迹象：孕妇小便发黄，或者角膜、皮肤有轻微黄染，这是孕妇肝功能受到损害的表现。

有妊娠瘙痒症史：如果孕妇上一胎发生过皮肤瘙痒，并且不明原因的胎死腹中，下次怀孕时再次发生皮肤瘙痒的概率很大。

得了妊娠瘙痒症怎么办

由于妊娠瘙痒症与遗传因素有关，所以是无法预防的，孕妇只能通过饮食或清洁来减轻身体上的不适，无法干预胆汁在胎盘的淤积。

孕妇一旦患上妊娠瘙痒症，要更加密切监测胎儿情况，密切观察胎动。一旦监测到胎动减少，或者 12 个小时内胎动累计胎动次数少于 20 次，说明胎儿缺氧，要立即就医，必要时进行剖宫产。

如果胎儿能安全地发育到 37 周，孕妇最好入院，在医生评估下进行引产，使胎儿提前离开高危的宫内环境。

第 155 天 讲究孕期午睡

孕妇在睡觉时身体会彻底放松，不仅可以帮助消除疲劳，还可以促进胎儿的生长发育。孕妇适当午睡，可以保证精力充沛。

午睡时间不宜太长

孕妇不仅每天晚上要保证 8 ~ 9 个小时的睡眠时间，每天中午最好也要保证不超过 1 个小时的睡眠时间，不宜太长。

人体的睡眠可分为深睡眠和浅睡眠，一般人在入睡 80 ~ 100 分钟后，便会从浅睡眠转入深睡眠，而人在深睡眠中往往大脑的控制力会降低，血流量减少，新陈代谢水平也会降低。如果人突然从深睡眠中醒来，大脑的这种抑制作用不会立即消失，这样就会导致脑部短暂性供血不足，进而出现暂时的自主神经功能紊乱的现象，人体会产生明显的不适感。这种不适感往往需要大约 30 分钟才会慢慢消失。因此，午睡时间不宜太长，否则就达不到消除疲劳的作用。

饭后不宜立即午睡

如果饭后立即午睡，不仅容易使人产生饱腹感，睡醒后还容易产生脑部缺氧的现象。孕妇应该在饭后进行 30 分钟的轻微运动，如站立、散步、揉腹等，再躺下来休息。

保证正确的睡眠姿势

午饭后，人体的血液量向胃肠部位集中，而脑部的血流量相应减少。很多职业女性为了方便休息，中午一般都趴在桌子上睡，这种睡姿不仅会造成脑部缺氧，睡醒之后，易产生浑身乏力等症状，还会压迫胸部，增加心肺负担。孕妇最好躺下来午睡。

选择合适的午睡地点

孕妇切忌在风口或空调口睡觉，可以准备一条小毛毯或薄外套，睡觉时披在身上，以免着凉感冒。

醒后不要立即开始工作

午睡后，不要立即开始工作。孕妇在午睡后，可先喝杯温水，站起来活动活动，再开始工作。

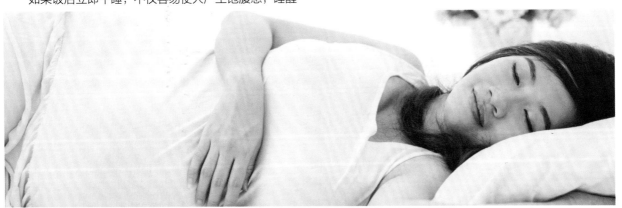

第 156 天　职场孕妇的日常护理

很多女性并不愿意一怀孕就立刻辞职回家养胎，如果工作环境良好，当然可以继续留守职场，上班、怀孕两不误，但要注意日常护理，以免给自己和胎儿造成伤害。

科学使用电脑

职场孕妇要合理使用电脑。电脑不要一直开着，不使用时要随时关机，更不要无限制地上网浏览网页，要控制上网时间。

孕妇要尽量避免接触电脑的背面。电脑背面比电脑正面的辐射要大。

上班时，孕妇要采取必要的防辐射措施，如使用电脑保护屏、穿上防辐射服等。

享受充分的光照

孕妇不仅需要补钙，更重要的是促进钙的吸收。而维

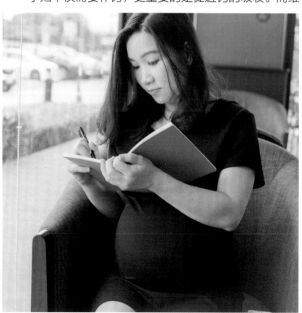

生素 D 可以促进钙的吸收，每天接受一定的阳光照射，可以促进维生素 D 的生成。

职场孕妇在工作时，可以要求将自己的工位调换到靠窗的位置，充分享受阳光的沐浴，也可以在工作间隙，到场地开阔处享受免费的"日光浴"。但一定要注意控制时间，最好控制在 1 个小时以内，并要做好防晒工作，防止强烈的光照伤害皮肤。

将脚垫高，预防水肿

进入孕中期后，孕妇的腹部明显增大，体重增加，这样就给孕妇的腿部带来了很大的压力，极易导致腿部水肿。孕妇可以为自己准备一个小凳子或小箱子，每隔 1 个小时，可将自己的脚放在上面休息一下，缓解疲劳，每隔 2 个小时，要站起来活动活动，或者按摩一下自己的小腿，促进血液流通，预防水肿。

不要穿高跟鞋

有些职场孕妇为了保持良好的职业形象，会穿高跟鞋上班，这是不可取的，容易因为重心不稳而摔倒，还易引发孕期水肿。

孕妇化妆有讲究

职场女性需要化淡妆，但孕妇使用化妆品要谨慎，一定要选择纯天然的化妆品，切忌使用含化学成分的化妆品，否则会对胎儿产生危害，尤其不能使用美白、祛斑类产品。

第 157 天　预防孕期水肿

孕期水肿是一种正常的生理现象，通常孕中期后开始出现，一般通过休息和控制盐分摄入可以缓解。但如果水肿持续加重，如出现手指肿胀、刺痛以及大腿外侧发麻等现象，就必须到医院进行进一步的检查。

静脉受到压迫，进而导致血液回流不畅，因此孕妇的下半身容易出现水肿，包括大腿、小腿、脚部。另外，手指、脸部、眼睑、内脏等其他部位也会出现水肿。

预防水肿的方法

孕妇可采用以下方法预防水肿：

一些小动作可以预防水肿：孕妇在日常生活中适当注意自己的动作可以有效预防水肿。孕妇在平躺的时候适当把脚抬高，可以促进血液回流至心脏，进而缓解水肿；坐着的时候，可把脚垫高，使腿部的静脉血能够顺利回流。孕妇躺下来休息时，最好采用左侧卧的睡姿，对消除水肿有利。

适当运动可以预防水肿：虽然孕妇不能进行剧烈运动，但适当运动可以预防水肿，散步、游泳以及台阶运动等都可以起到锻炼腿部肌肉、促进血液循环的作用。

合理的饮食习惯也可以预防水肿：孕妇要多吃含钾量丰富的食物。如冬瓜等具有利尿解毒的作用，可排除体内水分；荸荠则具有清心润肺、利尿、解渴等作用，可预防水肿。

腿部水肿怎么办

腿部是孕妇最易出现水肿的部位，可采用以下方法预防水肿：

◎ 不要长时间站立或保持一种姿势不变。

◎ 可使用托腹带，减轻腹部压力。

◎ 不管是坐着还是躺着，一定要抬高双脚，减轻下肢压力，促进血液回流。

◎ 少吃含盐量高的食物。

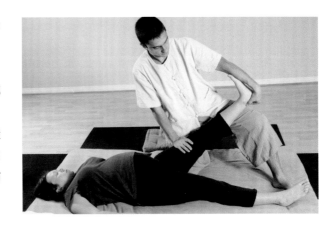

什么时候会出现水肿

孕妇在整个孕期中最易出现水肿的时间是孕中期和孕晚期，而一天当中最易出现水肿的时间是傍晚时分。

第 158 天 护理指甲

孕妇由于身体内激素分泌的变化,指甲会比平时长得更快,质地也变得软而脆,孕妇要留心自己的指甲。

孕期的指甲护理

孕妇要格外注意护理指甲,可以从以下几方面入手:

勤剪指甲:指甲不要留太长,过长容易折断,而且长指甲里面容易藏污纳垢,若不小心抓破皮肤还容易引起感染。

多吃一些富含胶质成分的食物:如猪蹄、猪耳朵、牛筋等,有助于使指甲更坚固、不易断。

洗手后涂抹护手霜:护手霜可以保持手部的湿润,还能起到滋润指甲的作用。

做家务时戴上手套:孕妇如果需使用清洁剂等刺激性强的液体,一定要戴上手套,以免出现过敏,对指甲造成伤害。清除浮尘时,戴手套还可避免指甲藏污纳污。

孕妇切忌涂指甲油

指甲油可使指甲润泽而鲜艳,很多女性喜欢涂抹指甲油。但要知道,指甲油的成分以硝化纤维为主,加上酞酸酯、丙酮、醋酸乙酯、乳酸乙酯等化学制剂配制而成。这些成分含有大量的生物毒性,长期涂抹可使有害物质进入体内,引起慢性中毒。孕妇长期接触,不仅会不利于身体健康,而且还影响胎儿的正常发育,严重的甚至会导致胎儿畸形、流产。

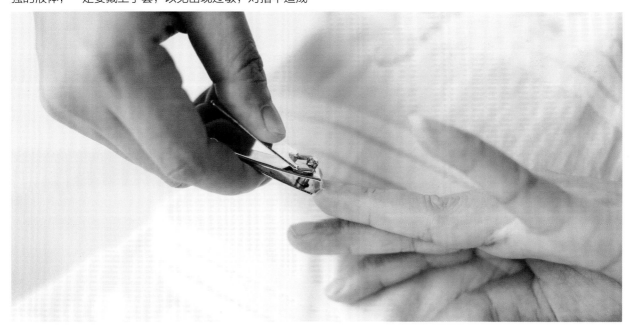

第 159 天　讲究孕期睡姿

人的睡姿无外乎仰、侧、俯卧三种。一般人只要睡得舒服，喜欢怎么睡就怎么睡，什么样的睡姿都不重要，但对孕妇来说，睡姿合适与否关系重大。

孕妇宜采取左侧卧睡姿

孕妇的睡姿与胎儿的健康发育关系密切。随着胎儿的不断长大，孕妇应该逐渐调整自己的睡姿。进入孕中期后，为了保护腹部，孕妇要采取侧卧的姿势睡觉，尤其是左侧卧，有利于自身和胎儿的健康。

孕期采取左侧卧睡姿的好处：

◎ 可减轻心脏负担。

◎ 可缓解孕期水肿。

◎ 可纠正子宫的右旋程度。

◎ 可增加子宫的供血量，避免胎儿缺氧。

◎ 可预防静脉曲张和痔疮。

这样睡更舒服

有的孕妇可能不习惯左侧卧，为了舒适起见，可购买一个专门的侧卧枕，避免睡到半夜又翻身。也可以在自己身后垫一个较高的枕头，靠着它睡觉，有利于养成左侧卧的睡觉习惯。

孕妇采用左侧卧睡的时候，尽量不要把左臂压在身下，可向前伸，但不要含胸，这样有利于睡眠。

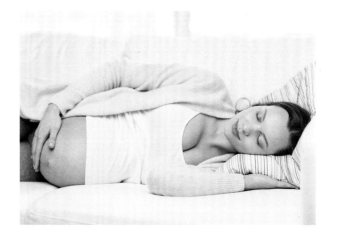

孕妇为什么不宜仰卧

孕妇若在怀孕 6 个月后还坚持采用仰卧的睡姿，极易危害自身和胎儿的身体健康。

仰卧易造成子宫右旋：子宫右旋会导致子宫血管扭曲，进而影响营养物质和氧气的输送，易引起胎儿营养不良、缺氧，甚至死亡。

仰卧会压迫下腔静脉：压迫下腔静脉会引起回心血量减少，孕妇容易出现低血压症状，如出现心悸、恶心、面色苍白、脉搏异常以及四肢无力等。

第 160 天　测量腹围

腹围指经髂嵴点的腹部水平围长。孕妇腹围与胎儿大小有密切关系，测量腹围可以帮助医生估测胎儿体重，从而指导孕妇下一步营养计划。

孕妇腹围的测量方法

孕妇一般采取站姿，然后以肚脐为准，用软尺绕腹1周，测量所得数据则为腹围。

腹围增长标准

孕妇的腹围平均每周增长 0.85 厘米，整个孕期的增长值约 21 厘米，腹围为 80 ~ 100 厘米。

一般怀孕 20 周前腹围增长较不稳定。20 ~ 24 周则增长速度最快，平均每周增长 1.5 厘米。而到了怀孕后的 24 ~ 34 周，腹围增长速度逐渐放缓，平均每周增长 0.26 厘米。

以上数据仅为参考值，实际上，腹围变化还与孕妇的个体差异有关。如果数据出现异常，孕妇也不要过于担心，还应结合其他检查结果进行综合判断。

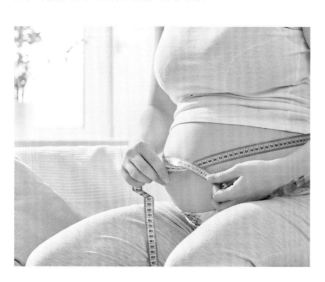

为什么每个人腹围增长幅度不同

每个孕妇的腹围增长情况稍有不同，这与以下因素有关

第一，每个孕妇的体重有所不同。较胖的孕妇腹围比较瘦的孕妇更大。

第二，孕妇本人的体质也会导致腹围增长幅度不同。有的孕妇体重增加迅速，腹部的皮下脂肪较厚，这样易导致腹围增长较快。

第三，孕妇饮食情况的不同也会导致腹围增长幅度不同。有的孕妇早孕反应严重，导致进食状况不佳，那么腹围增长就缓慢；一旦早孕反应消失，饮食恢复正常，孕妇体重随之增加，腹围也开始增大。

第四，水钠潴留导致的水肿，也会使腹围快速增加。

腹围过大正常吗

有的孕妇腹围过大，担心会对胎儿造成不利影响。其实胎儿健康与否和腹围的大小没有必然关系，要视情况而定。

如果孕妇到了怀孕晚期，腹围增长明显与相应怀孕月份的腹围正常值不同，这时就要引起注意了，因为很可能怀有巨大儿。巨大儿的产生主要与孕妇是否患有代谢性疾病如糖尿病、体重超标或过期妊娠等因素有关。

孕妇怀多胞胎，会导致腹围超过正常值，这是正常的，只要腹围增长是一个逐渐递升的过程而非突然增长就好。

孕妇羊水过多可能会导致腹围过大。正常的羊水量一般为 300 ~ 2000 毫升，超过 2000 毫升的则视为羊水过多，易导致腹围过大。

第 161 天　了解孕期按摩

随着胎儿的不断长大，孕妇身体变得笨重，不仅容易疲劳，还给身体带来沉重负担。为了缓解身体不适，使心情得到放松，按摩就成为孕妇最好的选择之一。

孕期按摩好处多

按摩是通过人手的力量和技巧来调节生理功能的。孕妇按摩可带来以下好处：

◎ 促进血液循环，可以起到消肿止痛的作用。

◎ 缓解肌肉紧张，减轻或消除肌肉痉挛。

◎ 保持精神愉悦，缓解精神压力。

◎ 增强身体免疫力，提高抵抗疾病的能力。

◎ 缓解孕期水肿。

◎ 促进新陈代谢，预防便秘。

◎ 按摩还能起到胎教的作用，提高胎儿对外界的感知能力，构建良好的孕育环境。

按摩的最佳时间

孕妇按摩的最佳时间是晚上睡觉前，这时按摩可以放松心情、松弛神经，还可以提高睡眠质量。

准爸爸要常为孕妇按摩

与专门的按摩师相比，准爸爸为孕妇按摩更具有优势。

可以增进夫妻感情：准爸爸为孕妇按摩的过程也是进行交流的过程。准爸爸的参与可以使他切实地感受到孕妇的辛苦，进一步提升两人的感情，促进家庭和睦，也能使孕妇保持心情舒畅。

有效地进行胎教，增进父子（女）感情：准爸爸在给孕妇进行按摩的过程中，还可以同时对胎儿进行胎教，加强准爸爸与胎儿之间的情感。

不宜使用点式按摩法

孕妇不适合点式按压的方式按摩。因为点式按压不仅会带来疼痛感，还可能在不经意间按压到某些穴位，引起胎动不安。

孕妇一般采用线状和片状的按摩手法，既能放松身体，又保证安全。

孕期按摩原则

对孕妇进行按摩，需注意以下事项：

● 按摩时间最好超过15分钟，这样才能产生效果。

● 孕妇在按摩前要洗澡，如果需接触皮肤，还要涂抹一些润肤乳。

● 在按摩过程中，可适当播放优美的轻音乐。

● 选择按摩的时间，切忌在饭前、饭后按摩。

● 患高血压、心脏病以及皮肤病的孕妇不适宜按摩。

● 如果孕早期和孕晚期进行按摩，按摩手法要更轻柔。

● 不要按摩孕妇大腿内侧、乳头等部位，因为按摩这些部位易引起宫缩。

第 162 天 常吃些坚果

坚果是植物的精华部分，含蛋白质、油脂、微量元素较丰富，对胎儿生长发育、孕妇增强体质及预防疾病有益，适合孕妇常吃。

孕妇吃坚果的好处

坚果是孕妇最健康的零食之一，多吃坚果可带来以下好处：

第一，坚果中含有大量不饱和脂肪酸，多食可以促进胎儿的脑部发育。

第二，坚果中含有多种重要的氨基酸，这些成分是胎儿生长发育所必需的物质。

第三，坚果中含有丰富的 B 族维生素和维生素 E，可促进胎儿的脑神经和血管发育。

第四，坚果中含有钙、铁、锌等多种矿物质，可以促进胎儿的生长发育。

哪种坚果不适合孕妇食用

如果坚果出现以下情况，那孕妇千万不能再食用。

出现霉变的坚果：霉变的坚果中含有的黄曲霉毒素可导致急性中毒，损害孕妇肝脏健康，甚至有致癌的风险。

炒焦的坚果：坚果如果炒焦，不仅导致原有的营养素被破坏，还使部分营养素转化成致癌物。

工业化处理过的坚果：此类坚果中易残留有害处理剂，进而危害孕妇健康。

口味太重的坚果：这类坚果通常添加了香精、糖精等化学成分，对孕妇及胎儿发育不利。

适合孕妇吃的坚果

孕妇适合常吃以下坚果。

坚果	营养成分	作用
核桃	含磷脂、赖氨酸、谷氨酸以及维生素 E 等营养素	具有健胃、补血、润肺等功效，还能促进胎儿大脑的发育
腰果	含有丰富的蛋白质、维生素、铁、锌等营养素	具有补充体力、消除疲劳、改善肤质等作用
花生	富含蛋白质、铁元素等，其营养价值与鸡蛋、牛奶、瘦肉等相当	具有补血、通乳的功效
开心果	含有多种维生素以及磷、钾、钙等	有润肠通便的作用，可促进排毒
榛子	含有大量不饱和脂肪酸、维生素、磷、铁等营养素	具有补脾益气等作用
松子	含有丰富的维生素 A、维生素 E、脂肪酸、油酸等	具有润肺止咳、润肠通便等功效
瓜子	含有丰富的亚麻酸、油酸等	具有健脑益智的作用，还有助于降低胆固醇
板栗	含有淀粉、蛋白质、B 族维生素等	有补肾益气的作用

第 163 天　开始胎动监测

胎动是指胎儿在子宫内的活动，胎动情况预示着胎儿在子宫内的生存情况。从怀孕后的第 6 个月开始，孕妇就要全面监测胎儿的胎动情况。

胎动监测的重要性

胎动监测可以用来衡量胎儿是否健康生长，记录胎动次数可以了解胎儿在子宫内的活动情况，及时发现胎儿的异常情况，进而降低胎儿的死亡率。如胎动次数减少，就说明胎儿可能出现了宫内窘迫，及时就医就可避免危险的发生。

孕妇一般从这个月开始就要全面监测胎动了，每天都要数胎动次数。一旦发现胎动异常，要立即就医进行检查。

怎样在家进行胎动监测

每个胎儿的活动量不同，有的喜欢动，有的喜欢安静，不同孕妇监测到的胎动情况也不同。只要胎儿活动有着自己的规律和正常范围，摸索一段时间之后，孕妇就能找到胎儿的活动规律。

通常胎儿在饭后胎动明显，孕妇可选择饭后 1 ～ 2 小时内观察胎动。监测时，孕妇采用左侧卧姿势，记录 10 次胎动所需的时间。如果 2 个小时之内，胎动次数达不到 10 次，可继续观察，在接下来的 6 个小时之内，每 2 个小时的胎动次数还是不能达到 10 次，那胎儿可能出现异常，这时应该立即到医院进行检查。

如果胎儿有超过 1.5 个小时的时间处于静止状态，可采取一些措施让他动起来，如吃一些小点心、轻拍肚皮以及听听音乐等；如果胎儿还是没反应，孕妇就要注意了，必须立即到医院检查。

如果突然减少胎动次数或胎动突然停止，胎儿可能出现了缺氧状况，这时应及时就医，以免造成不可挽回的后果。

胎动监测习惯的培养

胎儿有自己的活动规律，孕妇也要调整自己的生活规律，培养每日监测胎动的习惯。

孕妇可每天找空闲时间测量胎动的次数。这个时间最好是固定的，如每日午饭后或晚饭后。

每天，孕妇要分别在早上、中午、晚上各利用 1 个小时的时间监测胎动，然后取平均值。若胎动平均每个小时小于 3 次，则提示胎儿异常。

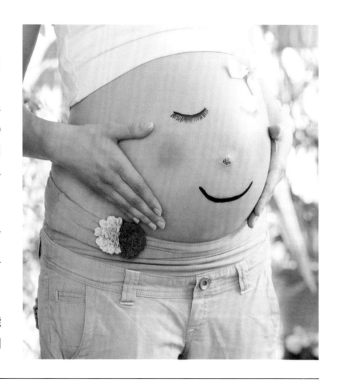

第 164 天 预防胎动异常

胎动是胎儿在母亲体内健康与否的重要标志,孕妇要坚持数胎动,学会根据胎动次数来判断胎儿在宫内的情况。

异常胎动是指胎儿胎动不规律的现象。一般12个小时内胎动 30 ~ 40 次,但如果每12个小时,胎动少于 20 次,则为异常胎动。如果少于10次,那就说明胎儿有危险,可能出现胎儿缺氧,甚至窒息的情况。如果胎动超过正常次数或胎动不规律,也可能面临着缺氧。出现异常胎动,应该及时就医。

怎样预防胎动异常

胎动异常通常与孕妇的行为或健康状况有关,孕妇可以从以下几方面预防异常胎动:

增强体质:孕妇如果患有感染性疾病,如流感等,或持续高热,都可能导致流向子宫的血流量减少,这样就容易出现胎动突然减少的现象。所以,孕妇要加强日常护理,增强体质,预防疾病。

避免去人流密集处:孕妇如果受到外力撞击,可能会出现腹痛、阴道出血、宫缩、休克等症状,这时胎动先突然加剧,然后又很快停止,很容易发生早产。所以孕妇要避免去人流密集处。

定期体检:孕妇如果患疾病,如患有高血压,要定时到医院进行检查,及时发现可能引起胎儿子宫内缺氧的因素,并及时采取措施。

脐带绕颈时密切观察:胎儿如果出现脐带绕颈,可能影响血液流通,进而导致胎儿缺氧窒息。这时先出现急促的胎动,突然停止,孕妇一定要细心观察,一旦出现异常胎动的情况,就要立即请求医生的帮助。

胎动频繁怎么办

如果胎儿生性好动,那么胎动频繁不会有太大问题。但如果胎儿平时胎动并没有那么多,但却突然胎动频繁,之后便停止了胎动或胎动明显减少,那就很可能出现了宫内缺氧、胎盘剥离或受到外力撞击等异常情况,这种情况必须立即到医院进行检查。

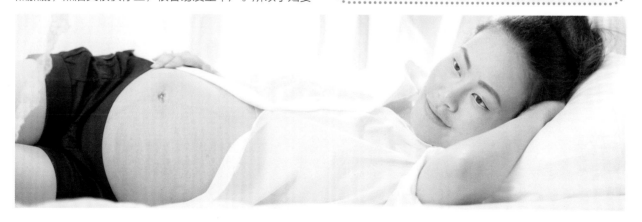

第 165 天　拍大肚孕照吧

十月怀胎是女性人生中美好的回忆，越来越多的孕妇将个人写真、大肚照当作迎接宝宝来临之前的一份礼物。

拍照的最佳时间

一般怀孕后的第 24 ~ 30 周正好适合拍照。第 24 周之前，孕妇的肚子还不是特别明显；30 周以后又太晚了，此时孕妇的腹部隆起太高，会导致行动不便，很容易发生危险。尤其在怀孕 36 周后，行动不便又肚形巨大，就算能够拍照，也达不到好的效果。

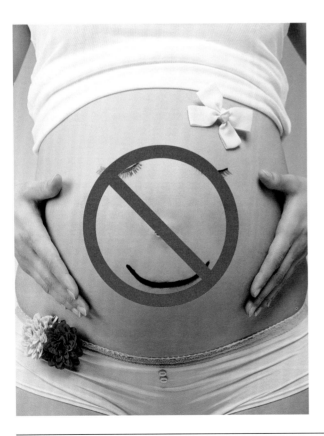

拍照的地点

孕妇可以选择到影楼去拍，也可以在家里自己拍。孕妇选择自己在家里拍照，可以不受环境限制，拍出自己想要的照片，不仅真实自然，还可以节省费用。

拍照时的注意事项

拍孕妇照应注意以下事项：

◎ 孕妇如果要到影楼去拍摄，一定要尽量预约顾客较少的时间段拍摄，可以减少排队等候的时间，否则过度消耗体力，可能会导致身体不适。

◎ 孕妇要尽量选择春、夏季拍摄，这时温度适宜，不容易着凉感冒，还可以选择多样化的服装款式。

◎ 孕妇拍照前要做好相应的准备工作，如洗澡、剪指甲以及在肚皮上涂上润肤油等，保证良好的拍摄效果。

◎ 拍摄时间不宜过长，以免造成过度疲累。

◎ 不要做高难度的拍照动作，以免发生意外。

◎ 孕妇最好带上自己的化妆品和服装，不要使用影楼的化妆品和服装，这是因为影楼的物品被太多人使用，容易造成细菌交叉感染。

◎ 拍照时，孕妇最好不要使用指甲油或彩绘颜料等，这些物质中都含有一定量的化学物质，通过肌肤进入体内，会影响胎儿的生长发育。

第166天 走进孕妇培训班

孕妇培训班可以帮助准父母了解有关怀孕、生产和育儿的各种知识。主讲老师多为经验丰富的助产士，她们会向孕妇介绍关于顺利分娩的知识，消除孕妇顾虑，减轻孕妇的不适。

上孕妇培训班能学到什么

孕妇培训班会在孕期的不同阶段为孕妇普及相应的知识。孕早期，会着重讲解孕期营养保健知识、安全服药常识以及如何预防感冒等，还要教会孕妇如何监测胎动、如何判断先兆性流产等。孕晚期，会教孕妇如何缓解孕期不适、如何呼吸、如何用力、如何照顾新生儿等临产前事宜。

孕妇有必要参加培训班

孕妇参加孕妇培训班好处多多：

孕妇可以学习到许多关于怀孕分娩的知识，使孕妇能够对整个孕期有一个整体把握，避免一些不必要的麻烦。

在培训班学习期间，孕妇还可以与其他孕妇互相交流经验，不仅可以获取一些经验，还可以进一步消除自己的恐惧，使自己有一个充实的孕期生活。

怎样选择孕妇培训班

孕妇培训班可分为医院开办的孕妇培训班和社会机构开办的孕妇培训班两种，这两种各有优缺点。

医院开办的孕妇培训班：它的优点是有专业的妇产科医生为讲师，他们一般具有丰富的经验，能够科学实际地指导孕妇处理孕期出现的种种问题；缺点是讲述的知识较为单一，可选择的课程也比较少，同时也缺少一定的趣味性。

社会机构开办的孕妇培训班：它的优点是内容丰富，具有较多选择，除了包括基本的孕产知识，还有一些孕妇体操、孕妇瑜伽等课程可供孕妇选择；缺点就是课程中间可能会有一些产品推销。

因此，孕妇要根据自己的实际情况，选择适合自己的培训班。

准爸爸也要上孕妇培训班

准爸爸最好陪孕妇上培训班，可以学习相关的孕产知识，了解孕妇怀孕生子的艰辛，有助于减轻孕妇的孕期不适。准爸爸还可以观察孕妇的其他情况，并且可以与其他准爸爸交流经验，学习其他准爸爸是如何照顾孕妇的。

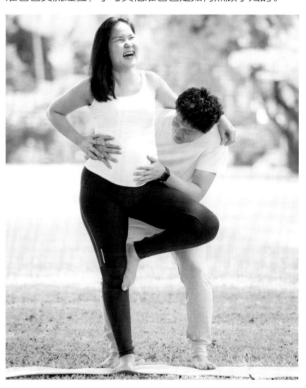

第 167 天　了解音乐胎教的注意事项

音乐胎教是以音乐的方式促进孕妇和胎儿健康发育的胎教方式。国外大量试验已证实这种方式对胎儿的生长发育有明显的积极作用。准妈妈在进行音乐胎教时，应注意以下事项。

音乐胎教不宜太早

胎儿的听觉器官从怀孕的第 6 个月开始逐渐形成，因此，当听觉器官还没有形成之前，不适合进行音乐胎教，否则不仅不能达到预期效果，还易损害胎儿的听觉系统。

音乐胎教的时间

孕妇进行音乐胎教时，应选择固定的时间，一般晚上 7 ~ 9 点为最佳时间。听音乐的时间也不宜太长，5 ~ 10 分钟即可。

胎教音乐应有所选择

孕妇对胎教音乐应该有所选择，并不是所有音乐都可以作为胎教音乐。

孕妇应根据胎儿的生长发育情况选择胎教音乐，并不是所有风格优美的乐曲都有利于胎教。因为胎儿在不同发育阶段，它的脑部神经结构也有所不同，所以，不同的阶段需要不同的胎教音乐。

胎教音乐忌高频声音

胎教音乐的频率、节奏等要有所控制，不能超过 2000 赫兹和 60 分贝。如果超过这个范围，极易损害胎儿的听觉器官，很可能导致其出生后听不到高频声音。此外，如果音乐的节奏感过强、力度过大，则可能直接导致听力下降。因此，准妈妈要慎重选择胎教音乐，更好地促进胎儿的智力开发和健康发育。

选择正确的音乐播放器

孕妇最好选择无辐射的多音源音乐播放器，这样既可以降低噪声和辐射，还可以减少声音在传播过程中的损耗，高保真地还原声音。

胎教和早教要相结合

胎教不能随着孕妇分娩而结束，必须与胎儿的早期教育相结合。虽然经过胎教的胎儿在出生后的学习能力较强，但智商未必会更高。只有充分重视早教，将胎儿的这种优势转化成能力，胎教才能起到应有的作用。

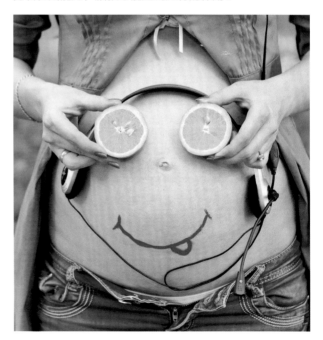

第 168 天　开始实施音乐胎教

除了听故事，也可以听音乐。从本月开始，也可以对胎儿进行音乐胎教了。适当的音乐胎教不仅具有调节情绪的作用，还能够促进胎儿的智力发育，使其变得更加聪明。

音乐胎教方法

准父母进行音乐胎教，可采用以下几种方法：

音乐熏陶法：这种方法主要针对孕妇，一般选择 E 调和 C 调的音乐作品，选择优美、静谧的音乐风格。准妈妈在优美的乐曲声中能调节情绪、放松身心，为胎儿的生长发育提供一个良好的环境。

哼唱谐振法：即孕妇通过自己哼唱的方法以达到胎教的目的，一般要用温柔的音调哼唱优美、轻松的乐曲。

父教子法：准爸爸可选择一些简单的音阶或歌曲教唱胎儿，这时准爸爸可轻轻地抚摸孕妇的腹部，并用轻柔的声音进行教唱。

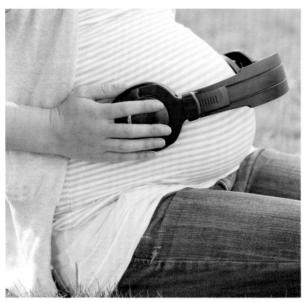

胎教传声器法：孕妇也可在医生的指导下，采用胎教传声器的方法进行胎教，这样胎儿可直接听到音乐声。

但要注意的是，如果使用传声器，切忌声音太大，以免损害胎儿的听觉系统。一般不建议使用传声器，正常的音乐播放就能满足胎教的需求。

选择合适的音乐胎教

胎教音乐有以下几特点：

第一，胎教一般选择或轻松、明快的音乐，或舒缓、轻柔的音乐，以 C 调为主。尽量保持音乐的频率、节奏等与胎儿的胎心音合拍。

第二，选择胎教时，整张光盘相邻的两首乐曲之间，风格不能变化太大，要平稳过渡。

第三，悲壮、激烈、忧伤以及易使人亢奋的音乐不适合胎教，否则会影响胎儿。

第四，不要选择节奏太快的音乐做胎教音乐，否则会导致胎儿紧张。

第五，孕妇在进行胎教时，切忌音乐声过大，否则会使胎儿感到不安。

第六，不要选择音域太高的音乐做胎教音乐，否则易损伤胎儿的听觉系统。

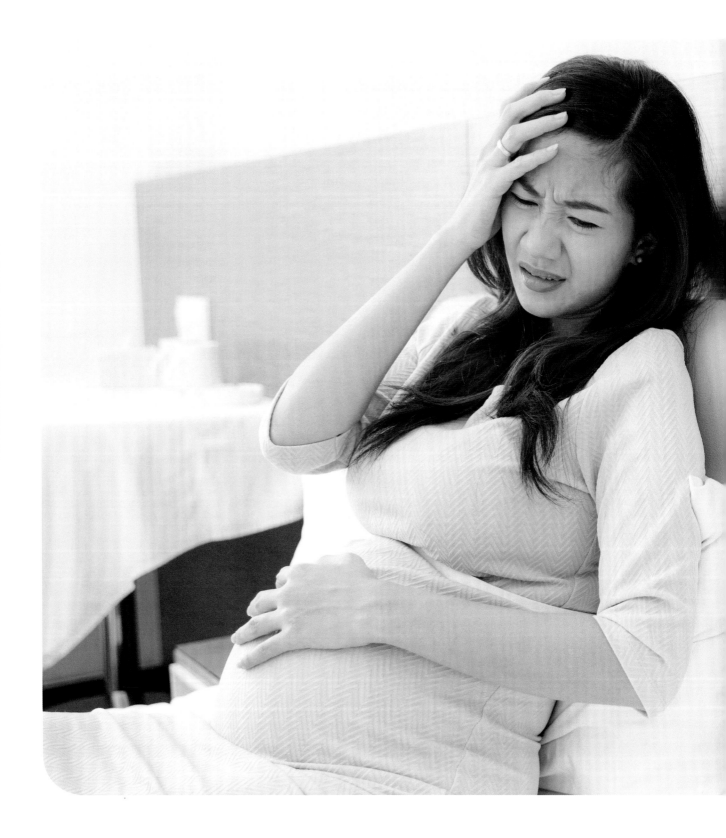

孕7月
再次感受各种不适

虽然孕中期是孕期相对舒服的阶段，
但随着激素分泌的增加，
孕妇的身体会再一次遭受各种不适：
贫血、眼睛干涩、皮肤瘙痒、静脉曲张、水肿、
腰酸背痛……有的孕妇还患有妊娠高血压、
妊娠糖尿病等。
为了胎儿的健康，
孕妇要微笑着忍耐。

第 169 天 选择合适的床上用品

在怀孕期间，一定要保证良好的睡眠，睡眠不佳会影响精力。选择合适的床上用品有助于创造良好的休息环境。

床垫

孕妇使用的床垫要软硬适中，最好使用铺有厚棉絮的木板床。

床垫如果太硬，缺乏对身体的缓冲，不仅无法使骨关节得到放松，而且会造成翻身困难。如果太软，又会使孕妇身体深陷其中，容易产生疲劳感。

被褥

被褥宜选择内包裹物为棉絮、外包裹物为棉质材料的，具有透气、吸汗的特征。千万不要使用化纤制品，因为它具有一定的刺激性，容易引起皮肤瘙痒。

枕头

孕妇的枕头最佳高度为 9 厘米。如果超过这个高度，颈部前屈就会压迫颈动脉，造成脑部血流量减少，进而易引起脑缺氧。

枕头的材质应选择具有荞麦皮或决明子填充物的枕芯，这样不仅不易造成过敏，夏、冬季通用，而且承托能力也很强。最好不要选择羽绒或丝绵做的枕芯，这种枕芯太软，承托能力差。

孕妇要经常检查枕头是否还保有弹性，里面是否有结块或者闻上去有否异味，如果有，那就一定要更换枕头了。

孕垫

孕垫是专门根据孕妇的体形而设计的，形状为两边高中间低。

进入孕中期以后，随着子宫越来越大，孕妇要采用侧卧睡姿，但侧卧的睡姿，使靠近床面的身体一侧无法与床面贴合，这样不仅使肚子下面缺乏支撑而出现空隙；而且同时由于孕妇腰部缺乏支撑，腰背部易疲劳。如果使用孕垫，孕妇侧卧时就能够支撑腰部和腹部，身体就不会有悬空的感觉了。

纱帐

孕妇可以在床铺周围放上纱帐，不仅可以防蚊虫，还可以防风吸尘、过滤空气。可以选择较厚的纱帐，这样的纱帐具有遮光、隔音的效果，可以促进睡眠。

但需要注意的是，纱帐容易吸附灰尘、滋生细菌，要经常清洗、消毒。

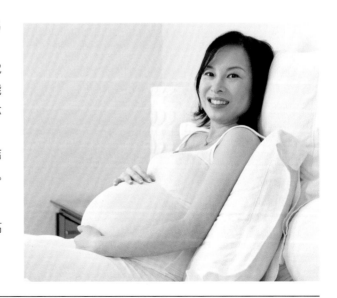

第 170 天 千万小心妊娠糖尿病

孕中后期，有些孕妇会出现高血糖的异常状况，个别孕妇还有明显的多饮、多食、多尿和体重减轻症状，这就是妊娠糖尿病，与遗传因素和平时饮食过甜有关。

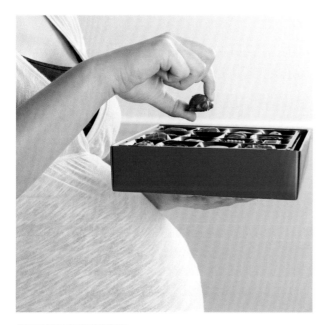

妊娠糖尿病的表现

如果孕妇患有妊娠糖尿病，一般会具有以下表现：

◎ 孕妇食量增加，体重却出现了明显减轻。

◎ 孕妇尿量增加。

◎ 孕妇出现严重的恶心、呕吐现象，甚至出现脱水和电解质紊乱，但这与早孕反应不同。

◎ 由于体内葡萄糖不能被有效利用，孕妇会经常出现体乏无力的现象。

妊娠糖尿病的危害

妊娠糖尿病对孕妇和胎儿都会产生不利影响。

对孕妇的危害：

◎ 易导致羊水过多，进而可能出现胎膜破裂或早产。

◎ 会相应增加患妊娠高血压的概率。

◎ 容易出现微细血管病变，进而影响眼睛、肾脏以及心脏健康。

◎ 易出现呼吸道、泌尿生殖系统感染。

◎ 由于孕妇的胰岛素水平较低，代谢紊乱，易发生糖尿病酮症酸中毒。

对胎儿的危害：

◎ 会影响胎儿的生长发育，易导致胎儿畸形。

◎ 胎儿为适应母体中的高血糖环境而分泌大量胰岛素，出生后，仍然习惯性地分泌大量胰岛素，出生后易出现低血糖。

◎ 影响胎儿肺部发育，出生后易出现呼吸窘迫。

◎ 胎儿还容易长成巨大儿，进而增加孕妇难产的概率。

为什么孕妇容易患妊娠糖尿病

孕妇比一般人更容易出现糖尿病，是因为：

● 孕妇生理变化导致胰岛素抵抗，血糖易偏高。

● 高糖、高脂食物摄入过多，胰岛素分泌不能满足孕妇的身体需要。

● 体重超标导致胰岛素的降血糖功能降低。

● 孕期内分泌功能失调也易引起血糖升高。

● 有糖尿病家族遗传史的孕妇更容易发病。

第 171 天 控制血糖

> 孕妇要定期检查自己的血糖水平，一旦发现异常，要及时治疗，防止患上妊娠糖尿病。平时注意避免甜食及高油食物的摄取，并增加膳食纤维的摄入。

通过饮食调节

孕期饮食不当是患妊娠糖尿病的主要原因，因此，要着重从饮食上进行调节，注意以下事项：

◎ 应养成少食多餐的饮食习惯，如果一次性进食过多，容易导致血糖迅速上升。

◎ 应保证清淡的饮食习惯，严格控制食盐的摄入量。因为食盐中的钠含量与淀粉消化、吸收速度和血糖反应有着直接的关系。

◎ 严格控制总热量的摄入，合理调节饮食结构。

◎ 控制单糖摄入，如蔗糖、砂糖、冰糖、蜂蜜、麦芽糖等，可通过食用米饭等淀粉类食物来满足身体对糖类的需求。

◎ 不要过量摄入饱和脂肪酸，少吃油炸类食品。如果需要食用油脂，以植物油为主。

◎ 多食高纤维食物，如粗粮、蔬菜等。

◎ 保证每天摄入足量的蛋白质以及必要的维生素、矿物质。

定期监测血糖

一般在孕 24 ~ 28 周，医生会在孕检时对孕妇进行妊娠糖尿病筛查。正常情况下，孕妇空腹血糖值不能超过 5.1mmol/L，饭后 1 小时的血糖值不能超过 10.0mmol/L，饭后 2 小时的血糖值不能超过 8.5mmol/L。

一旦确诊为妊娠糖尿病，孕妇除了进行规范的血糖控制，还要定期监测血糖水平。

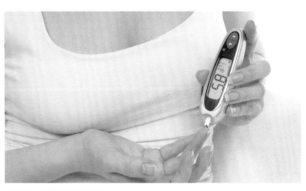

适当增加运动量

妊娠糖尿病不同于一般糖尿病，85% 的妊娠糖尿病都可以通过饮食、运动来控制。孕妇可以适当增加运动量，运动也是保持血糖水平稳定的一个方法。

患有妊娠糖尿病的孕妇，运动形式以有氧运动为主，运动量由少到多，循序渐进。注意运动时间不宜过长，20 ~ 30 分钟即可，且强度不宜过大。

饮食不要太精细

糖类食物吸收很快，易导致血糖迅速增加。患妊娠糖尿病的孕妇应尽量使用低升糖指数食物，如五谷中的全麦（全谷）面、荞麦面、粉丝、黑米、粟米，少食用馒头、油条、糯米饭等高升糖指数的食物。饮食不要太精细，尽量粗细搭配，也是控制血糖的一个诀窍。

第172天 了解"糖妈妈"的饮食原则

患妊娠糖尿病的孕妇被称作"糖妈妈",这类孕妇一定要在饮食上加强控制。但为了保证胎儿的营养,还要注意均衡膳食,在总热量控制的前提下尽可能保证谷类、肉类、蛋类、奶类、蔬菜及水果种类齐全。

坚持少食多餐的饮食原则

"糖妈妈"一般采取少食多餐的饮食原则,最好在三餐之外的间隔期再加三餐。如果一次性进食太多,会造成血糖迅速上升。

此外,"糖妈妈"最好在睡前能吃一点小点心,不要使当天晚餐与第二天早餐相隔的时间太久,否则空腹太久,体内则会产生一种酮体,易导致酮血症。

补充必需营养素

为了满足自己和胎儿的需要,在控制血糖的同时,"糖妈妈"一定要补充下面三类必须营养素:

蛋白质:"糖妈妈"每天需要补充蛋白质100～110克,一般可通过食用鸡蛋、牛奶、瘦肉、豆制品等来满足身体需要。

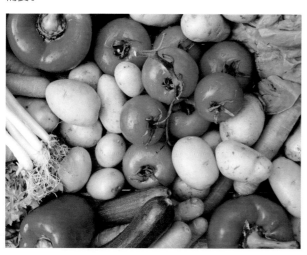

膳食纤维:膳食纤维具有降血糖的作用,"糖妈妈"可适当多食膳食纤维丰富的食物,如粗粮、蔬菜等。但注意要少吃水果,虽然水果也含有丰富的膳食纤维,但由于含糖量较高,多吃易引起血糖波动。

维生素:"糖妈妈"要多食维生素含量丰富的食物,尤其是B族维生素。B族维生素中的维生素B_1、维生素B_2、维生素B_6、维生素B_{12}等,是促进糖代谢的辅酶的主要成分,有助于降血糖。

严格控制热量摄入

孕早期,"糖妈妈"不需要刻意增加或减少热量摄入,只要保持正常的饮食即可。孕中期和孕晚期,则需控制热量摄入。

切忌盲目减肥,否则会导致体内酮体增加,进而影响胎儿的生长发育。

严格控制糖分摄入

"糖妈妈"要少食或禁食单糖食品,如蔗糖、冰糖、蜂蜜、砂糖等。此外,由于"糖妈妈"早晨血糖容易升高,因此早晨要少吃淀粉类食物。

严格控制油脂摄入

油脂摄入量过多,不但会引起肥胖,还会使血液中的脂肪酸过多。过量的脂肪酸会以甘油三酯的形式储存起来,容易造成血脂增高,不利于血糖的控制。"糖妈妈"要少吃含油量丰富的食物,如油炸类食物、肥肉、肉皮等,而烹调用油则尽量使用植物油。

第 173 天 了解孕期不宜多吃的水果

水果中含有丰富的维生素、膳食纤维，一般多吃水果对人体健康是有利的。但由于孕期的特殊性，并不是所有水果都适合孕妇多多食用，如以下几种水果。

山楂

山楂口感酸甜，有些孕妇喜欢把山楂作为缓解恶心呕吐症状的食物，但由于山楂具有活血化淤的作用，多食容易引起宫缩，进而导致流产。有流产史或有流产征兆的孕妇更应该禁止食用。

荔枝、桂圆

荔枝、桂圆性热，多食易导致大便干结、口舌生疮等症状，而女性在怀孕后体质偏热，更不适合食用热性水果，否则易引起胎动不安。

柑橘

柑橘营养丰富，含有丰富的柠檬酸、氨基酸、矿物质以及多种维生素等，但多吃易上火湿热，因此，孕妇吃柑橘要适量，每天不能超过 250 克，数量控制在 3 个以内。

猕猴桃

猕猴桃中含有丰富的维生素 C，食用猕猴桃可保持皮肤健康。但猕猴桃性寒，并不是所有人都适合吃，脾胃虚寒的孕妇食用易导致腹泻。正常的孕妇如果食用，也要注意食用时间，切忌空腹吃，饭后 1 ~ 3 个小时食用最佳。

柿子

柿子具有清热润肺、生津止渴的作用。一般以饭后食用为佳，但由于其性寒，不宜过多食用，一天 1 个即可。

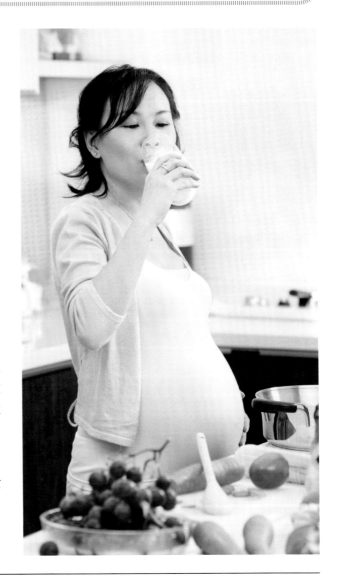

第 174 天　补充DHA

DHA 又称"脑黄金"，学名二十二碳六烯酸，是人体必需的一种高度不饱和脂肪酸，是大脑和视网膜的重要组成部分。孕妇摄入一定量的 DHA，能优化胎儿大脑锥休细胞的磷脂的构成成分，激发胎儿大脑皮层感觉中枢的神经元增长更多树突，促进胎儿智力发育。DHA 的母体 α - 亚麻酸还可以促进胎儿视网膜光感细胞的成熟，起到促进胎儿视力发育的作用。

何时开始补充 DHA

从怀孕后的第 3 个月开始，胎儿的中枢神经系统开始发育，孕妇从这时开始就要适当补充 DHA 了，并且整个孕期直至胎儿出生后的前 6 个月都需要补充。

DHA 的摄入量

孕妇对 DHA 的摄入量并非越多越好，需要保持一个合适的量，如果摄入量过多，会降低孕妇免疫力、抑制血小板凝集以及影响抗血栓形成等，进而导致肝硬化、凝血功能障碍等。孕妇最好每天摄入 DHA 300 毫克左右。

DHA 的食物来源

DHA 的食物来源有以下几种：

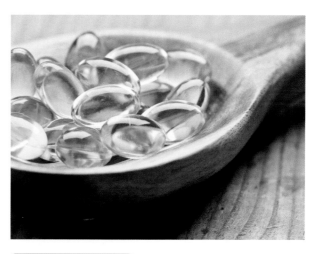

种类	食物
深海鱼类和贝类	如鲑鱼、沙丁鱼、金枪鱼、黄花鱼、鳝鱼、带鱼等，鱼油中 DHA 含量更高，如果担心污染，也可选择其他方式
藻类食物	如紫菜、海带、裙带菜等
富含 α - 亚麻酸的食物	核桃、花生、芝麻等干果类，其油脂中含量更高，这种 α - 亚麻酸可在人体中转化为 DHA
添加 DHA 的配方奶粉	
从鱼类和藻类中提取的 DHA 营养品	

DHA 营养品的选择

在购买时，要注意 DHA 的含量，宜选择含量适中的营养品。

目前市场的 DHA 产品多是鱼油类制品，要注意选购 DHA 高而 EPA（一种不饱和脂肪酸）含量低的鱼油产品。

爱心提醒

孕妇在补充 DHA 营养品时，也要相应补充蛋白质丰富的食物，这样可以促进 DHA 的吸收。

第 175 天 小心食用鱼肝油

鱼肝油是一种常见保健品，无论婴儿还是成年人都可以服用鱼肝油。那么为了胎儿的生长发育，孕妇可以食用这种保健品吗？

鱼肝油有什么作用

鱼肝油是从鱼类肝脏中提取而来的脂肪，是略微带有腥味的黄色液体，主要含维生素 A 和维生素 D。孕妇适量食用鱼肝油可补充维生素 A、维生素 D，让胎儿的机体组织发育得更健康、视力发育更好。

服用鱼肝油越多越好吗

孕妇不宜过量服用鱼肝油，否则可带来以下危害：

◎ 会造成孕妇食欲减退、皮肤瘙痒、毛发脱落、身体过敏以及眼球突出等不良症状。

◎ 易造成孕妇血中凝血酶原不足，易导致维生素C代谢障碍。

◎ 会导致孕妇血液中的钙浓度过高，易出现肌肉软弱、呕吐以及心律异常等不良症状。

◎ 容易使胎儿的牙齿、骨骼过早钙化，胎儿容易出现早熟症状。

◎ 易产生毒副作用，胎儿致畸率高。

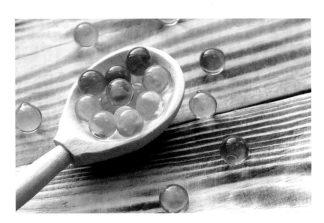

事实上，维生素 A、维生素 D 完全可以从日常饮食中获得。孕妇在饮食丰富、多样化的同时，多晒太阳，完全可以满足母体和胎儿对这两种维生素的需要，没有必要特别补充鱼肝油。

但每个人的身体情况不同，是否需要服用鱼肝油，孕妇需要听从医生的建议，不可为了"保健"而擅自服用，以免危害健康。

注意事项

孕妇服用鱼肝油，应注意以下事项：

● 注意区分鱼肝油和鱼油，这两者所含的营养成分完全不同，所起的作用也完全不同。

● 孕妇服用过鱼肝油后，要注意自己的身体反应，并记录下来，如胎动次数、血压情况、体重变化等。

● 孕妇应在医生的指导下服用鱼肝油，如果身体稍有不适，要立即停止服用。

● 如果孕妇身体不适或胎儿发育出现问题，应立即停止服用。

第 176 天 了解孕妇晒太阳注意事项

太阳光中的紫外线有显著的生物学作用。多晒太阳，皮肤会在紫外线的作用下合成维生素 D，维生素 D 则可促进钙的吸收。所以孕期适当晒太阳，对母婴健康是有利的。

尽量坚持每天晒太阳

除阴天外，孕妇应保证每天都有一定的晒太阳时间，特别是一些很少接触阳光的"宅"孕妇，更要每天尽量抽出时间接触阳光。

不要隔着玻璃晒太阳

紫外线不能穿透玻璃，孕妇隔着玻璃晒太阳不利于维生素 D 的合成，起不到补钙的作用。

晒太阳要注意季节性

孕妇晒太阳要注意季节。夏季，由于阳光较强，孕妇可适当减少晒太阳的时间，并且要注意避免太阳直射，孕妇可选择在阴凉处，接受太阳散射。冬季，由于阳光较弱，适当延长晒太阳的时间，可接受阳光直射，但要防止皮肤色素沉着。

选择合适的防晒用品

孕妇在晒太阳时，要尽量将皮肤裸露在外，使皮肤能够接触到紫外线，但皮肤直接接触阳光，可能会灼伤皮肤，加快色素沉着。因此，孕妇除了要多吃富含维生素 C 的蔬菜、水果，还要使用纯天然的孕妇专用防晒用品，切忌使用化学防晒霜或美白霜，以免影响胎儿生长发育。

选择最佳晒太阳时段

孕妇一般不要选择正午时分晒太阳，尤其在夏季。因为这时紫外线过于强烈，很容易晒伤皮肤。对孕妇来说，上午 7 ~ 9 点和下午 4 ~ 5 点是晒太阳的最佳时间。

由于冬天日照时间比较短，加上阳光没那么强烈，因此，孕妇冬天可在任意时间晒太阳。

每天晒太阳的时间

孕妇每天晒太阳的时间不可过长，否则会使皮肤受到伤害。一般冬天光线较弱，晒太阳的时间可适当长一点，最好超过 1 个小时；而夏天光线较强，只要超过半个小时即可。

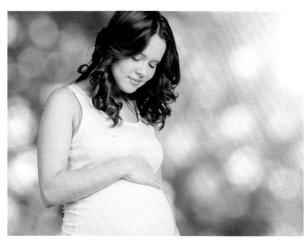

孕早期不宜暴晒

在怀孕后的前 3 个月，孕妇应该避免暴晒，因为这时的胚胎发育易受高温环境影响，对胎儿可能会产生某些不利后果。

第 177 天　不断提升自我修养

很多孕妇在怀孕后会变得比较懒散，什么也不想干，什么也不愿想，而且理由非常充分：我身体不舒服。孕期的确容易疲惫，但这不应该是孕妇懒惰、不作为的借口。相反，孕妇更应该在孕期提升自我修养，为胎儿树立一个好榜样。

孕期，孕妇应始终保持着旺盛的求知欲，这样可以不断地刺激胎儿，促进其大脑神经和细胞的发育。为了胎儿的将来，孕妇要勤于动脑，努力在学识、礼仪、审美、情操等方面提高自己。

做一个勤于思考的孕妇

身体上的不适可以让孕妇少参加一些体力劳动，却不能因此荒废脑力劳动，不能在思想上也变得懒散起来，而是应该更加勤于思考。

孕妇和胎儿之间是有着亲密联系的，她们之间可以传递信息，胎儿能够感知到妈妈的任何感情和思想。如果孕妈妈不喜欢思考和学习，那么，传递给胎儿的信息也将是不喜欢思考和学习，胎儿也会变得懒散起来。如此一来，会对胎儿的大脑发育造成不利影响，胎儿出生后有可能不爱学习、不爱思考，思维能力会比其他孩子差很多；如果妈妈喜欢思考，喜欢学习，那么，胎儿的大脑会受到一定的刺激，能够促使胎儿不断思考，有利于胎儿大脑神经和细胞的发育，而且这样的胎儿出生后思维能力和学习能力更强一些。

多为胎儿读好书

孕妇在胎教的时候，应当多读书给胎儿听，而且要读好书，比如一些优秀的儿童作品，如安徒生童话、格林童话，或者优美隽永、耐人寻味的散文作品，如朱自清、冰心、秦牧等作家的散文作品。

为什么要强调读好书呢？因为胎教是胎儿对这个世界最初的认知。如果孕妇传递给胎儿的是真善美，那么，胎儿就会认为这个世界是美好的。所以，孕妇要多为胎儿读好书，给胎儿传递一些美好的思想，让胎儿能够在一个赞颂真善美的环境中健康发育成长。

孕期学一些技能

在闲暇时刻，孕妇还可以学一些技能。如为胎儿 DIY 一些小玩具；或者做一些手工作品，帮胎儿缝制小衣服，用毛线为胎儿编织小裙子、小帽子、小鞋子；或者学习一些插花技巧、亲手做一些富有情趣的陶艺作品，甚至可以学画画。

至于学什么技能，这个不是最重要的，重要的是孕妇在学习过程中投入的耐心和收获的喜悦，这些都是很好的胎教方式。

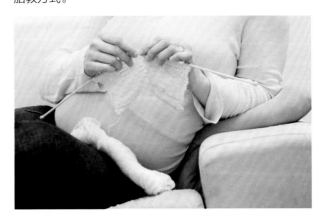

第 178 天 警惕异常乳汁

从怀孕开始，孕妇的乳房受雌激素分泌的影响开始增长，到了孕中、晚期，增长速度进一步加快。如果有些许乳汁分泌出来，这也是正常现象。但如果有非乳汁的液体流出来，那就要引起警惕了，可能是以下几种疾病的征兆。

乳腺肿瘤

怀孕后，女性雌性激素分泌增加，乳房不断增大，进而会刺激潜在的乳腺肿瘤迅速长大，然后会有不明液体从乳头流出。这种乳腺肿瘤不会因怀孕而减少发生概率，怀孕反而会促使它病发，但孕期很容易被人们忽略。

炎性乳腺癌

炎性乳腺癌的病发症状与乳腺炎类似，乳房局部会出现肿胀灼痛感。这时一定要高度重视，孕妇必须到医院进行专门检查，然后让医生及时做出判断。

急性乳腺炎

急性乳腺炎一般发生在哺乳期内，但有时也会发生在孕期内，主要由乳腺管内淤积的乳汁引起细菌感染而造成。如果有急性乳腺炎，通常单侧乳房会出现红肿疼痛感，甚至还会有带着臭味的化脓性液体流出；同时孕妇还会出现发热、畏寒以及浑身无力等症状。

其他异常乳汁

乳房异常汁液分泌还与以下因素有关：乳腺导管扩张症、乳管内乳头状瘤、乳房囊性增生等。如果出现相关症状，一定要引起注意，及时到医院进行检查。

总之，孕期如果乳房有不明液体流出，一定要引起高度重视。

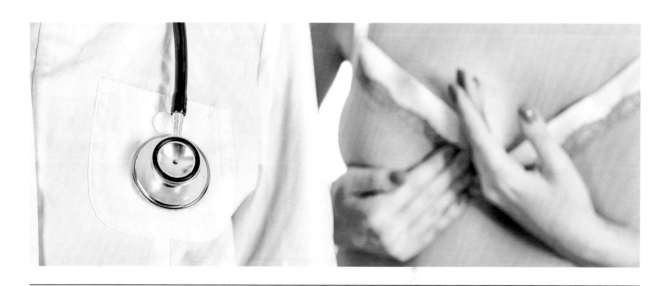

第 179 天　好好保护你的脚

女性在怀孕期间体重会不断增加，双脚承受的压力也将越来越大，容易引起足底痛、水肿。孕妇一定要采取措施保护好自己的双脚。

怀孕后脚会发生什么变化

水肿：孕妇一般从怀孕的第 3 个月开始，脚部就会慢慢出现水肿症状，孕中期之后，水肿会变得越来越严重。

变大：怀孕之后，女性的体重大幅度增加。为了保持身体平衡，女性的脚也会变大，鞋码会相应增加 1 ～ 2 码。

有趣的是，孕妇的脚在一天当中的不同时段也会有不同变化，变化范围在 10 ～ 25 毫米。脚的大小也会因姿势的不同而不同，孕妇坐姿和站姿的脚长变化为 4 ～ 7 毫米，而孕妇站姿和走姿的脚长变化为 3 ～ 6 毫米。

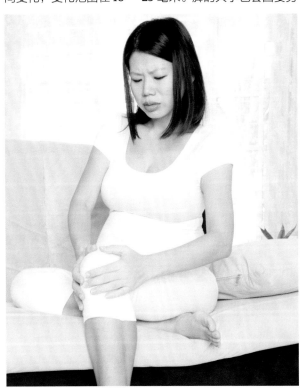

孕妇鞋要选择合适的材质

孕妇要选择合适的鞋。一般来说，布质的鞋柔软、透气性好、吸汗性好，走路较轻便，但保暖性较差，不适合冬季穿。而皮鞋虽然整体上的柔软度、透气性、吸汗性不如布鞋，但是它的保暖性较好。只要选择较柔软、轻薄的牛皮或羊皮鞋，就可以兼顾柔软性、透气性、保暖性。

孕妇鞋要选择合适的款式

孕妇一般选择鞋面较宽、较肥的鞋子，圆头鞋比尖头鞋更适合孕妇穿，且要选择至少大一码的鞋子。

孕妇最好不要穿拖鞋，这是因为：第一，拖鞋的防滑功能较差；第二，拖鞋不能完全包裹住脚部，走路时，脚需要更多的力量来"抓"住拖鞋，易造成重心不稳；第三，拖鞋一般由塑料或橡胶材质制成，透气性较差。

孕妇如果要买鞋，最好下午 3 ～ 4 点去，这时往往是脚一天当中最肿胀的时候，容易买到合适的鞋。

孕妇不宜穿没跟的平底鞋

孕妇不宜选择一点跟都没有的平底鞋，2 厘米左右为最佳。

孕妇腹部的增大加重了下半身的压力，身体重心转移后，会使脚跟先着地、脚尖后着地，而穿没跟的平底鞋易损伤肌肉和韧带。

第180天 警惕妊娠高血压

> 妊娠高血压是指孕妇患有高血压的病症，伴随有水肿、蛋白尿、抽搐、昏迷以及心肾功能衰竭等，可分为轻度和重度。

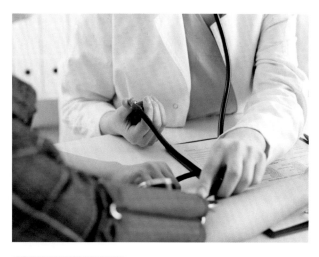

妊娠高血压的表现

妊娠高血压主要有高血压、蛋白尿和水肿三大表现，但也可能出现其他症状，如头痛、视力模糊、呕吐、腹痛、过激反应和小便减少等。

轻度妊娠高血压：血压轻度上升，并伴有轻度蛋白尿和水肿，有的水肿为显性，有的水肿为隐性，但孕妇并没有明显不适感。

重度妊娠高血压：血压继续升高，尿蛋白继续增加，还患有不同程度的水肿。如果情况严重，会出现腹水，伴有头晕、心悸、恶心、呕吐、视线模糊、呼吸急促等症状，严重的还会出现抽搐、昏迷、神志不清。

妊娠高血压的危害

妊娠高血压所带来的风险与血压升高的程度有关，血压越高，孕妇出现危险的可能性越大；越接近孕晚期，风险越大。此外，患妊娠高血压的孕妇易出现其他妊娠并发症，增加患子痫的概率。

预防妊娠高血压

孕妇可采用以下方法预防妊娠高血压：

◎ 定期检查身体，密切关注血压、尿蛋白以及体重的变化，体重较重的孕妇患妊娠高血压的可能性更大。

◎ 控制饮食，应坚持高蛋白、高钙、高钾以及低钠的饮食原则，保持营养均衡，多食鱼类、肉类、蛋类、奶类、水果、蔬菜等。

◎ 加强休息，保持足够的睡眠时间。

◎ 保持心情愉悦。

◎ 如果身体出现异常，要及时就医治疗，以免出现不良后果。

哪些孕妇易患妊娠高血压

● 有妊娠高血压家族史者。

● 初次怀孕年龄小于18岁或大于40岁。

● 有慢性高血压、肾炎、糖尿病、抗磷脂综合征等病史的孕妇。

● 子宫张力过高的孕妇。

● 出现羊水过多、双胞胎、糖尿病、巨大儿等情况的孕妇。

● 血钙水平降低的孕妇。

第181天 了解妊娠高血压的饮食原则

孕妇如果长期热量、盐摄入过多，而蛋白质、维生素摄入不足，很容易引发妊娠高血压。孕妇又不能随意服用降压药以免危害胎儿生长发育，所以妊娠高血压者要坚持以食疗的方法进行调节。

坚持"三高一低"的饮食原则

患妊娠高血压的孕妇，在饮食上要坚持"三高一低"原则，即高蛋白、高钙、高钾以及低钠。

高蛋白：孕妇要补充优质蛋白质，即氨基酸种类、数量、比例均达到最优的蛋白质，要多食奶类、蛋类、鱼类、豆类等蛋白质丰富的食物。每日蛋白质的摄入量约为100克。

高钙：孕妇保证摄入充足的钙元素，每天都要补充相应的奶制品、豆制品以及海产品等含钙量丰富的食物。孕早、中、晚期的钙摄入量每日均有所不同，分别为800毫克、1000毫克、1200毫克。

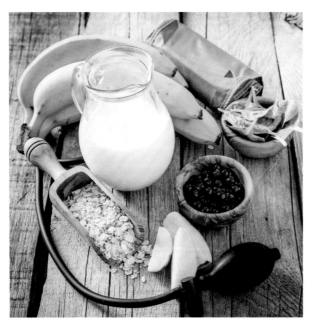

高钾：钾能扩张动脉，降低外周血管阻力，促进钠的排出，降低血压。孕妇可多吃豆类、菠菜、土豆、山药、莴苣、香蕉等含钾丰富的食物。

低钠：低钠即控制钠盐摄入。孕妇每日食盐的摄入量最好不超过4克。此外，还要少食酱油，6毫升酱油含盐量相当于1克食盐。孕妇如果感觉饮食太清淡，可适当用葱、姜、蒜等调味料调味。平时要少吃调味料、浓肉汁等含盐量高的食品；少吃咸菜、腌肉、火腿等腌制食品；少吃肉类、鱼类等罐头食品，还要少吃薯条等油炸食品。

控制饱和脂肪酸的摄入量

孕妇摄入的脂肪的热量最好控制在整天总热量总摄入的25%以内，最高也不能超过30%，可选择鱼类、瘦肉、蔬菜、水果等低脂肪、低胆固醇的食物。

为了减少饱和脂肪酸的摄入，还要少吃动物性脂肪，可用植物性脂肪来代替，如可将烹饪用油替换成植物油。

多吃新鲜水果和蔬菜

孕妇每天食用200～400克水果，蔬菜要食用400～500克，这样可以保证摄入足量的膳食纤维，还可以补充多种维生素和矿物质，有利于控制血压。

禁止饮酒

酒不仅会增加患妊娠高血压的可能性，还会降低降压药的作用，因此，孕妇要禁止饮酒。

第 182 天　缓解孕期腹胀

孕期腹胀是由孕妇胃肠道积存气体过多而导致，并伴随有食欲不振、便秘等症状，还会给孕妇造成严重的心理困扰。孕妇加强饮食调理、经常运动，就能缓解腹胀症状。

女性怀孕后，由于孕激素的分泌，会使胃肠道的平滑肌松弛、蠕动无力，容易让酸性的胃内容物反流至食管下段；加上胃排空的时间延长，当食物滞留肠道的时间延长，在细菌作用下发生腐败与发酵，此时就会产生大量气体，使孕妇产生饱胀感。

怎样缓解孕期腹胀

孕期腹胀可通过以下多种方法来缓解：

◎ 改变饮食习惯，养成少食多餐的饮食习惯，还可以在饮食中添加适量的姜、蒜，以减少胀气产生。

◎ 坚持细嚼慢咽的进食原则，不要在吃饭时说话，也不要使用吸管或经常嚼食口香糖等。

◎ 孕妇要多吃膳食纤维丰富的食物，如芹菜、莲藕、苹果、香蕉等。膳食纤维能促进肠道蠕动。

◎ 有腹胀现象的孕妇要少吃豆制品、蛋制品、油炸食品以及土豆等产气食物，还应少吃甜食，主要以清淡食物为主。

◎ 孕妇要多喝温开水，每天至少需要饮用1500毫升的温开水，每天早晨起床后可先喝一杯温开水，以促进排便。

◎ 孕妇要保持适当的运动量，可饭后30分钟至1个小时散步20~30分钟，促进排便和排气。

◎ 孕妇要放松心情，排解紧张情绪，否则易影响体内血液循环，进而导致胃肠胀气。

◎ 孕妇可进行轻度按摩，温热手掌后，按顺时针方向轻轻按摩腹部，每天按摩2~3次。切忌饭后立即按摩，按摩时记得避开子宫位置。

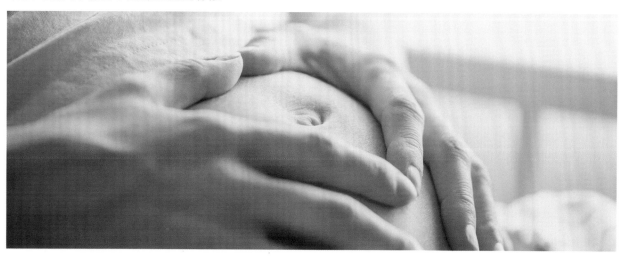

第 183 天 　缓解孕中期疼痛

在整个孕程中，孕妇的身体要经历各种疼痛。尤其是孕中期之后，胎儿越来越大，对周围邻近器官的压迫越来越严重，即便之前没有孕期疼痛的孕妇，身体某处也可能会隐隐作痛起来。孕期疼痛是一种正常现象，只要采取正确的方法，就能最大程度上缓解各种疼痛。

手腕痛

◎ 减少使用电脑的时间。

◎ 准备一个腕托，如果感到手指疼痛，可休息按摩5分钟。

◎ 睡觉时，可在手腕下垫一个枕头。

肋骨痛

可将双臂向上伸展，有空就重复这个动作以缓解疼痛。

骨盆痛

洗个热水澡，然后卧床休息，还可适当做一些相对温和的运动。

坐骨神经痛

◎ 不要长时间站立。

◎ 不要将重物举过头顶。

◎ 采用左侧卧的睡姿，并在两膝盖间放一个枕头，可增加子宫的血流量，从而缓解疼痛。

◎ 游泳也可缓解坐骨神经疼。

小腿抽筋痛

◎ 孕妇如果出现小腿抽筋，可将腿伸直、脚上跷。

◎ 进行适当按摩，也可缓解抽筋。

◎ 如果睡前将小腿垫高，还可预防抽筋。

胃痛

◎ 养成少食多餐的饮食习惯。

◎ 尽量少吃油炸、辛辣刺激性及过冷的食品等。

◎ 吃饭时，要保持身体挺直，这样有助于消化。

◎ 饭后半个小时以内，不要立刻躺下来休息。

腰背痛

◎ 不要负担太重物品。

◎ 不要长时间站立。

◎ 如果坐下休息，适当把双腿抬高。

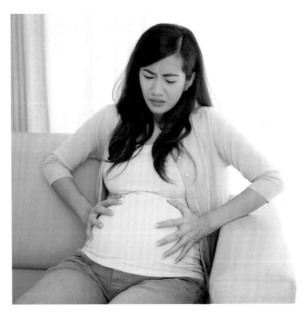

第 184 天　消除副乳

孕妇由于激素变化，比一般人更容易长出副乳。但副乳一般不会对人体造成损害，也不会影响正常生活，只是在一定程度上会影响美观，可以做一些针对性的运动消除副乳。

练习哑铃运动

哑铃运动具有消除腋下脂肪、强壮胸肌的作用。

孕妇先双手紧握哑铃，前臂紧贴身体两侧，而上臂则尽量向上抬起；也可将两手臂向身体两侧张开，然后向中间合拢。

需要注意的是，孕妇做哑铃运动的强度不能过大。

做手臂绕圈运动

手臂绕圈运动可避免手臂周围的脂肪堆积，以消除副乳。

孕妇将两手臂平抬至两侧，两臂与肩膀平行，手掌则与手臂呈直角，然后以肩膀为中心，手臂做绕圈运动。

如果运动时腋下及手臂外侧具有紧绷感，那就表明操作方法正确。孕妇可每天坚持 2 ~ 3 次。

经常练习上举手操

上举手操也可避免手臂周围的脂肪堆积，预防副乳产生。

孕妇首先要收腹挺胸，将上半身挺直，然后将握有瑜伽球的手臂用力向上抬，然后慢慢放下，反复进行即可。

推捏法

身体要保持直立，双手自然下垂，这样就能看到胸部到腋下之间出现的多余脂肪。然后握紧拳头，利用拳头的手指部分按压多余脂肪，这是推法。

还可用手指进行揉捏，这是捏法。

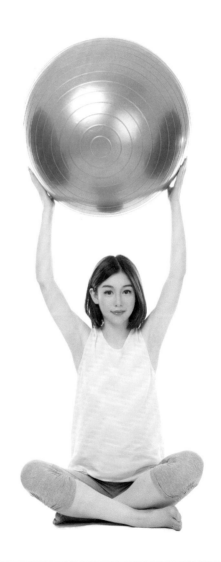

第 185 天　预防静脉曲张

有数据显示，约有 1/3 的孕妇会在孕期发生程度不等的下肢静脉曲张或微血管扩张，常发生于下肢，也发生于身体其他部位，如颈部、会阴部，既有碍美观，又会给孕妇带来不适。预防孕期静脉曲张，可以从以下多个方面做起。

不要提重物

太重的物品会给下肢造成压力，下肢易患静脉曲张。

衣服要宽松

孕妇如果穿紧身的衣服，会影响全身血液循环，易患静脉曲张。

不要长时间保持同一个姿势

孕妇不能长时间站着、坐着或躺着，这样都会影响身体静脉回流。

禁止接触酒精

酒精会刺激心血管，使孕妇心跳加速、血液循环加快、血管扩张、血压上升，加重静脉曲张。孕妇要远离一些含有酒精的饮料和食物。

采用正确的睡姿

孕妇在睡觉时，最好采用左侧卧的睡姿，并且可以在脚下垫一个枕头，将脚稍微抬高，这样可以促进下腔静脉的血液循环，并减轻下腔静脉对子宫的压迫，进而预防静脉曲张。

避免高温

孕妇不适宜去温度过高的环境，因为高温会使血管扩张，这样会增加患静脉曲张的概率。

控制体重

孕妇保证营养均衡、各类营养素能满足身体需要就可以了，不要大吃大喝而造成营养过剩。营养过剩会造成体重过快增长，这样会进一步加重身体负担，增加患静脉曲张的概率。

保持适当运动

孕妇进行适当运动，可促进血液循环，预防静脉曲张。散步对孕妇来说是最好的运动之一了。

保持正确的坐姿

孕妇在坐着的时候，要用凳子或盒子垫起双腿，这样可以促进血液回流。此外，忌两腿交叉放置，这样会影响血液循环。

准备静脉曲张弹性袜

孕妇要准备专门的静脉曲张弹性袜，这种专用袜可以逐级减轻腿部压力，促进血液回流至心脏，预防静脉曲张。

第186天 不要长时间停留在厨房

如果只是解决一日三餐，普通的厨房操作对孕妇来说还是能接受的，但是厨房油烟过大，孕妇不能长时间停留在厨房。

长久停留在厨房对孕妇有什么影响

孕妇不宜长时间待在厨房，尤其是正在进行烹饪操作的厨房。

厨房有害气体多：现代厨房一般使用天然气或液化气作为燃料，它们在燃烧后会产生二氧化碳、二氧化硫、二氧化氮、一氧化碳等有害气体。这些有害气体的浓度远比外面空气的浓度高得多。这些有害气体会通过母体进入胎盘，进而被胎儿吸收，影响胎儿的生长发育。

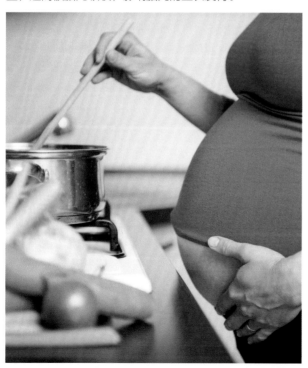

厨房油烟、粉尘大：在煎炒食物时会产生大量油烟。在这些油烟中，含有不利于胎儿生长发育的化学成分。

易滋生细菌：厨房的抹布，由于上面有大量油渍，一般很难清洗干净，并且经常放在潮湿的水台边，容易滋生细菌。

水龙头附近，常处于潮湿状态。孕妇经常接触污垢、油渍，容易感染细菌。

怎样减轻厨房油烟的侵害

孕妇可采用以下措施避免受到厨房油烟的侵扰：

◎ 减少下厨房的次数，并缩短每次下厨房的时间。

◎ 孕妇如果要做饭，一定要保持室内空气流通，或打开抽油烟机，或打开窗户。

◎ 要尽量采用煮、炖、蒸等烹饪方式，不要采用煎炸、爆炒等易产生油烟的烹饪方式。

◎ 厨房里的抹布要经常高温杀菌消毒，每隔几天要将抹布放在沸水中煮30～40分钟。

◎ 不同的抹布要分开使用，可分为水池、台面、桌面、餐具等。抹布要专用，避免交叉感染。

◎ 要定期用消毒液清洗水龙头或过滤网。

第 187 天　了解孕期开车注意事项

私家车已成为许多人的出行工具，孕妇只要在上、下车时格外注意保护腹中的胎儿，开车一般不会对胎儿造成太大影响。但孕妇毕竟身体特殊，尤其在孕中期和孕晚期，腹部的隆起会给开车带来一些不便，所以要讲究方式方法，不能像孕前一样开车。

不宜开新车

孕妇不宜开新车。新车中皮革气味或化学气味严重，造成车内有害物质超标，孕妇吸入这种气味，对胎儿的身体健康有害。如果需要开新车，可事先开窗散味，并在车里放上竹炭、柚子等物品进行除味处理。

避免开车过猛

孕妇切忌紧急制动、紧急转向，否则冲撞力过大，易使胎儿受到惊吓。

避免穿不合适的鞋

孕妇开车时，要穿舒适、柔软的运动鞋或布鞋，千万不要穿高跟鞋、拖鞋等，否则出现紧急情况时可能因为鞋的问题导致反应变慢，不能及时把离合踩到底，进而出现意外。

束起长发

孕妇开车时，应束起长发，如果车窗外的风将长发吹乱，那散乱的头发很容易遮挡视线，容易发生意外。

靠近车窗的仪表台不要放硬物

有的人习惯在靠近车窗的仪表台上放香水瓶、利器、纸巾盒、钥匙等物品，如果紧急刹车，前面的物品就可能会掉下来伤害到前排的人。香水中化学成分含量较高，一旦溢洒出，可能会对孕妇产生刺激，所以仪表台最好不要放硬物。

经常进行杀菌

孕妇要定期对自己的车进行杀菌处理，车内空调的滤芯更应该经常更换，这样可以保证车内空气清新、环境干净。

系好安全带

孕妇开车更应该系好安全带。行驶过程中如果发生颠簸或紧急刹车，孕妇很可能会撞上前方的仪表台，进而发生危险。

但同时也要注意系安全带的方法。孕妇系安全带时，首先要挺直身体、端正仪态，将安全带系在肩胛骨上，不要紧贴在脖子周围。一般以穿过胸部中央为宜，腰带则要系在腹部下方，这样可以保证不压迫到腹部，保证胎儿的安全。

调整座椅位置

孕妇在开车时，尽可能向后坐，与方向盘保持 25 厘米以上的距离。如果坐着不舒服，可以在后背处放一个柔软的垫子，这样可以缓解疲劳，也可以避免身体碰撞到前方的方向盘，还可以减轻气囊弹开后对人体的伤害。

第 188 天 行动要小心翼翼

到了孕中后期，子宫变得越来越大，很多孕妇会出现身体笨拙、行动不便，甚至有的孕妇连坐、卧都需要其他人帮助，这样不仅会给孕妇造成生活上的困扰，还会给她带来精神上的压力。所以孕妇日常要行动小心，注意日常起居，加强自身安全保护。

上下楼梯需扶持

孕妇上下楼梯时，一定要扶着扶手或请求他人搀扶，以防止身体前倾、跌倒。

不要攀爬、登高

孕妇如果需要从高处取物，最好能请求别人来帮助自己，不要自己踮起脚尖或伸长手臂去取，这样身体容易失去平衡，可能会摔倒。

浴室要注意防滑

孕妇一旦发生身体重心转移，很容易摔倒。浴室地板一般会比较潮湿，孕妇无论是洗脸、洗澡或做其他事，进出浴室都要小心谨慎。

此外，孕妇还要穿上专门的防滑鞋，以免滑倒。

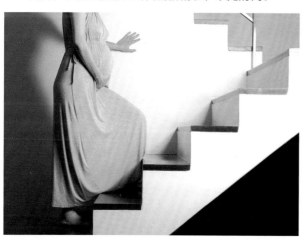

不要穿拖鞋

孕妇即使在家也不要穿拖鞋。拖鞋虽然舒适、方便，但是它不跟脚，使本来就行动不便的孕妇更容易摔倒，可穿孕妇专用的家居鞋。

注意家具的摆放

家里的家具要摆放整齐，不要乱丢乱放，以免绊到孕妇的脚。小凳子、小架子最好放在角落里，另外，怀孕期间最好不要经常更换家具的位置，以免孕妇难以适应而撞到。

做家务时要小心

孕妇是可以做家务的，但要注意以下事项：

伸腰舒展要有度：有些家务需要伸腰，如晾晒衣服，有时候需要抬头踮脚去收取。这时孕妇的动作要舒缓，慢慢地接近目标，不宜过快，否则容易拉伸腰腹。如果拉伸时间比较长，需要借助腹部用力，且这类活动不宜维持太久。

弯腰下蹲要小心：有些家务，如扫地、拖地、洗衣服、拾取东西，需要弯腰下蹲。孕妇在做这些动作时要慢一些，不要太频繁，更不要长时间地弯腰，腹部隆起过高的孕妇尽量不要弯腰。如果一定需要弯腰。最好慢慢扶着东西蹲下去，然后慢慢扶着起来，不要一下子弯下身来。

不要长时间做家务：做家务一段时间之后，孕妇一定要注意休息，可以拿张椅子，将双脚平放在椅子上。或者躺在沙发上，将双腿平放伸展；或者在双腿下加垫枕头，以消除疲劳。

第 189 天　了解假性宫缩

宫缩是即将临盆的信号，而假性宫缩则与分娩无关。假性宫缩一般从孕 28 周左右开始出现，发生时，会出现子宫收缩、小腹变硬的症状，还伴有轻微腹部疼痛，通常持续时间较短，力度也较弱，并且不具有规律性。

女性在怀孕之后，子宫肌肉开始变得敏感起来，尤其是进入孕晚期后，一点刺激就可能引发子宫收缩，如过久站立、碰撞腹部、受风着凉等。因不是分娩信号，所以称为"假性宫缩"。

假性宫缩对胎儿有什么影响

假性宫缩是孕期的一种正常现象，一般从怀孕的第 7 个月开始出现，正常情况下，不会对胎儿的生长发育产生影响。

预防假性宫缩

虽然假性宫缩不会对胎儿造成不良影响，但为了避免不必要的麻烦，孕妇可以对假性宫缩进行预防。预防措施如下：

◎ 保持良好的心情，烦躁、恐惧等不良心理状态会诱发假性宫缩。

◎ 保持均匀呼吸，放松身心，调节紧张情绪。

◎ 要注意休息，切忌过度疲劳，否则容易引起宫缩。

◎ 加强水分补充，细胞脱水也会引起宫缩。

◎ 不要长期保持一种姿势不变，这样容易导致下肢水肿，进而引起子宫肌肉收缩。

◎ 用洗热水澡的方式使身心得到放松。

◎ 注意防寒保暖，否则天气太冷会导致肌肉抽搐。

◎ 这时不要经常抚摸肚皮，这样容易刺激子宫肌肉，进而引起宫缩。

异常假性宫缩

假性宫缩是一种正常现象，孕妇无须特别担心，但如果宫缩频繁、间隔时间短，并且还伴有腹部疼痛、阴道出血等症状，这时就要到医院进行检查了，以免出现意外。

什么原因造成异常假性宫缩

异常假性宫缩通常由以下原因造成：

● 孕妇从事过重的体力劳动，身体疲劳。

● 孕妇有吸烟、喝酒等不良生活习惯。

● 孕妇受过严重外伤或接受过大手术。

● 孕妇有早产经历。

● 孕妇的年龄较小或较大，一般指小于 17 岁或大于 35 岁。

● 孕妇的子宫过大，怀多胞胎或羊水过多。

● 孕妇患妊娠期疾病，如妊娠高血压等。

● 孕妇子宫异常，如患子宫肌瘤等。

● 孕妇的子宫有炎症。

第 190 天 小心脐带异常

脐带是连接母体与胎儿的管状物，是一种胶样结缔组织，一般由两条动脉和一条静脉组成，长 50 ~ 60 厘米，直径 1.5 ~ 2 厘米。它形似绳索，担负着将氧气和营养物质传输给胎儿的作用。

脐带是胎儿生命的桥梁

通过脐带，可以实现胎盘与母体营养物质的交换，进而将胎儿发育所需的营养物质和氧气输送到胎儿体内。

胎儿出生后，脐带的作用丧失，几分钟后脐带就会失去搏动。然后医护人员将其剪断，其余的脐带残段在 1 ~ 2 周之内就会完全脱落，留下的疤痕形成肚脐。

脐带异常

胎儿一般会出现以下脐带异常的情况：

脐带过长：胎儿脐带的正常长度为 50 ~ 60 厘米，如果超过 70 厘米，就是所谓的"脐带过长"。脐带过长极易出现脐带缠绕的现象，脐带打结、扭曲、绕颈等会引起胎儿宫内缺氧，影响胎儿的生长发育，甚至导致胎儿死亡。

脐带过短：胎儿脐带如果短于 30 厘米，则被称为"脐带过短"。脐带过短会牵拉脐带血管，使血管受到压迫，影响营养物质与氧气输送，进而造成胎儿营养不良，甚至威胁胎儿的生命安全。

脐带缠绕：主要表现为脐带绕颈，也有脐带绕身体、绕肢体等情况。脐带缠绕是最常见的脐带异常，容易引起胎儿窘迫、胎盘早剥，分娩时容易使产程延长。一般来说，脐带越长，发生缠绕的机会越多，缠绕周数多的概率越大。

脐带脱垂：脐带先于胎儿露出来，经宫颈进入阴道内或者经阴道显露于外阴部。这是一种危险的并发症，可导致脐带受压、胎儿供血障碍。如果抢救不及时，胎儿会常在 30 分钟内因血流阻断而死亡。

脐带扭转：即脐带顺着纵轴旋转、扭曲，就像扭麻绳一样，只要向反方向扭转就可恢复正常。脐带扭转与胎儿的活动有关，正常情况下可以有脐带扭转，但不应扭转过多或过密，否则也会使胎儿发生供血障碍，引起胎儿死亡。

脐带打结：即脐带绕体后，胎儿从环中穿出而形成脐带打结，如果打结处没有拉紧，就对胎儿没有影响，拉紧则使胎儿发生供血障碍，容易导致其宫内窒息，或在分娩时死亡。

脐带帆状附着：脐带本应附着于胎盘的中央或侧方，但若附着于胎盘之外的胎膜上，就会使脐血管裸露于宫腔内。如果帆状血管的位置在宫体较高处，则对胎儿几乎没有影响，只有分娩时会造成牵拉，附着处容易发生断裂出血。如果帆状血管位于子宫下段或脐血管绕过子宫颈口，容易造成胎儿供血障碍或血管破裂，易造成胎儿死亡。脐带帆状附着一般常见于双胞胎中，单胎出现的概率极低。

此外，脐带缺失、脐带囊肿、脐带血肿等也属于脐带异常，但发生概率较低。

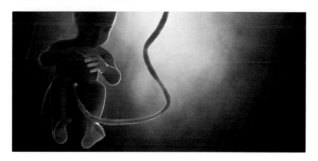

第191天 了解妊娠期贫血

怀孕期间，孕妇血容量增加，身体对铁的需求增加，孕妇本身的铁储备不仅要满足本身血红蛋白的合成，还要满足胎儿发育的需要，血液中的血红蛋白水平因此相对降低，使得孕妇成为贫血的高发人群；且随着孕期的推进，孕妇贫血的发生率会逐渐增高。

妊娠期贫血危害大

孕妇贫血会导致其血液中的血浆蛋白浓度降低，使其产生的抗体减少，然后导致巨噬细胞作用减弱，进而影响孕妇的抗病能力，导致免疫力下降，易生病，易感染。

孕妇贫血还会使血液携带氧气的能力下降，这样会导致心跳加快、血流加快，进而加重心脏负担，易患贫血性心脏病。

贫血不但对孕妇本身危害大，还会对胎儿成长发育产生不良影响，主要表现在以下几个方面：

肌肉运动能力迟缓：贫血的胎儿往往肌红蛋白内含铁不足，肌肉伸缩无力，出生后宝宝抬头、翻身、坐起、爬行、站立和行走等活动都比正常胎儿晚。

大脑发育落后：贫血胎儿大脑部位的酶活力不足，记忆力不佳，在学习东西、背诵儿歌和识数时表现得比正常

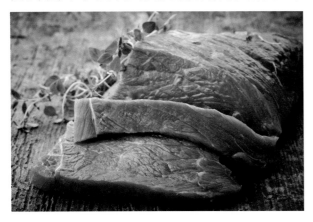

胎儿慢。同理，胎儿出生后，在认识事物和语言表达方面，能力也相对落后。

免疫力低下：贫血的胎儿，血液携氧能力下降，血容量下降，循环、呼吸等系统的代偿和耐受能力均会受到影响，出生后免疫力低下，容易生病。

妊娠期贫血的分类

妊娠期贫血可分为以下几种：

生理性贫血：孕妇生理变化导致身体的血液需求量增加，尤其到了孕晚期，血浆增加量比红细胞增加量多，这样就意味着血液被稀释了，进而出现贫血现象，这就是生理性贫血。

缺铁性贫血：孕妇由于身体变化，对铁元素的需求量增加，但从膳食中获取的铁元素又很难满足身体需求。如果没有额外补充，长期缺铁就会使身体内的铁元素储备减少，进而产生缺铁性贫血。

叶酸缺乏性贫血：在怀孕期间，如果叶酸摄入不足，血红蛋白的合成就会受到影响，孕妇就会贫血。

维生素 B_{12} 缺乏症：维生素 B_{12} 可促进健康的红细胞再生和合成。孕妇如果摄入维生素 B_{12} 不足，就无法促进红细胞发育成熟，造成贫血。

妊娠期贫血主要是由于营养不良和叶酸缺乏所致，也有部分孕妇由缺少维生素 B_{12} 引起。所以预防妊娠期贫血，要从这几方面入手。

第 192 天 积极应对孕期多汗

孕期多汗是一种正常的生理反应，由于基础代谢功能较强，孕妇的血管收缩功能不稳定，皮肤血流量增加；加之孕妇雌激素分泌增多，血中皮质醇增高、肾上腺皮质功能亢进以及白主神经功能的变化，血管舒缩功能不稳定，所以孕妇比一般人更容易出汗。

出汗时，可将孕妇体内的氯化钠、氯化钾、尿素等代谢物排出体外，维持身体健康。但汗液过多也不好，会造成孕妇身体缺水以及钙离子、钾离子过多流失等。另外，怀孕期间，孕妇阴道分泌物增加，皮肤汗腺分泌的增多还会使孕妇身上产生难闻的气味。所以孕妇要加强清洁护理。

基本护理方法

多补充水分：孕妇要多喝水，及时补充水分，以便随时补充流失的水分，切忌口渴时再喝水。补充水分还能起到清凉消暑和减少汗液分泌的作用。

少吃辛辣刺激食物：如茴香、洋葱等。这类食物性温热，会让孕妇多汗症状更严重。

穿着宽松、棉质的衣服：孕妇要尽量穿着宽松、棉质的衣服，一方面防止摩擦皮肤引起不适，另一方面利于排汗。

强化护理

孕期多汗，除了以上基本护理方法外，还要注意以下事项：

◎ 孕妇要勤换内衣裤。

◎ 孕妇要多用温水擦洗身体，保持皮肤清洁，切忌用凉水洗澡。

◎ 出汗时，孕妇不要长时间吹风扇或待在空调房内，要保证室内外温度相差不大。

◎ 孕妇要选择清淡而富有营养的食物，如奶制品、豆制品、蛋类、瘦肉以及水果、蔬菜等。多吃水果、蔬菜，不仅可以补充维生素，还可以补充出汗流失的钾、钠离子。

◎ 孕妇要保持充足的睡眠，切忌过度劳累。

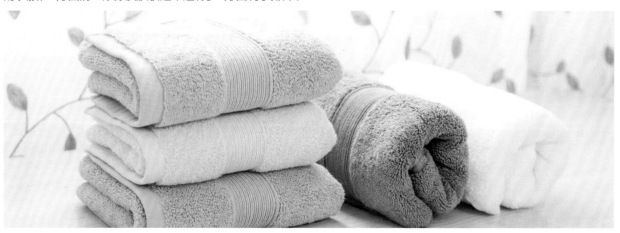

第 193 天　了解早产征兆

早产是指怀孕 28 周以上、37 周以内分娩。提前了解早产征兆，有助于预防早产儿的出生。出现下面症状，就提示胎儿可能提前分娩，孕妇要留意了。

子宫收缩

孕妇的宫缩如果出现以下特点就可能预示着有发生早产的危险：宫缩有规律，并且每次宫缩的间隔时间越来越短，可达到每个小时 4 次或 4 次以上；宫缩造成子宫、腰、背部痛，并且在休息之后，症状没有得到缓解。如果孕妇的宫缩有以上特征，应该立即就医。

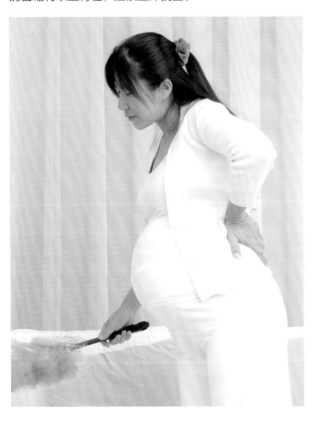

子宫颈扩张

孕妇的宫缩频率保持在每 10 分钟 2 次以上，腹部酸痛感蔓延至腹股沟以及后背；严重者阴道甚至还会出现不明分泌物以及出血症状，这就是子宫颈扩张，也是早产的信号。

腹部肌肉发胀

孕妇在出现宫缩时，如果腹部反复出现变软、变硬的情况，并且腹部肌肉也出现变硬、发胀的症状，那就可能出现早产。

腹部下坠感

孕妇腹部有向下推的感觉，即下坠感，可能是早产的征兆。

阴道出血

孕妇出现阴道出血的症状，可能是由宫颈炎症、前置胎盘等原因造成。但如果阴道的出血量较多，并且伴随有规律的宫缩，这也可能是早产的征兆，应立即就医。

早期破水

早期破水是指孕妇阴道中不断出现稀薄液体，破水之后一般就会出现阵痛，这是明显的早产征兆。

第 194 天 临近孕晚期，要小心早产

早产儿体重轻，体温调节功能不良，呼吸功能、消化功能及免疫力功能差，生存能力差，很容易发生感染。在孕中、晚期，孕妇要关注自身保健，预防早产。

哪些情况易早产

孕妇如果出现以下情况，更容易发生早产：

◎ 孕妇年龄小于20岁或大于35岁。

◎ 孕妇有流产史或出现过反复流产。

◎ 有家族早产史。

◎ 胎儿的胎位为臀位。

◎ 孕妇生活方式不规律。

◎ 孕妇阴道感染。

◎ 孕妇的宫颈出现异常，如子宫颈功能不全。

◎ 孕妇患有绒毛膜羊膜炎，易出现胎膜早破。

◎ 孕妇的子宫发育异常。

◎ 孕妇有其他内、外科疾病。

怎样预防早产

到了孕晚期，孕妇要小心谨慎，从生活各个方面预防早产。

定期产检：孕妇应该定期检查，及时发现早产迹象，以便及时采取应对措施。

避免长时间站立或负重：以免过度压迫宫颈口。

减少运动量：孕妇应该减少运动量，运动主要以散步为主。

预防发热：孕妇如果出现发热症状，应该立即采取措施进行降温，体温升高易引起子宫收缩。

应尽量避免性生活：孕晚期的子宫对外界的刺激极其敏感，容易诱发宫缩。

避免过度劳累：孕妇应避免远途旅行、长时间蹲站等。

养成良好的饮食习惯：多吃蔬菜和鱼，忌吃油腻食物，忌用辛辣性调味料。

保持良好的心态：孕妇应该放松心情，释放压力，消除紧张情绪。

有病及早医治：孕妇的生殖系统如果出现感染，或者患有妊娠高血压、心脏病、糖尿病等其他疾病，应及时治疗。

抑制提前宫缩：孕妇如果出现子宫收缩，那就要立即休息，还可在医生的指导下，适当服用抑制子宫收缩的药物。

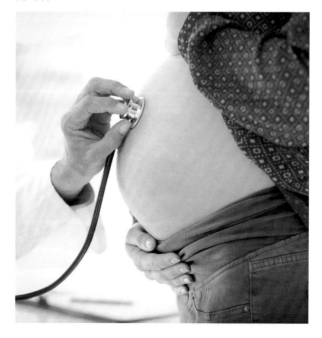

第 195 天　练习拉梅兹分娩呼吸法

到了孕中、晚期，有经验的产科医生会指导孕妇进行有效的呼吸和放松训练，帮助孕妇为分娩做准备。拉梅兹分娩呼吸法就是这样一种可以分散注意力、减轻分娩痛苦的训练方法。

什么是拉梅兹分娩呼吸法

拉梅兹分娩呼吸法是法国医生拉梅兹博士整理出来的一种分娩准备法。这种方法主要通过帮助孕妇掌握呼吸技巧，达到放松其肌肉、转移疼痛的目的，以保证顺利分娩。

通常，孕妇从怀孕 7 个月开始进行拉梅兹分娩呼吸法的训练，由准爸爸陪伴进行，效果将会更好。

拉梅兹分娩呼吸法的作用

通过练习拉梅兹分娩呼吸法，孕妇可以学习控制神经肌肉，学习呼吸技巧，有利于孕妇在分娩时将注意力集中在对呼吸和肌肉的控制上，转移疼痛，以更自信、更镇定的心态投入到分娩中，加快产程。

拉梅兹分娩呼吸法的步骤

拉梅兹分娩呼吸法有 5 个步骤：

第一步，当宫颈开至 3 厘米左右，采用胸部呼吸法。用鼻子深吸一口气，然后随宫缩的节奏吸气、呼气；反复

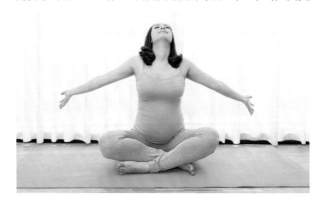

进行，直至暂时停止阵痛。

第二步，当宫颈开至 3 ~ 7 厘米，宫缩变得频繁起来，采用嘻嘻轻浅呼吸法。身体放松，眼睛集中在一点，完全用嘴呼吸，吸入与呼出的气量相等，保持轻浅呼吸，发出"嘻嘻"声。

第三步，当宫颈开至 7 ~ 10 厘米，这时胎儿马上就要临盆，采用喘息呼吸法。先深吸一口气，然后做几次短呼气，就像在吹气球。

第四步，进入整个产程的最后阶段，进行哈气运动。先深吸一口气，然后进行短而有力的哈气。这个阶段准妈妈切忌强行将胎儿送出产道，以免会阴撕裂。

第五步，这个阶段，宫颈全开，准妈妈需用力将胎儿娩出产道即可。这时先长长地吸一口气，然后憋气和用力，胎儿离开产道后，再采用短促呼吸法来缓解疼痛。

注意事项

练习拉梅兹分娩呼吸法时，应注意以下事项：

先做好准备工作：孕妇穿上宽松、舒适的衣服盘腿坐在床上或地板上，保持身体放松，眼睛集中在前方的某一点上。

先学会使用廓清式呼吸：即先用鼻子将空气吸入腹部，然后慢慢呼出，一般在每个步骤开始和结束时做一次，可起到放松身体的作用。

掌握练习时间：不可急于求成，每次练习时，至少要持续 60 秒用力。

第196天 开始语言胎教

研究表明，准父母经常与胎儿对话，能促进其出生以后在语言方面的发展。语言胎教就像孕妇给胎儿大脑储存的语言信息，可以促进胎儿的语言功能发育。丰富的语言信息有助于提高胎儿大脑的活动率，从而促进其智力发育。

进行语言胎教的最佳时间

到了妊娠的第7个月，由于胎儿脑部已经出现脑沟和脑回，听觉器官和大脑建立起紧密的联系，因此，胎儿这时再听到声音就可以把这些声音输入大脑储存起来，形成记忆。

所以，胎儿进行语言胎教的最佳月份是从第7个月开始。

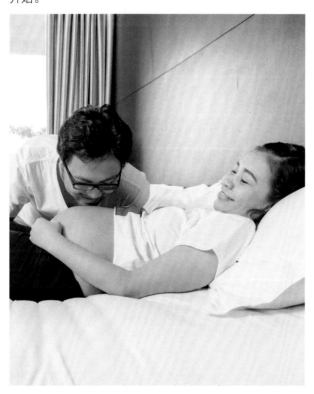

语言胎教的方法

语言胎教的常用方法是朗诵抒情法和对话胎教法。

朗诵抒情法：朗诵抒情法是指孕妇及其家人在音乐伴奏下有感情地朗诵诗词美文。

朗诵抒情法要注意乐器、歌曲和朗诵三者结合，既能给孕妇和胎儿带来美的感受，又能促进胎儿的智力发育。准父母同时要注意选择合适的胎教音乐。

对话胎教法：对话胎教法是指孕妇或家人用对话的方式将外界的信息传递给胎儿，这种方法无须借助任何器材和手段，简单易行。

准父母可以选择轻松、愉快的小故事、歌谣等。讲述的时候要尽可能地生动形象，包括时间、地点、人物以及故事中各种细节等。如果没有太多时间为胎儿讲故事，那也可以选择一页有意思的图画，将图片上的内容描述给胎儿听。此外，准父母还可以将自己生活中的趣闻讲给胎儿听，切忌讲述悲伤、暴力、血腥等故事，否则容易导致胎动不安。

准父母要在固定的时间轮流与胎儿对话，只有这样，准父母双方才能和胎儿建立起亲密的关系。

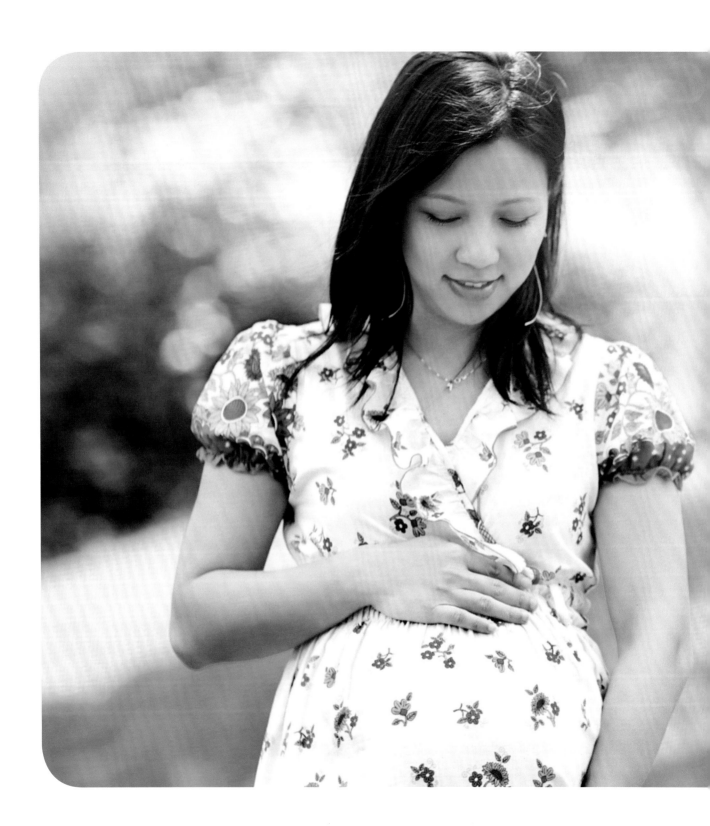

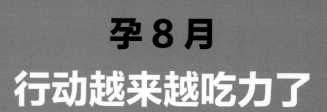

孕8月

行动越来越吃力了

孕8月，孕妇子宫增大速度更快，
腹部隆起到一个新的高峰。
孕妇行动越来越迟缓，疲劳感加重，
之前的腰酸背痛、水肿、便秘等症状加重。
从本月开始，
孕妇要更注重日常监护，
学习异常情况的处理，
并注意预防早产。

第 197 天　小心胎儿过大

有的人会觉得胎儿出生时越大越好，鼓励孕妇多补充营养。事实上，胎儿过大也不是好事，会增加孕妇的负担，胎儿出生后也需要特殊护理。所以孕妇要合理安排饮食。

胎儿过大是怎样造成的

巨大儿的产生虽然与遗传因素有关，但主要还是与孕妇摄入过多营养有关，加上孕期运动量的减少。

一般来说，下面这些情况容易生出体重超标的巨大儿：

◎ 准父母肥胖超重，并将这一特征遗传给胎儿。

◎ 孕妇患妊娠糖尿病。

◎ 孕期营养过剩。

◎ 孕期疏于运动。

胎儿体重不宜超过 4 千克

临床一般将体重大于等于 4 千克的胎儿称作"巨大儿"，正常胎儿体重不宜超过 4 千克。

胎儿巨大，一方面会使孕妇腹部沉重、腹痛、呼吸困

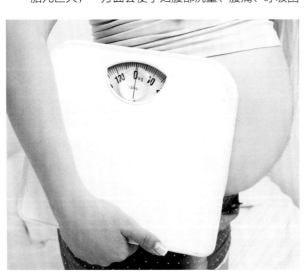

难，分娩时还容易造成会阴撕裂、产后出血，可能会造成子宫和膀胱破裂，甚至死亡；另一方面，由于难以娩出，胎儿出生时容易出现新生儿臂丛神经瘫痪，可能会造成终身残疾，甚至出生后就死亡的悲剧。

怎样判断胎儿是否过大

孕晚期，医生根据孕妇身体状况或相关数据估算胎儿的重量。如果出现以下一种或多种情况，则胎儿很可能超重。

◎ 孕妇经常感到腹部沉重，呼吸困难，体重增速很快。

◎ 根据宫高、腹围和先露高低，计算出胎儿体重大于等于4千克。

◎ 胎儿双顶径大于10厘米，腹径/股骨长度大于1.385。

预防巨大儿

巨大儿对孕妇和胎儿均有不利影响，孕期要注意提前预防，可从以下几方面入手。

按时接受糖筛检查：孕期要控制血糖，积极预防糖尿病。一旦发现妊娠糖尿病，要严格控制饮食。

控制食量：孕妇只要保证胎儿生长发育所需的营养物质足够就行了，注意限制食量，尤其要限制食用米、面等淀粉类食物。

定期产检：重视产检，尤其是孕中、晚期，密切关注胎儿的生长发育情况。发现胎儿增长过快时，要及时调整饮食。

适度运动：运动是消耗多余热量的不二法宝，孕妇不要整天坐着或躺着，要经常参加力所能及的运动。

第 198 天　不宜常用卫生护垫

女性在怀孕期间，阴道分泌物较多，内裤容易弄脏，为了保持阴部清洁干爽，有的孕妇养成了使用卫生护垫的习惯。但孕期经常使用卫生护垫，会影响孕妇和胎儿的健康。

不推荐孕妇使用护垫

孕期是否适合用卫生护垫，目前医疗界并没有形成统一的看法，但医生的建议是：护垫能不用最好别用。这是因为：

护垫透气性差：护垫虽然吸收性较强，但多数护垫底部都有一层胶质材料，这样就使护垫的透气性较差，很容易造成阴部潮湿，易滋生细菌；加上护垫要与阴部直接接触，这些细菌就很容易通过接触进入人体，容易引发阴道炎。

破坏阴道酸碱度：孕妇如果长期不更换护垫，会增加局部的湿度和温度。如果气候闷热潮湿，那就会进一步加重这一症状，不仅会给细菌滋生创造良好的条件，还会进一步破坏阴道内部的酸碱度，降低其保护力，这样就容易受到细菌的侵袭。

损伤皮肤或毛囊：孕妇使用护垫，护垫就会与阴部皮肤直接接触。它们之间相互摩擦，很容易损伤皮肤或毛囊，易患外阴毛囊炎等。

增加患妇科炎症概率：在怀孕期间，由于身体激素分泌的变化，孕妇患霉菌性阴道炎的概率增加；如果加上使用不卫生的护垫，患妇科炎症的概率就进一步提高了。

孕期阴部护理

为了预防妇科炎症，孕妇要做好个人卫生工作，孕期注意护理阴部，日常注意做到以下事项：

◎ 每天要用温开水清洗外阴，最好不要用阴道洗液清洗外阴。

◎ 使用舒适、透气的棉质内裤。

◎ 勤换洗内裤。清洗时，用较为温和的洗衣皂清洗内裤，洗净后，最好能在阳光下晾晒干。阳光具有杀菌的作用。

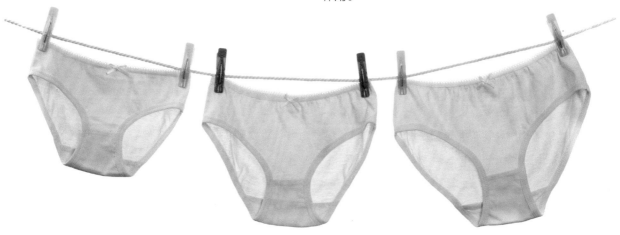

孕8月 第29周

第 199 天 掌握胎动规律

孕 8 月是胎儿胎动频繁的时期。由于这时胎儿的个头还不是很大，子宫内有足够的活动空间，胎儿会在妈妈子宫里进行翻滚等各类动作，玩得不亦乐乎。你想知道胎儿在妈妈子宫里是如何动的吗？这是一个好玩的事。我们就来了解一下胎儿的运动情况。

胎儿什么时候喜欢动

胎动次数与孕妇的精神状态、羊水量多少以及药物服用情况等有关，一般怀孕后的 28 ~ 36 周达到活动高峰，而 36 周后则会逐渐减弱。

孕妇处于休息状态时，胎动较多；处于运动状态时，胎动较少。

孕妇情绪平稳时，胎动较多；情绪紧张时，胎动较少。

胎动模式

模式	表现
全身运动	如翻身等，这种动作力量较强，持续时间较长
肢体运动	如伸懒腰、扭身子等
下肢运动	如踢腿等
胸壁运动	如打哈欠等，比较弱，持续的时间也比较短，一般孕妇感觉不到

孕妇左侧卧时，胎动较多；站立时，胎动较少。

由于胎儿存在个体差异，有的胎儿精力旺盛，喜欢运动，胎动次数较多；而有的胎儿不喜欢运动，胎动次数较少。但只要胎动是有规律可循的，且每个小时不低于 3 次，每 12 个小时在 30 ~ 40 次以上者，即可表明胎儿的生长发育是正常的。

胎动类型

胎儿的胎动最初出现在下腹中部，有以下几种类型：

动作类型	表现
翻身运动	胎儿左右转动，如果翻身动作比较大，孕妇则有翻滚、牵拉的感觉，一般持续时间为 3 ~ 30 秒
四肢运动	孕妇可以感觉到胎儿踢动、跳动等动作，一般持续时间为 1 ~ 15 秒
	震颤、蠕动、打嗝等小动作

异常胎动的处理

如果胎儿的胎动出现异常，孕妇先保持情绪平稳，然后尽量多休息，再观察胎儿的胎动。如果胎动慢慢减少，20 分钟不到 2 次，甚至停止，那胎儿就可能出现了缺氧或脐带绕颈等情况，要及时到医院进行检查。

第 200 天　缓解胃灼热

胃灼热是括约肌失去弹性，无法紧闭，导致食物反流到食管或口中，产生灼热感。50% 以上的孕妇会在怀孕中期或晚期出现胃灼热的症状，这是子宫挤压胃部所致，日常要加强护理。

一次不要吃太饱

孕期要养成少食多餐的饮食习惯。如果一次进食过饱，可增加胃内压，促使胃酸反流，加重胃灼热。而且，进食过饱还会导致胃部膨胀，进一步使括约肌变松弛，加重胃酸反流和胃灼热。

保持大便通畅

孕妇如果有便秘，会加重胃灼热。孕期要注意膳食纤维的摄入，适当运动，保持大便的通畅。

进餐后不要立刻躺下

孕妇如果进食后就躺下来，胃内食糜会随着身体躺下反流到食管；而坐着或站立则会使食糜在重力的作用下留在胃部底层，不容易发生胃食管反流而烧心。

为什么孕期易产生胃灼热

孕期胃灼热，与以下因素有关：

● 孕妇孕激素分泌增加，导致胃酸反流至食管下端，刺激食管下端黏膜和痛觉神经，使胃部产生灼热感。

● 孕妇子宫增大，向上挤压胃部，易导致胃酸反流，加重胃部灼热感。

● 胎儿增大，压迫胃部，导致胃液在胃中停留时间过长，易引起胃液反流。

少吃高脂肪食物

孕妇最好不要吃高脂肪食物，如奶油、蛋糕、巧克力、炸鸡等。这类食物消化比较慢，会加重孕妇的胃灼热情况。

注意补充维生素

多吃富含维生素 C、β - 胡萝卜素、B 族维生素的蔬菜和水果，如胡萝卜、青椒、猕猴桃等。这些维生素有抗氧化作用，有助于增强胃动力，促进消化，加速新陈代谢。

多喝开水

如果孕妇大肠内的排泄物过多，也会加重胃灼热症状。要多喝水，身体有足够的水分则可以促进通便，缓解胃胀气、胃灼热。

放松心情

出现胃灼热时，孕妇不要过于紧张，要放松心情，缓解紧张情绪，这样有助于促进消化，减轻胃的负担。

避免吃引起胃灼热的食物

孕妇应该避免吃以下容易引起胃灼热的食物：

食物	对胃的影响
橘子、橙子、西红柿等酸味水果	加重胃灼热
煎炸类等脂肪含量较高的食物	食物需要较长的消化时间，加重胃的负担
蛋糕、糖果、巧克力、冰激凌等甜食	甜食易使人产生饱腹感，加重胃的负担
茶、咖啡、辣椒、醋等刺激性食物	容易刺激胃黏膜

第 201 天　了解孕期痔疮

孕妇是痔疮的高发人群，发生率可达 76%。孕期痔疮一般会在怀孕后的第 28 ~ 36 周出现，通常由便秘造成局部静脉曲张，从而形成痔疮。

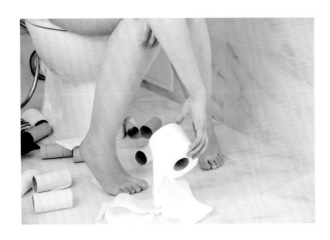

孕妇是痔疮的高发人群

痔疮是一种常见病、多发病，由于下面因素，孕妇更容易得痔疮：

◎ 为了满足胎儿的营养需求，孕妇盆腔内的动脉血流量增多，但随着胎儿长大，开始压迫盆腔，这样就会使血液回流困难，诱发痔疮。

◎ 孕妇的盆腔组织松弛，导致排便费力，使直肠下端和肛门附近血液淤积，进而诱发痔疮。

◎ 孕妇的活动量减少，胃肠蠕动变慢，易导致便秘；而便秘会进一步加剧血液回流不畅，诱发痔疮。

不要小看孕期痔疮

痔疮会导致反复出血，时间一长，易导致孕妇贫血，进而出现头晕、气短、全身无力、精神不振等症状，还会影响胎儿的生长发育，导致胎儿发育迟缓。

而且，随着痔疮的不断长大，还会影响孕妇的日常活动，加重其身体和心理负担。

防治孕期痔疮

孕期痔疮发生率高，孕妇应加强重视，以预防为主。可采取以下措施防治孕期痔疮：

养成良好的饮食习惯：多吃富含膳食纤维的食物，如糙米、玉米、麦芽以及蔬菜、水果等，可以促进胃肠蠕动，切忌吃辣椒、姜等辛辣刺激性食物。

补充足够的水分：最好经常饮用淡盐水或蜂蜜水，补充足够水分，可预防便秘。

养成良好的排便习惯：孕妇要养成定时排便的习惯，切忌忍着不排便。

促进肛门附近的血液循环：可每天早晚各做 1 次提肛运动，每次 30 下。

保持适当运动量：可进行散步、孕妇操等温和的运动。

注意事项

缓解孕期痔疮，应注意以下事项：

● 要及时治疗肠道、肛门的其他疾病。

● 避免刺激直肠和肛门。

● 孕期痔疮一般以保守治疗为主，必要时可进行手术治疗。

第 202 天 骨盆测量

骨盆测量是产前检查的重要一项，主要利用骨盆测量器测量孕妇骨盆的大小和形态，以及了解胎儿和骨盆之间的比例，保障孕妇顺利分娩。

骨盆测量结果决定分娩方式

骨盆是产道的重要组成部分，可以起到保护生殖器官及其他器官的作用。它的形态、大小决定了孕妇是否能够顺利分娩。一般骨盆狭小或骨盆畸形都可能导致难产。

如果骨盆形态正常，但径线小，孕妇可能难产。

如果骨盆形态不正常，但径线大，孕妇可能正常分娩。

如果骨盆大小正常，但胎儿过大，孕妇可能发生难产。

如果骨盆较大，但胎儿较小，孕妇可能正常分娩。

由此可见，骨盆测量结果决定了顺产还是难产，决定了分娩方式。

测量骨盆的指标

由于受身体状况、营养状况、遗传因素以及种族差异等因素的影响，每个女性骨盆的大小、形态都有所不同。

即使骨盆形态正常，但如果各径线低于 2 厘米以上，也会发生难产。如果骨盆形态异常，但各径线均大于 2 厘米，也可能顺利分娩。

何时测量骨盆

骨盆测量可分为骨盆外测量和骨盆内测量，测量时间不同。

骨盆外测量一般在第一次产检时做，即孕 12 周左右，间接了解骨盆大小及形态。

骨盆内测量的时间不宜过早，太早的话盆腔内的软组织不够松弛，直接影响测量的准确性。一般来说，骨盆测量的时间第一次为 28 ~ 32 周，第二次为 37 ~ 38 周。

测量骨盆方法

孕妇需到医院进行骨盆测量。虽然骨盆外测量和骨盆内测量用的方法和工具不一样，但都是人工测量。

骨盆外测量：主要的测量工具是骨盆出口测量器，检查孕妇的外阴部，记录下髂棘间径、髂嵴间径、骶耻外径、出口横径、出口后矢状径、耻骨弓角度的数值。如果数值不在以下范围内，就要引起注意了：

◎ 髂棘间径的正常值为23~26厘米。

◎ 髂嵴间径的正常值为23~26厘米。

◎ 骶耻外径的正常值为18~20厘米。

◎ 出口横径的正常值为8.5~9.5厘米。

◎ 出口后矢状径的正常值为8~9厘米。

◎ 耻骨弓角度的正常值为90°。

骨盆内测量：主要的测量工具是中骨盆测量器，主要测量对角径、坐骨棘间径、坐骨切迹宽度。对角径的正常值为 12.5 ~ 13 厘米，坐骨棘间径的正常值约为 10 厘米，坐骨切迹宽度的正常值为 5.5 ~ 5.6 厘米。

第 203 天　练习分娩辅助动作

孕妇能否顺利分娩，与是否懂得用力、休息、呼吸密切相关。进入孕晚期，孕妇应该开始练习分娩辅助动作。

练习呼吸

腹式呼吸：一般在分娩开始出现宫缩和阵痛时运用。孕妇仰卧，把肩膀放平，用腹部深呼吸，使腹部膨胀起来；然后屏住呼吸，放松身体，慢慢地将气呼出。腹式呼吸可以刺激孕妇体内的激素分泌，使孕妇保持心情愉悦，放松身心。

胸式呼吸：与腹式呼吸的作用一样，但它主要利用胸部呼吸，吸气时，胸部鼓起；呼气时，胸部下降。

浅呼吸：孕妇平躺，嘴唇微张，吸气和呼气的时间相等。浅呼吸可缓解紧张。

短促呼吸：集中身体力量，将胎儿送出产道。

保健按摩

按摩一般与腹式呼吸同时进行。有以下三种方法可帮助孕妇顺利分娩。

一种是将两手放在腹部中间，呼吸时，在腹部做半圆状按摩。

另一种是下腹水平式按摩，吸气时，从腹部中央向两侧按摩；呼气时，则从腹部两侧向中间按摩。

还有一种是腰部按压，先仰卧，腿部弯曲45°，然后用手按压腰上部及背部。

适度运动

进入孕晚期，孕妇的腹部增大、行动不便，身体还容易疲劳，但仍然需要坚持运动，这样既锻炼了孕妇腹部和盆腔的肌肉，还可以给胎儿提供足够的新鲜空气。

运动一般以散步等力所能及的运动为主，切忌疲劳。如果累了，要立即停下来休息。

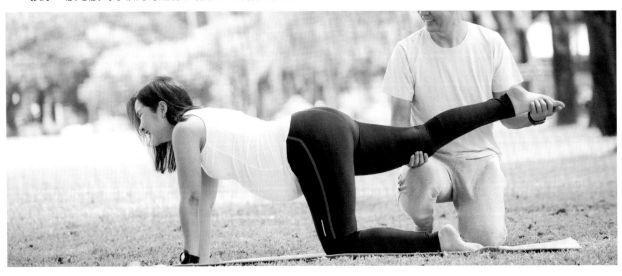

第 204 天　了解孕期尿频

尿频是怀孕期间最常见的现象。到了孕晚期，约 80% 的孕妇都会被尿频困扰，夜间频频如厕，严重影响睡眠质量。

孕期尿频，病情可大可小

孕期尿频是一种正常的生理现象，但若不注意加强护理，时间长了，可能会慢慢发展成尿痛，这就要引起注意了。孕妇要学会区分孕期尿频和病理性尿频。

孕期尿频主要表现如下：

◎ 小便次数增加。

◎ 尿色正常，不浑浊，没有出现血尿现象。

◎ 小便时，没有出现尿痛、腰痛等现象。

◎ 尿频一般在分娩后就会慢慢恢复正常。

病理性尿频主要表现如下：

◎ 小便次数增加。

◎ 尿色浑浊，伴有血尿。

◎ 排尿时，有尿痛或烧灼感。

◎ 如果不进行干预，不会自行痊愈。

预防孕期尿频

孕妇可采取以下措施预防孕期尿频：

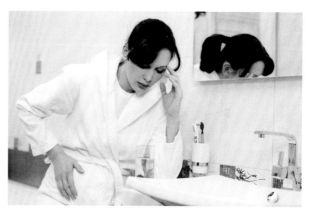

◎ 少吃红豆、西瓜等利尿食物。

◎ 不要过量饮水，睡前1~2个小时内最好不要饮水。

◎ 保持清淡饮食，防止体内水钠潴留。

◎ 加强肌肉训练，增加骨盆肌肉的弹性，加强对排尿的控制。

◎ 采用侧卧睡姿，可减轻子宫对输尿管的压力。

◎ 注意保持清洁卫生，勤换内裤，每天清洗外阴1~2次。

不要憋尿

一些孕妇不喜欢频频跑厕所，孕晚期的尿频其实上厕所也得不到缓解，有人就采取了憋尿的方式应对尿频。这是不正确的行为。

憋尿易导致压力性尿失禁：孕妇的膀胱容量被压迫得较小，憋尿会造成腹压增大，咳嗽、打喷嚏等会引起尿失禁。

憋尿可能导致尿路感染：加重肾脏负担，甚至会导致肾炎。

憋尿不利于排毒：憋尿导致孕妇身体中的废物排不出去，会对胎儿的生长发育造成不良影响。

第 205 天　小心乳头内陷

乳头内陷是指乳头陷于乳晕之下，不仅影响美观，凹陷的乳头还会藏污纳垢，容易造成感染；分娩后，宝宝还难以吸吮出乳汁，影响哺乳。孕期应采取适当的方法进行矫正。

了解乳头内陷

乳头内陷与遗传因素、发育状况有关，女性乳头内陷的发生率为 1%～2%。有乳头内陷情况的孕妈妈不必有心理压力。

乳头内陷可一侧或双侧发生，常伴有导管周乳腺炎，乳晕周围有红斑，乳晕下方则有肿块，还有不同程度的疼痛感。但乳头内陷程度不同，症状有所不同。

深浅度	表现	危害
一度	乳头轻度回缩，乳头基部有陷沟	①难清除的分泌物容易刺激乳房，易导致乳晕炎症、乳腺炎症等乳房疾病
二度	乳头中度回缩，乳头整个陷入乳晕之内	②影响乳房美观，影响孕妇心理健康
三度	乳头重度回缩，乳头呈折叠状，陷于乳房内	③影响母乳喂养

纠正乳头内陷

孕妇可采用以下方法纠正乳头内陷：

方法	具体做法
经常清洁乳头	乳头内陷易藏污垢，要经常用温开水进行擦拭，如果出现结痂，要先涂抹一点植物油进行软化，然后用温开水软化
孕期经常牵拉乳头	孕妇先用手按住乳晕两侧，再用另一只手将内陷的乳头向外牵拉，每天做 2 次，每次 5～10 分钟
用伸展乳头的方法纠正	孕妇将手放在乳头两侧，然后慢慢向外拉伸乳晕周围的皮肤，使乳头向外突出，每天做 2 次，每次 5～15 分钟
进行适当的乳房按摩	一般用手掌围绕乳头均匀按摩，每天 1 次，每次 5 分钟
适当疏通乳腺管	初乳开始分泌之后，要经常挤一挤，以疏通乳腺管，预防乳汁淤积，每天做 1 次
用器械进行纠正	如吸奶器、注射器的针筒、玻璃眼药水的粗端以及乳头矫正器等。这主要是利用负压原理，将乳头牵拉出来

第 206 天 关注孕晚期心理保健很重要

进入孕晚期后，由于分娩日期的临近，孕妇的情绪容易变得不稳定，有恐惧、焦虑，也有不安。做好孕妇的心理保健工作对顺利分娩起到非常关键的作用。

了解分娩过程，可缓解压力

未知会产生恐惧，孕妇对分娩的恐惧源于对分娩的不了解。孕妇克服恐惧的最好方法是详细了解分娩全过程以及分娩过程中可能出现的意外。

现在，许多医院和社会机构都开办有相关的孕妇课程，对孕妇孕期的不同阶段进行相应的培训，专门讲解相关知识以及对分娩进行训练。孕妇可多参加这样的课程，既可以有效缓解心理压力、减轻思想负担，一些有关分娩的训练还能使孕妇学会应对分娩过程中出现的问题，减轻对分娩的担心。

做好充分准备，心里更踏实

孕妇的家人应该提前做好相关的物质和心理准备。可以适当地让孕妇了解准备过程。当孕妇了解到家人为了使自己能够成功分娩做了大量工作时，她会感到安心。

此外，准爸爸最好要陪在孕妇身边，这样会让她觉得有所依赖，可以起到平稳情绪的作用。

不宜提早入院

不过早入院待产，也是缓解孕妇心理压力的重要手段。

一方面，医院的设备有限、环境嘈杂，肯定不如家里的条件好。更重要的是，孕妇入院后，如果迟迟没有分娩迹象，会给她造成极大的心理压力。产房或病房里其他产妇的不良反应还会刺激孕妇的情绪，使她产生分娩恐惧。

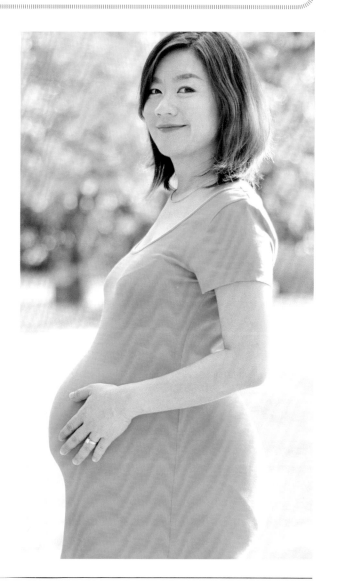

第 207 天　了解产前抑郁症的征兆

产前抑郁症是近年来受到关注的一种新型的孕期心理疾病，会严重影响孕妇的身心健康。如果孕妇有以下表现，那就应该引起注意。

丧失兴趣

孕妇连续几天对任何事情都提不起兴趣，厌烦周围发生的任何事情或出现的任何事物。

情绪反常

孕妇有时情绪低落，常常感到不开心，经常哭泣。有时感到烦躁，易发怒，易紧张，周遭的一点变化都会引起她情绪的变化，使她感到惶恐。有时她还认为没有人能够理解自己，常感到委屈，不愿意与他人交往。

思维迟缓

孕妇的记忆力下降，脑子常常一片空白，记不住事情；反应迟钝，无法思考问题；注意力无法集中。

自我评价降低

孕妇习惯把所有问题的责任归咎于自己，常常自责；充满内疚感，总是认为自己没有用；对周围人充满敌意，人际关系恶劣。

缺乏生活的信心

孕妇总是在担忧分娩的事情，如自己是否能忍受分娩时的疼痛，担忧胎儿是否健康等，认为生活没有意义。

睡眠出现问题

孕妇精神不振，常常感到疲劳，虽然很想睡觉，却总睡不着，出现严重失眠；或者睡眠过多，总是一觉不醒。

身体不适

有的孕妇表现为厌食，没有吃东西的欲望。有的孕妇表现为脸色苍白、憔悴，状态较差；有的孕妇表现为动作迟缓，反应较慢；有的孕妇表现为常常很疲劳，没有力气做事情，人也变得懒洋洋的；也有的孕妇有以上多个症状。

不喜运动

有的孕妇不喜活动，常保持一种固定姿势，严重的甚至可能出现生活不能自理。

性格自闭

孕妇变得沉默寡言起来，不喜欢与人交流，可以连续几天待在一个封闭的空间里不说话。

酒精或药物依赖

孕妇对酒精或药物具有极强的依赖性。

自杀

孕妇如果出现自杀的念头或行为，那就是非常严重的抑郁症状了，应该立即就医。

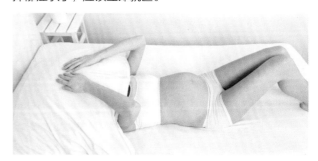

第 208 天 赶走产前抑郁症

约有 10% 的女性会在产前有不同程度的抑郁。人们普遍将怀孕当作一件令人幸福的事情，常常忽视对产前抑郁症的诊断和治疗，目前治疗此病的主要方式仍然是自我调节。

生活要规律

孕妇要养成良好的生活习惯，保证饮食起居有规律，并且要从规律的生活中找到生活的乐趣。

保持清洁卫生

孕妇要穿得干净、整齐，不能因为身体变化就放弃打扮。不仅要保持身体的清洁卫生，还要保持周围环境的清洁卫生，这样可以保持心情舒畅。

坚持学习、工作

孕妇不能因为自己状态不好，就放弃学习和工作。学习和工作能使孕妇与外界保持联系，不断接触新鲜事物，转移注意力，摆脱抑郁情绪。

不断接触新知识

学习是为了理解，当孕妇明白分娩并未如自己想象的那样可怕时，抑郁症就可不治而愈。孕妇应该加强学习，主动吸收新知识，正确认识分娩，可通过电视、报刊、书籍等学习，也可通过参加产前培训班等活动学习。

坚定信心

孕妇要学会接受矛盾、解决矛盾，一定要坚定信心，相信自己一定能渡过难关。

保持宽容心态

孕妇要保持心情舒畅，对人要宽容，不要斤斤计较，就算心情郁闷，也不要放纵自己的言行。

培养新的兴趣、爱好

孕妇要培养一些新的小兴趣、小爱好，不断拓展自己的兴趣范围，这样既可以转移注意力，又可以保持心情愉悦。

不要比较

孕妇不要与别人的生活进行比较，否则会产生心理落差，易影响心情。

增强体质

孕妇要适当做一些运动，如散步、孕妇操等，提高自我调节能力，增强抗病能力，避免产后抑郁。

多与人交流

孕妇要多与乐观、开朗的人交流，这样也可以调动自己的情绪；同时，还要与其他孕妇多交流，分享一些心得体会，这样可以舒缓情绪。

听音乐

孕妇可多听一些舒缓、优美的古典音乐，不仅可以促进胎儿的大脑发育，还可以调节情绪、改善睡眠、预防产前抑郁症等。

精神支持

孕妇需要准爸爸的精神鼓励和支持。准爸爸要多抽出时间照顾孕妇，陪她去医院检查，密切注意孕妇心理变化，不要给孕妇施加压力，可减轻她担忧、恐惧的情绪。

第 209 天　预防孕期过敏

有的孕妇会出现过敏现象，春天的天气变化更容易引起皮肤过敏。过敏虽然不会对胎儿造成影响，但孕妇不能用药，治疗起来比较麻烦，所以孕期要做好过敏的预防工作。可采用以下方法预防孕期过敏。

找出过敏原

一般过敏原可分为吸入式和食用式，孕妇可到专门的医院进行测试，找出自己的过敏原。

减少接触过敏原

孕妇从怀孕开始就尽量不要接触过敏原。过敏与遗传关系密切，孕妇常接触过敏原，可能使胎儿出生后产生相同的过敏反应。

避免刺激皮肤

孕妇不要抓痒皮肤，否则会导致表皮脱落，进而加重瘙痒，甚至还可能引起化脓性感染。为了避免刺激皮肤，孕妇要减少使用清洁用品，沐浴后，还可在腰腹部涂上乳液。

选择纯棉的衣物

避免穿着化纤、毛皮等材质的衣物。

养成良好的饮食习惯

孕妇要多饮水，多吃蔬菜、水果，饮食要清淡，不要吃辛辣刺激性食物。

保持健康的生活习惯

孕妇要保持睡眠充足，切忌熬夜。此外，也不要吸烟、喝酒，避免长期待在污浊的空气中，否则不仅容易引起过敏，还会影响胎儿的生长发育。

保持良好的情绪

孕妇的紧张、焦虑情绪会加重过敏状况，要保持良好的情绪，放松精神，减轻思想负担。

为什么会发生孕期过敏？

孕期过敏多由以下原因造成：

环境影响：周围环境中的灰尘、霉菌、旧棉絮、毛发、花粉以及烟草等都可能引起上呼吸道感染，导致过敏性鼻炎和气喘。

食物影响：虾、蟹、巧克力、牛奶、橘子、草莓、花生等都可能成为过敏原，但只要避开这些过敏原，就不会引起过敏。

第 210 天　了解孕晚期腹痛

孕晚期，随着胎儿的不断长大，孕妇腹部以及全身负担也逐渐增加，孕妇身体多少会出现一些异常情况，比如感觉腹痛。准父母要提前了解相关知识，做好心理准备和完善的应对措施。

孕晚期腹痛是一种常见现象，由子宫韧带牵扯而引起。疼痛的位置不固定，可能是左下腹，也可能是右下腹，持续的时间差别也很大，并且随着分娩时间的临近，腹痛的次数逐渐增加，给孕妇带来极大的困扰。

生理性腹痛不作特别处理

进入孕晚期后，胎儿越来越大，孕妇的子宫也变得越来越大，不断增大的子宫会不断刺激肋骨下缘，容易引起肋骨钝痛。这种腹痛不需要专门治疗，只需保持左侧卧的睡姿就能缓解。

另外，在孕晚期，孕妇还经常出现由假性宫缩所引起的腹痛，这种腹痛伴有下坠感，一般持续时间较短，仅几秒而已，腹痛的间隔时间没有规律。

警惕病理性腹痛

有时候腹痛是疾病的缘故，孕妇要引起警惕。

孕晚期，如患有妊娠高血压、慢性高血压、腹部外伤的孕妇极易出现胎盘早剥。此时孕妇下腹会有撕裂般疼痛，并且还伴有阴道出血。腹痛的程度则与早剥面积的大小、出血量的多少、子宫内压力的高低以及子宫肌层是否出现破损等因素有关。如果腹痛严重，孕妇还可能出现腹部变硬、胎动消失以及休克等症状。这时一定要到医院就诊，以免出现意外。

孕妇如果突然出现持续性下腹疼痛，可能是子宫破裂的先兆，也可能是早产的先兆，要立即到医院进行检查。

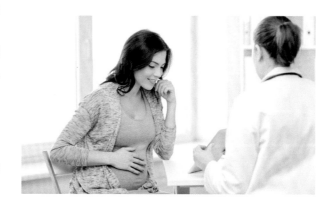

孕晚期腹痛的其他情况

除了胎盘早剥、子宫破裂，下面几种情况也会引起孕晚期腹痛。

● 孕妇吃了寒凉或变质食物，因肠痉挛引起腹痛。

● 疾病原因，如急性胃炎、肠炎、急性胰腺炎以及子宫肌瘤变性等。

● 先兆流产的征兆。疼痛感如月经前或月经期间的坠痛，同时伴有阴道出血。

以上无论哪种情况，均需要立即就医。

第 211 天　不宜再出远门了

进入孕晚期，孕妇离临盆的时间越来越近，随时随地都可能分娩，这时不适合再出远门，以防出现意外。

孕晚期出远门容易引发早产

孕晚期，随着胎儿的长大，孕妇的体重不断增加，心脏、肾脏、肝脏等各器官的负担加重，这时行动不便，出远门特别容易出现疲劳，可能引发早产。

而且孕妇如果出远门，容易受不良环境的影响，如路途颠簸、天气变化、环境嘈杂等，不但易导致身体疲劳引发早产，还会增加心理负担。

不得不出远门时这样做

如果孕妇不得不出远门，必须注意以下事项：

◎ 孕妇在出远门之前，最好要去医院做一次全面检查，了解自己身体的详细情况，并向医生询问有关注意事项。

◎ 孕妇在出远门时，要随身携带自己的就诊记录，并携带一些必需药品。

◎ 孕妇最好能在目的地找一位可靠的医生，如果出现任何问题，可随时联系医生，以备不时之需。

哪些孕妇切忌出远门

以下几种情况的孕妇更不应该出远门：

曾有不良生育史的孕妇：如流产、宫外孕、胎盘早剥、早产、难产以及胎盘或子宫先天异常等孕妇，切忌出远门。

患有妊娠期疾病的孕妇：如妊娠高血压、妊娠糖尿病、静脉曲张等，不能出远门。

患妇科疾病的孕妇：如宫颈松弛、盆腔炎等。

患某些慢性疾病的孕妇：如心脏病、脑血管病变、痛风、哮喘、癫痫等。

常晕车、晕船、晕机的孕妇：这类孕妇在旅行中容易出现突发疾病。

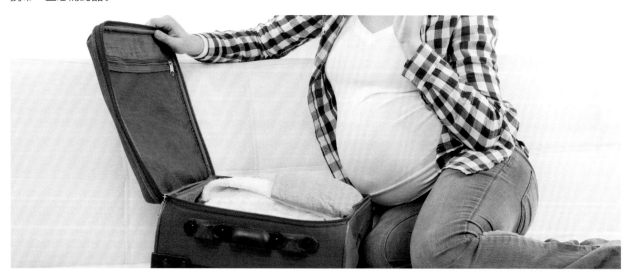

第 212 天　了解脐带绕颈

脐带是联系母体和胎儿的唯一通道，胎儿通过脐带获取氧气和营养，并排出废物。脐带是胎儿与孕妇血脉相连的明证，对胎儿的生长发育极其重要。但部分胎儿会出现脐带绕颈的情况。

你了解脐带绕颈吗

脐带绕颈是脐带异常中最重要的类型之一，占分娩总数的 20% ~ 25%。很多孕妇因不了解这种脐带异常而变得焦虑、抑郁。下表可让孕妇对脐带绕颈有一个客观认识。

脐带绕颈的原因	脐带绕颈的危险性
①子宫内羊水过多，胎儿漂浮在羊水中，易翻滚，进而导致脐带绕颈 ②脐带具有一定的伸展性，容易缠绕胎儿身体，易导致脐带绕颈 ③胎儿体形较小，子宫内活动空间变大，胎儿爱动，易出现脐带绕颈	①脐带绕颈与脐带长度、胎动状况有关，一般不会有危险 ②脐带发生缠绕时，胎儿只要向反方向运动，绕颈现象就会消失 ③只要绕颈程度不影响脐带血液循环，就不会对胎儿的生长发育产生危害 ④少数胎儿有多圈缠绕脖颈的现象，此时胎儿很难通过运动自行解除。如果脐带缠绕过紧，就会挤压脐血管，影响脐带血循环，出现胎心减慢、胎儿缺氧等现象，严重时会导致胎儿死亡

由此可见，脐带绕颈的严重性可大可小，还是应该积极预防，尤其是多圈绕颈。

怎样避免（纠正）脐带绕颈

每天坚持数胎动：一旦出现胎儿胎动过多或过少等异常，要立即到医院进行检查，以免出现意外。

进行音乐胎教：可选择旋律优美、舒缓的乐曲进行音乐胎教，如钢琴曲、萨克斯、乡村音乐等，这样能平缓胎儿情绪，避免其过度兴奋、活跃。

避免剧烈运动：剧烈运动会产生强震动，如果脐带已经出现一圈绕颈，可能会使胎儿在强震动中绕得更紧，容易发生窒息危险。

采取左侧卧位：左侧卧位的睡眠姿势能增加子宫胎盘血流量，避免胎儿缺氧。

定期产检：孕晚期谨遵医嘱，坚持做胎心监测，及时了解胎儿在子宫内的生长情况，这是预防胎儿脐带绕颈的最有效方法。

多休息：孕妇多休息，有助于使胎儿养成良好的活动规律，避免处于过度兴奋、过度活跃状态，减少脐带绕颈。

脐带绕颈时一定要做剖宫产吗

一旦发现胎儿脐带绕颈，要马上引起重视，密切观察胎儿在子宫内情况。一旦发现绕颈圈数增加，胎儿出现宫内缺氧的状况，要立即准备剖宫产。

但若胎儿脐带绕颈一周，可以再观察观察，也许胎儿反方向运动就会解除绕颈情况，不一定马上进行剖宫产。

第 213 天　了解孕晚期可以做的运动

孕晚期，孕妇要坚持做运动，这样不仅有利于身体健康，还可以促进分娩，但这时的运动主要是为了舒展筋骨，运动强度和运动幅度不宜过大，宜选择温和的运动项目。

适合孕晚期的运动项目

体操：孕妇可以做一些简单的体操动作，如伸腿、扭动骨盆等。虽然这些动作的幅度和强度都比较小，却可以增加骨盆关节和腰部肌肉的柔韧性，还可以起到锻炼下腹部肌肉的作用，有助于孕妇顺利分娩。

瑜伽：孕妇可以选择瑜伽中的呼吸吐纳动作，调整呼吸节奏，促进分娩，但切忌做高难度动作。

棋类游戏：棋类游戏虽然没有肢体动作，但也可以锻炼人的思维能力，具有安心定神的作用，可缓解产前焦虑。

注意事项

进入孕晚期后，由于孕妇体重增加、子宫变大以及身体重心改变等，孕妇只要稍微运动，身体就特别容易出现疲劳。在进行运动时，要特别注意自己的身体变化。

如果有头晕、恶心、心跳加速、阴道出血、体温突然变化等不良反应，应该立即停止运动，并注意休息。

如果休息之后，症状仍然未得到缓解，甚至有加重的情况，那就要立即就医。

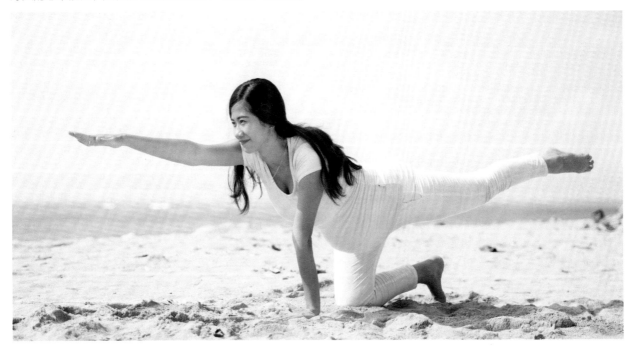

第214天 切忌剧烈运动

孕晚期易发生早产，为了孕妇和胎儿的健康，孕晚期运动一定要动作舒缓，以慢运动为主，并且要注意控制运动时间，切忌剧烈运动，如下面这些运动项目。

跑步

跑步具有较强的震动性，属于剧烈运动，剧烈的颠簸易导致早产。为了胎儿的安全，不管在何种条件下，孕妇都不要进行跑步。

攀高

孕妇攀高，一方面容易摔倒，另一方面还容易拉伤腰腹部，伤害胎儿，因此，孕妇不适合做爬山等攀爬运动，并且一切需爬上爬下的运动都最好禁止，如从高处取衣物等。

爆发力强的运动

爆发力强的运动容易引起胎动不安，严重的甚至会导致流产，如羽毛球、网球、乒乓球等球类运动。还有一些需使用腰腹力量的运动也需禁止，如滑雪等运动。

骑自行车

孕妇最好不要骑自行车，尤其是孕中期和孕晚期。孕妇行动不便，体态笨拙，平衡感与怀孕前相比有明显差别，骑自行车容易摔倒。

游泳

游泳对孕晚期孕妇来说属于高风险运动。该运动活动幅度大，孕妇容易体力不支。有些孕妇还可能会因为缺钙在游泳时发生抽筋，更具危险性。

仰卧起坐、俯卧撑

仰卧起坐、俯卧撑主要锻炼腰部及腹部的肌肉，孕妇在做这两种运动时容易造成腹部肌肉拉伸，引起胎儿不适、胎动不安，易发生早产。

其他高风险运动

如骑马、打球等，这类运动或剧烈，或运动幅度大，对孕妇和胎儿有极大的安全威胁。

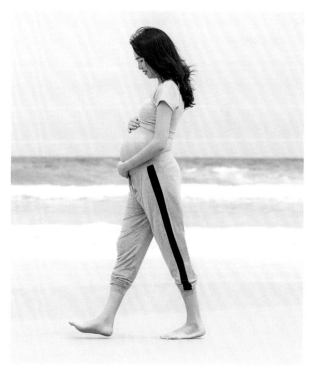

第 215 天 用触摸法辨别胎位是否正常

胎位是胎儿先露的指定部位与母体骨盆前、后、左、右的关系，直接决定着孕妇是顺产还是难产。孕晚期辨别胎位，意义重大。

孕早、中期，胎儿还漂浮在羊水中，再加上活动频繁，胎位经常变化，无法辨别胎位。到了孕晚期，胎儿已基本成形，胎位稳定。孕妇可通过触摸的方式辨别胎儿胎位是否正常。

正常胎位

只有枕前位才是正常胎位，胎儿背朝前胸面向后，双手交叉胸前，两腿盘曲，头俯曲，枕部最低。只有这种胎位才能使胎儿在分娩的时候自动完成"儿头回旋"的一系列动作，顺利娩出。

孕妇可通过触摸胎儿头部的方式判断胎位。胎儿头部又圆又硬，是最容易辨认的身体部位，非常容易摸清楚，一般位于下腹部中央，即耻骨联合上方。如果孕妇可以在这个部位摸到又圆又硬的球状物，那就是胎头，说明胎位正常。

胎位不正

孕妇如果在自己的上腹部抚摸到又圆又硬的东西，而在下腹部则摸到较柔软的东西，这就是臀位，属于胎位不正。如果在侧腹部摸到横向的东西，那是横位，也属于胎位不正。

孕妇如果通过抚摸的方法判断出胎位不正，可到医院做进一步的详细检查，然后在医生的指导下进行胎位纠正。一般采用胸膝卧位操进行纠正。

胎位分类

胎位可分为以下几类：

头位 胎儿头在下方，臀在上方，头先露	枕前位	正常胎位
	枕后位	不正常胎位
	颜面位	不正常胎位
	额位	不正常胎位
臀位 胎儿臀在下，头在上，臀先露	单臀位	不正常胎位
	完全臀位	不正常胎位
	全膝位	不正常胎位
	不全膝位	不正常胎位
横位 胎儿身长和孕妇身长互相垂直，胎儿肩膀或手先露	——	不正常胎位

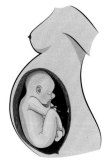

臀位

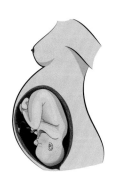

头位

第 216 天 纠正异常胎位

很多希望自然分娩的准妈妈一听医生说胎儿胎位不正，就紧张起来。其实不必惊慌，可以通过下面方法帮他转正。

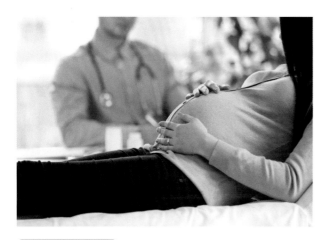

练习膝胸卧位操

膝胸卧位操可使胎臀退出盆腔，有助于借助胎儿的重心改变纠正胎位。

动作要领：孕妇跪在床上，胸部尽量向床面贴近。两手平贴在床面，头部转向一侧贴在床面上，保持头低臀高的姿势。同时，双腿弯曲，让大腿与床面垂直。这套动作可每天做 2 ~ 3 次，每次 10 ~ 15 分钟。坚持 1 周之后，去医院复查胎位。

注意事项：孕妇可能会感到腰酸、头晕、恶心，要坚持下去。另外，孕妇练习之前要排光膀胱，保持裤带宽松舒适。

实施外倒转术

到孕 32 ~ 34 周，如果胎位仍然不正，可考虑通过外倒转术纠正胎位。外倒转术，即通过用手推动胎儿的方式使胎儿转成有利于分娩的正常胎位。这个操作存在一定的风险，必须由医生亲自来做。

实施外倒转术时，要注意：

◎ 只有胎儿正常且单胎、胎膜未破并有适量羊水、孕妇子宫无畸形的情况，才能采取外倒转术。

◎ 妊娠高血压、有脐带绕颈、有剖宫产史、产前出血、双胎、先露部已入盆者，禁止使用外倒转术。

◎ 实施过程中，孕妇如果感到疼痛，不能勉强倒转。

◎ 实施完毕，孕妇感觉到胎动活跃、腹痛或阴道出血，应立即复诊。

纠正胎位的最佳时间

孕 28 周之前，羊水多，胎儿小，可以在子宫任意活动，此时胎位不容易固定，即使胎位不正，胎儿自己也可能转正。孕 32 周之后，羊水减少，胎儿长大，姿势和位置相对固定，不容易转动。所以纠正胎位的最佳时间在孕 30 ~ 32 周。

爱心提醒

如果经上面两种方法纠正之后胎位仍然未转正，孕妇不必勉强，以防伤害胎儿。可以在预产期前 1 ~ 2 周住院待产，让医生根据孕妇的骨盆大小、胎儿大小、胎位的类型、产力及产次等情况决定分娩方式。

第 217 天 培养生活情趣

准妈妈要培养自己的生活情趣，这样不仅能充实自己的孕期生活，还能起到胎教的作用，促进胎儿的大脑发育。

散步出游，舒缓身心

孕妇可在适当的时间选择郊游的方式，陶冶身心。可选择到空气清新、氧气充足的地方出游，如郊外的公园、田野、海滨等，这些地方的氧负离子含量很高。氧负离子有"空气维生素"之称，有益于孕妇的身心健康，不仅能给孕妇带来愉悦感，还是一种很好的胎教方式。

欣赏音乐，赶走疲劳

欣赏音乐，可以使孕妇精神愉悦，还可以使胎儿活跃起来。一般可选择曲调优美、舒缓的 C 调或 E 调。孕妇可以闭上眼睛，放松身体，然后跟着音乐的节奏，想象着音乐如温泉般从头顶向下缓缓流动，血液仿佛也跟着节奏在流动。可以以一首乐曲的时间为限，约 5 分钟，然后慢慢睁开眼睛；随着音乐，再活动一下手脚，需 2 分钟左右的时间；等音乐停止后，稍微走动一下，这样不仅可以清醒头脑，还能赶走疲劳。

练习书法，修身养性

书法具有感心、感耳、感目的作用。孕妇练习书法，不仅可以培养自己的审美能力，还可以陶冶性情、修身养性。

种花养草，怡情养心

孕妇还可以学习种花养草。花草可以起到绿化环境的作用，养花种草的过程也是调剂生活、舒展筋骨、怡情养心的过程。

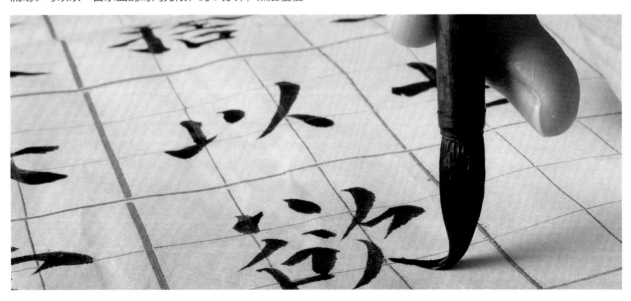

第218天 可以准备宝宝用品了

孕32周，孕妇的身体还没有那么笨重，胎儿又可能随时降临，这时可以开始提前准备胎儿出生后的用品了。

选择合适的宝宝用品

市场上的宝宝用品琳琅满目，价格、质量千差万别，往往同一种物品，由于品牌不同，价格、质量则相差很大。孕妇在选购宝宝用品时，可多试几家，选择最适合的。此外，孕妇也可在宝宝用品打折时，多购买一些，这样不仅满足了需要，还能节省不少开支。

有选择地购买宝宝用品

有些孕妇为了防止宝宝出生后的物品不够用，拼命地购买东西，试图把宝宝出生后一段时间内需要用的东西都准备齐，其实是不必要的。

宝宝出生后生长非常快，他的需求也在不断变化，如果孕妇盲目地准备一些东西，到时很可能根本就用不着。而且许多亲戚朋友也会在宝宝出生后送来很多母婴用品。因此，孕妇一般只需准备产褥期里的用品即可，有的东西可暂且不买。

同一种物品不要准备太多

宝宝出生后，生长非常迅速，很快就需要更换不同型号的物品，如小号的奶嘴、纸尿裤很快就需要更换中号或大号；赶上季节更替，还需更换适合本季节的物品。因此，同一种物品切忌买得太多，以免造成不必要的浪费。

爱心提醒

初孕妇通常不知道宝宝需要什么物品，身边如果有刚生过宝宝的朋友，可以问问她们的意见，到底哪些物品需要多准备、哪些物品暂时不需要准备，然后根据她们的建议进行有目的的准备。

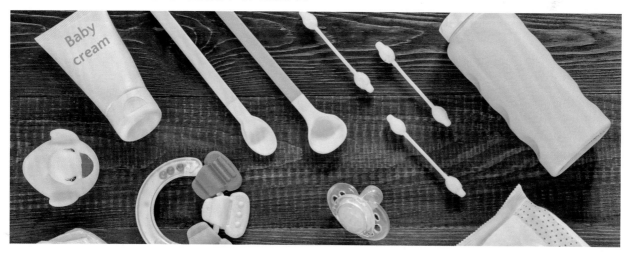

第 219 天 要更注重饮食质量

孕晚期，胎儿生长速度更快，仍然需要丰富的营养素。但孕妇不宜进食太多，以免胎儿过大，增加分娩困难。同时，孕妇还需要为分娩储备能源。这些因素决定了孕晚期必须要更加注重饮食质量。

少吃多餐

临产前，子宫位置很高，胃容量受限，一次进食太多会使胃部过于饱胀，会加重胃肠负担和身体不适。为了补充热量，孕妇可一次进食少一些，多进食几次，随时补充营养。

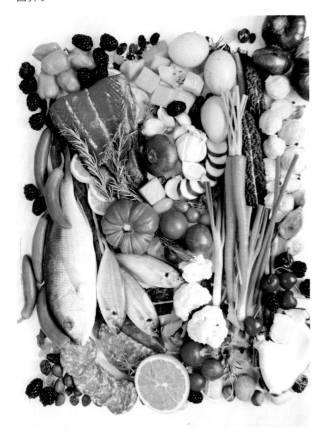

除了正常的一日三餐，两餐中间要加餐，建议按照下表时间加餐。

时间	加餐
上午 10 点左右	新鲜水果
下午 4 点左右	饼干、核桃等
晚上 9 点左右	鸡蛋羹、牛奶、粥等

补充优质蛋白质

孕晚期，胎儿生长发育非常快，孕妇要多吃一些优质蛋白质来维持子宫、胎盘、乳腺组织及全身的变化，如鱼、瘦肉、牛奶、蛋类、豆类等。其中动物性蛋白质中以鱼类蛋白质最佳，植物性蛋白质中以大豆蛋白质为佳。

多吃新鲜蔬菜和水果

新鲜蔬菜和水果里维生素 C 含量丰富。维生素 C 能够提高白细胞的活性，可预防胎膜早破，降低分娩风险。

多吃含铁丰富的食物

孕晚期要多吃含矿物质丰富的食物，尤其需要多吃含铁丰富的食物，如动物肝脏、瘦肉等，对于调理产后血气虚弱有帮助。

营养来源多样化

孕妇要保证各种营养素均有所摄取，且保证营养来源多样化，这样有利于蛋白质的互补和营养成分吸收的完整性，有助于促进胎儿发育。

第 220 天　了解孕晚期营养原则

孕晚期是胎儿生长发育最后的完成时期，这个时期，胎儿的各部位仍然处于快速发育的阶段。孕妇营养的贮存对胎儿来说显得尤为重要。为了促进胎儿的健康发育，这一阶段，孕妇饮食应注意什么呢？

宜摄入充足的维生素

孕妇在孕晚期需要充足的水溶性维生素。如果缺乏维生素，则容易引起呕吐、倦怠，并在分娩时子宫收缩乏力，导致产程延缓。

忌食过咸、过甜或油腻的食物

过咸的食物可引起或加重水肿；过甜或过于油腻的食物可致肥胖。孕妇食用的菜和汤中一定要少加盐，并且注意限制摄入含盐分较多的食品。

忌食刺激性食物

刺激性的食物包括浓茶、咖啡、酒及辛辣调味品等。这些刺激性食物是整个孕期都不宜食用的食物，特别是在怀孕 8 个月以后。

不宜再大量进补

到了孕晚期，由于胎儿的压迫等负担，孕妇容易出现高血压、水肿症状，此时如进食大补之品，结果不仅对胎儿和孕妇无益，反而会加重孕妇呕吐、水肿、高血压等现象，也可促使其产生阴道出血、流产、死产或胎儿窘迫等现象。

此时大量进补，还容易导致孕妇过度肥胖和巨大儿的发生，对母子双方的健康都不利。如前所述，孕妇在怀孕期的体重以最多增加 12 千克为正常，否则体重超标，极易引起妊娠糖尿病。所以说，孕妇加强营养是必要的，但营养应适当，并非多多益善。

适当补充优质脂肪

孕晚期，胎儿的大脑发育迎来了又一个高峰期，胎儿的大脑需要各种脂肪酸，因此，孕妇需要食用适量脂肪，可补充植物油、鱼油等必需脂肪酸，保证每天优质脂肪摄入量为 25 毫克。

注意补充锌、维生素 K

锌是人体不可或缺的营养素，如果孕晚期，孕妇身体缺乏锌元素，容易导致分娩时子宫收缩困难或出现滞产，进而延长整个产程，增加自然分娩的难度。孕妇要多吃坚果、瘦肉、海产品等锌含量丰富的食物，每天保证 16.5 毫克的锌摄入量。

孕晚期，孕妇如果身体缺乏维生素 K，胎儿可能出现先天性失明或导致智力发育迟缓等，严重的会出现胎死腹中或早产。孕妇要多吃奶酪、海藻、莲藕、菠菜、豌豆等维生素 K 含量丰富的食物，每天保证 70 ~ 140 微克的维生素 K 摄入量。

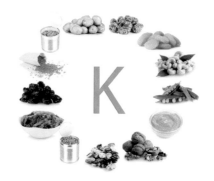

第221天 进行冥想胎教

随着分娩日期的不断临近，孕妇容易变得紧张、焦虑，冥想不仅可以平缓心情，还可以刺激胎儿的感官发育，激发胎儿的各种潜能．冥想胎教正可以适时开展。

冥想胎教

孕妇可选择一间干净、明亮的房间，排空膀胱，盘腿坐下。也可采用孕妇认为舒适的坐姿，腰背部挺直，闭上眼睛，放松身体，放下心中的困惑与不满，摒除杂念，面带微笑，保持呼吸平稳，使自己的意识保持在清醒与不清醒之间。

然后慢慢抚摸腹部，展开想象，带着胎儿一起想象一切美好的事物。这样可以使孕妇保持良好的心情，培养思

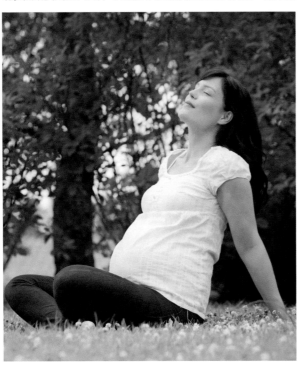

维集中力、记忆力以及想象力，然后进一步促进胎儿脑细胞、神经细胞的活跃，为新生儿的各方面发展奠定良好的基础。

冥想胎教的方法

孕妇闭上眼睛，想象出这样一幅画面：自己穿着洁白、飘逸如仙女般的连衣裙，头上戴着由各色鲜花编成的花环，走进树林深处。这里满眼绿树、满地鲜花，远处传来几声清脆悦耳的鸟鸣，俏皮可爱的松鼠在树林间跳来跳去，仿佛在跟你捉迷藏。眼前还有几只美丽的孔雀，正在展示它华美的羽毛。闭上眼睛，深深地吸了几口新鲜空气。这时，只听天空中传来动听的乐声，睁开眼睛，望向树林深处，透过斑驳的树影，只见几只雪白的大鸟从远方而来，周身散发着金黄色的光彩。等到飞近，才发现原来它们为你带来了一个美丽、可爱的宝宝，就像是坠落人间的天使。你轻轻地把他抱在怀里，仔细端详他的脸：明亮的眼睛、长长的睫毛、雪白的肌肤、甜甜的脸庞、咯咯的笑声。你感到幸福极了。

不拘一格地想象

孕妇的冥想应该充分发挥想象力，打破禁锢思想，不应把想象固定在某一特定方面，可以把自己想象成不同故事的主人公，也可以把自己设置在不同的场景；还可以想象自己以后甜蜜的生活，只要能起到放松身心的作用都可以。

第 222 天　了解孕晚期胸闷气短

孕晚期，子宫宫高上升到孕妇胃部，容易使孕妇胸闷气短。这是一种正常的生理现象，进入孕中、晚期后，胸闷气短症状会越来越明显。

孕妇为什么会胸闷气短

黄体酮分泌增加：激素的增加会直接刺激孕妇脑部的呼吸中枢，进而导致空气吸入量增加。孕妇为了能获得充足的氧气，需要深呼吸来增加肺部的通气量。

子宫增大：孕晚期，孕妇的子宫会增大至十几倍甚至是数十倍。膨胀的子宫会对横膈产生压力，导致孕妇呼吸困难，气短以及呼吸费力等症状较为严重。

警惕疾病因素

胸闷气短也可能与某些疾病息息相关，如患有哮喘、肺炎等呼吸道疾病，凝血状况出现问题。孕妇如果出现突然胸闷气短的现象，可能与疾病有关。

除了胸闷气短外，孕妇如果还有以下症状，就应该立即就医：

◎ 呼吸加快，心跳加快。

◎ 胸部伴有疼痛感。

◎ 有缺氧症状，出现心悸或头晕。

◎ 脸色发白。

◎ 嘴唇、手指或脚趾等处发紫。

◎ 持续咳嗽，甚至咳嗽还带血，并伴有高热或发抖；如果患有哮喘，哮喘症状加重。

这样做可缓解胸闷气短

孕妇如果有胸闷气短的现象出现，千万不要慌张。可以尝试用下面方法缓解：

少吃高脂肪、高盐和高糖的食物：这类食物易导致体重快速增长，会使孕妇胸闷气短的现象更严重。

做到少食多餐，定期孕检：在保障健康饮食的前提下，尽量避免孕期增重过多。

少去人多拥挤的地方：人多的地方不但环境嘈杂，而且容易出现氧气供给不足的情况，会加重孕期胸闷气短。建议孕妇去一些空旷人少、绿色植物较多、空气流通比较好的地方散步。

避免穿很紧的内衣：孕妇最好不要穿有钢圈的内衣，否则会使呼吸更加困难，胸闷发生更频繁。

保持良好的情绪：孕妇要积极调整自己的心态，消除一切顾虑，让自己放松下来。不良情绪也会加重胸闷。

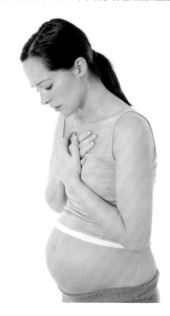

第 223 天　布置安全家居

健康舒适的家居安排可以为孕妇带来心灵上的安宁，对缓解孕期不适很有帮助。因此，除了衣、食、行之外，"住"也是孕期不能忽略的因素。

地板

孕妇家里的地如果是瓷砖铺成的，最好能在经常走动的地方铺上地毯，这样既可以防滑，还可以减轻身体的压力。

因为瓷砖较硬，走在上面不能使身体得到有效缓冲。瓷砖又较光滑，尤其是在拖过地之后，地上的水不会马上就干，这样就会变得更光滑。孕妇身体笨重，行走不便，很容易摔跤，即使没有摔跤，也容易受到惊吓。

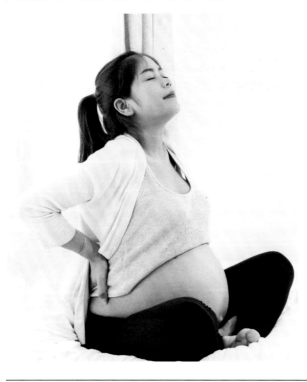

沙发

沙发是孕妇经常待的地方，因此，一定要保证沙发的舒适性和安全性。最好能换成布艺沙发。布艺沙发柔软舒适，不用担心会被磕着、碰着，如果再宽大一点，就会更舒服。

最好不要选择木质沙发。木质沙发没有弹性，孕妇使用时会感到很吃力。

床铺

孕妇的床铺高度要根据自己的身高来调整，以稍弯膝盖能坐上为宜，太高或太低都不利于身体健康。如果床铺太高，会给孕妇上、下床带来难度；如果太低，孕妇还需要弯腰俯身，但因为腰部不能用力，这样会增加腿的负担。

桌子

桌子的边边角角往往比较锋利，尤其是方桌角和玻璃材质的桌角，平时生活中并不会给人们的生活带来不便，但对孕妇来说，却是需要警惕的危险因素。准爸爸最好能将家里带棱角的边角安上防撞条，保证孕妇安全，也可避免胎儿出生后稍大一些的时候撞到边角。

晾衣架

普通晾衣架由于安装得太高，孕妇可能需要踮起脚尖或举起晾衣竿才能够得着，容易发生危险。最好为孕妇换上自动晾衣架（或安装不高的晾衣绳），这样轻轻摇动手柄就可以调节横杆的高度，保证安全。

第 224 天 可以着手布置婴儿房了

臨近生产，准父母可以开始着手布置婴儿房了。看着温馨可爱、属于孩子特有的小物件，孕妈妈内心的幸福感油然而生，这种感觉叮是能传给腹中的胎儿呢！

布置婴儿房应考虑以下要素：

安全性

婴儿身体抵抗力较差，婴儿房的布置应该坚持"安全第一"的原则。

准父母应该选择环保材料的家居和墙漆，并且粉刷工作要在胎儿出生前几个月做好，使有毒气体能够有时间挥发，以免宝宝受到有毒气体的伤害。

婴儿房内玩具和家具的摆放要合理和安全。婴儿床附近不要摆放硬物，也不要摆放过多的杂物，以免砸伤宝宝。同时注意，不要将婴儿床放在靠窗的位置，可以将床靠着墙壁。

婴儿房的小地毯要有防滑作用，也可以用双面胶固定下来，避免宝宝稍大一些的时候被绊倒。

舒适性

婴儿房的布置应坚持舒适性的原则。

最好将坐北朝南的房间当作婴儿房，这样宝宝能接受充足的光照。

婴儿房内不能太干燥，保持室内湿度 40% ~ 70%。可在房间内放一个湿度计，随时监测室内湿度变化。

婴儿房内还要保持空气流通，室内温度保持在 16 ~ 24℃。

颜色柔和

婴儿房的颜色以暖色调为主，坚持色彩丰富、温暖、明快的原则，有利于促进宝宝的视力发育。可选择粉色、黄色、橘色等淡雅、柔和的暖色，尤其是淡蓝色，具有镇定的作用，可促进宝宝的中枢神经系统发育。切忌大范围地使用具有压抑感的冷色。同时注意房间色调的统一。

另外注意，婴儿房的灯光不宜太刺眼，否则会刺激宝宝的眼睛，不利于其视力发育。

准备玩具

准妈妈还需要为宝宝准备一些小玩具。刚出生的宝宝视力范围只有 25 厘米，可在婴儿床头悬挂色彩鲜艳的玩具。悬挂的玩具可以使宝宝的眼睛不停转动，有利于锻炼宝宝头眼协调能力。颜色鲜艳的玩具可以使宝宝快速锁定目标。注意不要悬挂太远，否则宝宝会因为看不清而对玩具失去兴趣。

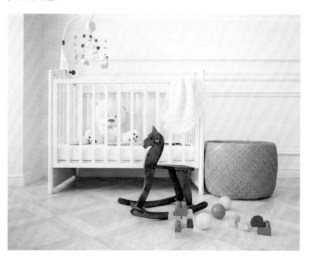

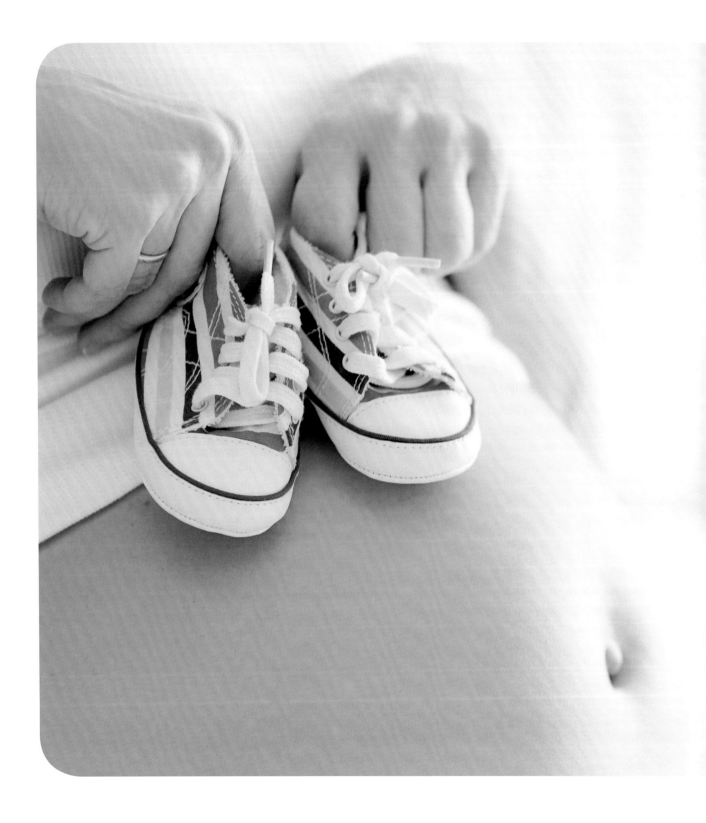

孕9月

做好分娩的准备

越来越临近预产期，胎儿随时都可能出生，
准父母进入"备战"状态。
孕妈妈可以开始着手安排分娩的事了。
最重要的是着手准备待产包，
以防随时出现状况。到这个月月底，
还在职场的孕妈妈要做好工作交接，
做好生产准备。准爸爸也要提前安排
各项事宜，积极配合。

第 225 天　了解营养补充的误区

孕妇常常由于传统观念的影响和营养科普知识的不足，容易在补充营养的过程中走入误区，不仅起不到补充营养的作用，甚至还可能会损害自身和胎儿的健康。

误区之一：用保健品代替正常饮食

孕妇为了增加营养，经常会补充许多营养保健品，如维生素、钙片、铁剂等，甚至会用这些营养保健品来代替正常饮食。但营养品只能补充身体某一种或某几种营养素，它无法取代正常饮食。如果长期错误食用，会导致营养失衡。

误区之二：补充过多营养

很多孕妇唯恐胎儿营养不够，怀孕后盲目增加食量，认为这样可以促进胎儿健康发育。但孕妇进食量增加并不等于胎儿能够吸收比以前更多的营养，很可能孕妇多吃的那部分最后变成自己身上的肥肉，增加患妊娠糖尿病的概率。只要孕妇合理安排膳食结构，保证营养充足、均衡即可。

误区之三：补充营养要多吃菜少吃饭

有的孕妇认为，菜比饭更有营养，因而多吃菜、少吃饭，甚至不吃主食。这种想法是错误的。米、面等主食是人体热量的主要来源，主食的进食量减少，会导致疲乏无力，还容易出现头晕、心悸等低血糖症状。进入孕晚期后，孕妇应保证每天食用 400 ～ 500 克的米、面等主食。

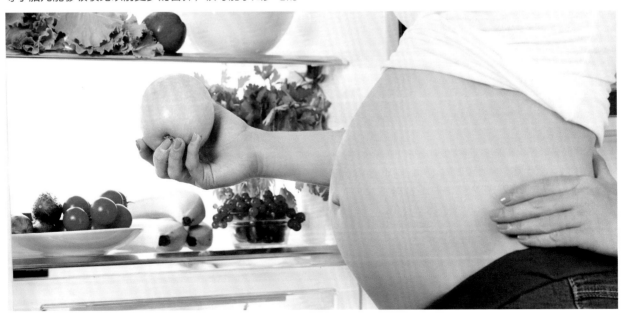

第226天 了解会阴侧切

会阴是指阴唇和肛门之间的部位。正常情况下，会阴只有2～3厘米长，分娩时能拉伸至10厘米长。初次分娩的孕妇往往会出现会阴拉伸困难。为了缩短产程，临床上常采用会阴侧切手术，加快胎儿娩出速度，防止会阴撕裂，保护盆底肌肉。

需要做会阴侧切的情况

虽然会阴侧切能够帮助产妇分娩，但并不是所有产妇都需要做会阴侧切手术。只有产妇出现以下情况，才需要做会阴侧切。

◎ 孕妇患心脏病、高血压等疾病。

◎ 孕妇做过会阴缝合手术或会阴修补手术，并且瘢痕较大，会影响会阴扩展。

◎ 孕妇初次臀位经产道分娩。

◎ 孕妇初次头位经产道分娩，但由于会阴紧张、会阴体长、会阴较硬或发育不良以及遇到突发状况等原因，会阴不能得到充分扩展，分娩时会阴可能会出现严重的撕裂现象。

◎ 孕妇需要利用产钳或胎头吸引器助产。

◎ 胎儿的头部发育过大，无法通过产道。

◎ 早产、胎儿发育迟缓、胎儿出现宫内窘迫等需要尽快分娩的情况。

会阴侧切术后的护理

产妇接受会阴侧切手术后，需要做以下护理：

保持清洁：产妇需要用1：5000的高锰酸钾溶液清洗伤口，每天2～3次；如果会阴部出现肿胀，还要用50%的硫酸镁热敷。

保持伤口位置侧面在上：这样可以避免液体流向伤口，导致伤口感染。

少走动：拆线后，内部伤口并未完全愈合，应少走动，且不要做剧烈运动。

禁止下蹲及排便时用力：以防伤口裂开。

会阴侧切后会影响产后生活吗

因为私处的敏感性，有些产妇对会阴侧切术有所顾虑，主要体现在对如厕的影响、产后性生活影响两方面。

刚做完手术后的几天，只要没有出现伤口严重裂开，都可以正常上厕所，但注意排便不能过度用力；并且大小便后，要用清水清洗会阴部，然后用纸巾擦干。如果伤口出现严重撕裂，并且已经影响到尿道，造成排尿困难，这时就需要导尿了。一般伤口都能正常愈合，完全愈合后，不会对如厕产生任何影响。

会阴侧切不会对日后的性生活产生任何影响。会阴侧切手术后，约1周后伤口就能愈合；再过一段时间，阴道和会阴会完全恢复到以前正常的位置，并能保持良好的弹性，不会对性生活造成不良影响。

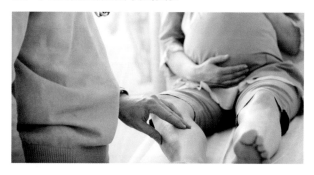

第 227 天 开始做会阴按摩

孕妇通过按摩会阴部，可增加肌肉的弹性和柔韧性，促进分娩，一般从孕晚期开始加强锻炼。

按摩步骤

孕妇可在医生指导下，进行会阴按摩：

第一步，修剪指甲，并对手部进行清洗、消毒。

第二步，保持半躺半坐的姿势，腿部弯曲，向两侧叉开。

第三步，将镜子放在会阴部前面，这样可以使孕妇在做按摩时，能清晰地观察会阴部肌肉情况。

第四步，用按摩油涂抹会阴周围，但一定要选择成分安全的按摩油，如纯菜籽油、甜杏仁油或者水溶性润滑剂等。

第五步，用一只手的拇指，尽量插入阴道，然后拇指向直肠方向按压会阴，然后轻轻地拉扯会阴口，这时，孕妇会有轻微的阴道烧灼感或刺痛感。

第六步，继续保持这种由伸展导致的烧灼感或刺痛感，直到消失，然后轻轻按摩阴道。

第七步，按摩时，孕妇可从阴道里勾起拇指，然后慢慢向外拉伸，模拟分娩时的状态。

第八步，最后，轻轻按摩拇指和食指之间会阴部的肌肉，约1分钟即可。

注意事项

孕妇进行会阴按摩，还应注意以下事项：

◎ 不可用力按摩尿道，以免引起感染和发炎。

◎ 按摩时间不宜过长。

◎ 会阴部的皮肤较敏感，按摩力度不宜过大，否则会出现淤伤和刺痛。

◎ 有的孕妇阴道较敏感，按摩容易引起子宫收缩。一旦发生这种情况，要立即停止按摩。

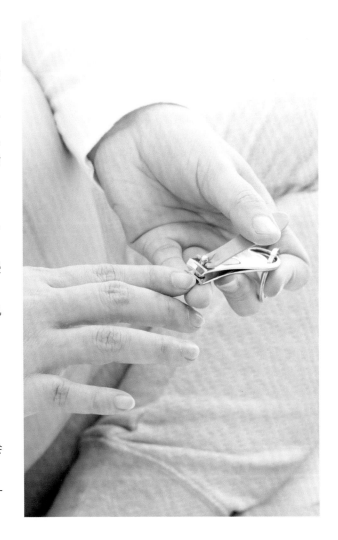

第 228 天 适当补充膳食纤维

膳食纤维可促进消化液分泌，刺激肠道蠕动，预防便秘，还能减缓胃肠道对糖的吸收，预防妊娠糖尿病。孕妇体内如果缺乏膳食纤维，容易出现便秘、痔疮、胃肠功能不好、血糖高等症状，因此膳食纤维是孕期健康饮食不可缺少的营养素。

补充多少膳食纤维才合适

补充膳食纤维的最好办法是多食用富含膳食纤维的食物，保证每天摄入 20 ~ 30 克。但膳食纤维的摄入不可过量，否则反而会导致胃肠道的消化吸收功能下降，影响孕妇对铁、锌、钙等其他营养素的吸收。

富含膳食纤维的食物

膳食纤维是植物性成分，一般来源于植物性食物。正常情况下，蔬菜、水果以及粗粮中的膳食纤维含量丰富，如糙米、玉米、小米、小麦等。另外，根菜类和海藻类食物中膳食纤维的含量也比较多，如胡萝卜、薯类、裙带菜等。

注意事项

孕妇补充膳食纤维应注意以下事项：

◎ 要保证食物来源的多样性，可从不同的食物中获取膳食纤维，如燕麦、扁豆、四季豆、红薯等。

◎ 少吃油腻、辛辣等高热量食物。

◎ 一次食用不宜过多，否则会对胃肠道造成刺激。

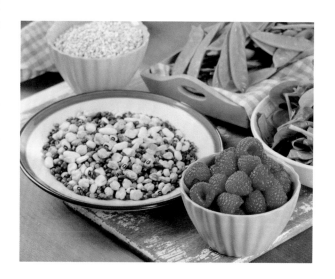

食谱推荐

蒜蓉茼蒿

材料：茼蒿 400 克，大蒜 10 克，盐 3 克，食用油适量。

做法：

①大蒜去皮洗净，剁成细末；茼蒿去掉黄叶，清洗干净。

②锅内加水烧沸，将茼蒿稍微焯水捞出。

③锅中加食用油，炒香蒜蓉，下入茼蒿、盐，翻炒均匀即可。

营养分析：茼蒿中的粗纤维有助于胃肠道蠕动，促进排便；茼蒿中含有的特殊香味还有开胃消食的作用。

第 229 天　估算胎儿体重

产前对胎儿的体重进行估算，一方面可以了解胎儿生长发育情况，另一方面能对一些影响胎儿生长的不良习惯进行纠正（如胎儿体重超标提示孕妇营养过剩，需要控制饮食）；还能据此对胎儿的分娩时机、是否适合顺产进行选择，是一件很有意义的事。

估算胎儿体重的方法多种，下面主要介绍两种。

通过 B 超估算

利用 B 超参数估算胎儿体重是最简单直接的方法，孕妇自己就能通过 B 超检验单计算出来。其公式为：

$$EBW=1.07×（BPD）^3+0.3×（AC）^2×（FL）$$

其中 EBW 为胎儿体重，BPD 为胎儿双顶径，AC 为胎儿腹围，FL 为胎儿股骨长，单位均为厘米，计算出的胎儿体重单位为克。

利用宫高和腹围估算

利用孕妇宫高和腹围估算，有两种方法。

公式 1：胎儿体重 = 腹围 × 宫高 +200

公式 2：胎儿体重 = 腹围 × 子宫底弧度长 ×1.08

其中腹围、宫高、子宫底弧度长单位均为厘米，计算出的胎儿体重单位为克。

需要注意的是，利用宫高和腹围进行胎儿体重估算时，胎儿在孕妇腹中的姿势会影响计算结果。

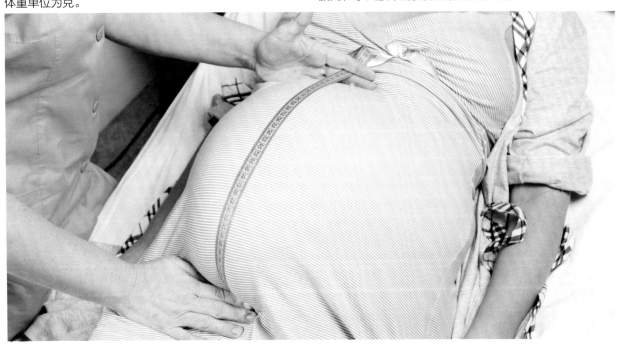

第 230 天　做好入院准备

临近分娩，孕妇要开始为分娩做准备了，物品的安排、去医院的路程及车辆的选择、确定产后病房等，都必须提前做好安排。

准爸爸要提前了解住院手续

一般情况下，需要携带办理住院手续的必备物品，包括孕期保健手册、生育服务证，尤其记得带足钱，以便缴纳相关费用。

确定去医院的路线和交通工具

分娩的准确时间是无法预测的，准父母要提前想好万全之策，一定要在分娩之前设计好去医院的路线和交通工具，最好多准备几种方案。如果医院距离太远，那就会给分娩和住院带来不便。万一突然出现分娩征兆，医院太远就会增加去医院的时间。如果路上出现交通堵塞等意外情况还会影响孕妇分娩，甚至还会产生难以预料的后果。

联系好住院事宜，确定好床位

有些医院，如专门的妇幼保健医院，妇产科床位比较紧张，万一遇到突然要分娩却没有床位的情况，势必会影响分娩，所以准父母要提前联系好住院事宜，确定好床位，做到有备无患。

注意在选择床位的时候，确定产后病房是母婴分室还是母婴同室。在母婴分室的病房中，宝宝被放在专门的新生儿室，由专门的医务人员照顾；而妈妈则在自己的病房中休息，没有宝宝在旁边分散注意力，妈妈能得到更好的休息和恢复。

在母婴同室的病房中，妈妈和宝宝同在一间病房，虽然妈妈受宝宝的影响难以保证休息质量，但这样可以和宝宝亲密接触，促进乳汁分泌。

准备好待产包，防止住院用品的遗漏

待产包里装的都是产妇产后必需品和新生儿日用品，孕妇要提前将这些物品放置在两个袋子里面，一起装进待产包，并放在家里面最容易看见的地方，以便一旦临产，任何家庭成员都能快速找到。

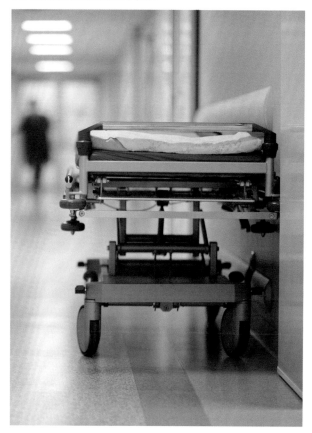

第 231 天 不要对分娩太恐惧

许多孕妇，尤其是初次怀孕的孕妇，由于对分娩过程缺乏充分的了解，只是根据道听途说中得到的消息作无妄的推测，很容易对分娩产生担心、害怕、恐惧等不良心理。临产前，孕妇可采用以下方法克服恐惧。

学习分娩知识

许多孕妇对分娩产生的恐惧感，源于分娩知识的欠缺，只凭自己的主观臆想去想象分娩过程，缺乏科学依据。如

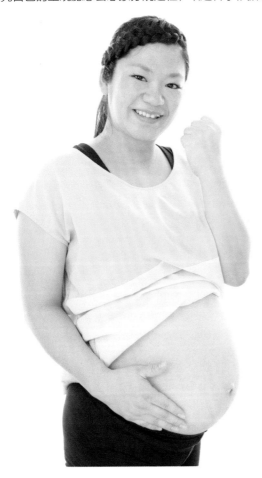

果孕妇具备完备的分娩知识，对分娩过程有足够的了解，这样就会极大地消除恐惧感。孕妇应该多学习关于分娩的知识，多看相关书籍、视频，还可以上一些相关课程，这样当面临分娩时，心态就会平稳很多。

做好准备

孕妇要做好分娩前的准备，不仅要根据自己的情况选好分娩医院，确定适合自己的分娩方式，还要提前熟悉医院环境，与相关科室的医务人员进行交流；并按照医务人员的建议进行分娩准备，完善自己的待产包。做准备的过程会让孕妇暂时忘记恐惧，充分的准备也可以增强自己顺利分娩的信心。

相信自己

初次分娩的孕妇由于缺乏生育经验，很容易受外界环境的影响，尤其是其他妈妈对分娩过程的体验，如阵痛剧烈、产程太长等，这些都会加剧孕妇的心理负担。在这种情况下，孕妇特别需要保持冷静，千万不要让这些"说法"影响到自己，要相信自己，坚信自然分娩是"上天"赋予每位女性的"超能力"，自己一定能顺利生下健康的宝宝。

保持正确的态度

分娩过程难免会出现让孕妇尴尬的事情，如产床上放屁或大便，孕妇一定要保持客观理性的态度，要知道这些都是正常现象，没有什么难为情的。

第 232 天 列出宝宝物品清单

分娩前，为了满足胎儿出生后的需要，孕妇需要为胎儿提前准备一些必备的物品，俗称"囤货"。

宝宝所需物品清单

物品	数量	用法	注意事项
奶瓶	2~3个	分别用来喂水、喂奶等	购买小号的
奶嘴	2~3个	奶瓶、奶嘴配套使用	宜选择橡胶质地的奶嘴。这种奶嘴质地柔软，适合新生儿使用
奶瓶刷	1个	用来清洗奶瓶、奶嘴	可搭配专用消毒液使用
围嘴	3~5条	喂奶、喂水时使用，防止弄脏衣服	选用棉质不刺激的围嘴
奶粉	1袋	防止妈妈乳汁出现问题，以及时满足新生儿的营养需求	一定要购买新生儿专用的
纸尿裤	1~2包	供宝宝排便、排尿使用	要使用新生儿专用的纸尿裤
尿布	适量	可与纸尿裤交替使用	可用棉布自己制作
卫生纸	适量	供日常卫生用	一定要选择不含任何化学物质的婴儿专用卫生纸
浴巾	1~2条	用来擦宝宝身体	选择婴儿专用的
洗护用品	1套	用来清洗宝宝身体，维持其皮肤健康	包括洗澡、洗发、护肤的
被褥	1~2套	用来保暖	使用棉布制成的
婴儿服	2~3套	用来保暖，穿脱方便	要考虑到气候、医院环境等因素
鞋、帽、袜	适量	用来保暖护体	宜选择质地柔软、宽松合体的棉质衣物，适合新生儿使用

第 233 天　开始胎心监护

胎心监护是一种检测胎儿生长发育情况的技术手段，主要利用超声波技术判断胎儿的心脏功能和中枢神经系统功能是否健全。如果发现异常，要及时采取措施解决问题，降低胎儿的死亡率。

胎心监护能够监测胎儿是否安全，一般从第 34 周开始（也有医院安排在第 35 周）。孕妇每次孕检都要进行胎心监护，到了分娩前更要加强胎心监护，以免发生意外。

胎心监护

胎儿心率主要由交感神经和副交感神经调节，通过胎心变化，可以掌握子宫内是否存在缺氧情况。如果胎心率大于 160 次 / 分钟或小于 110 次 / 分钟，那么胎儿很可能出现宫内窘迫。

胎心异常一般由缺氧引起，但也有可能由孕妇身体异常或服用某种药物引起。孕妇高热、甲状腺功能亢进或服用药物，可能会导致胎心加快。孕妇的神经系统发育异常，则会导致胎心变慢；如果持续变慢，应检查胎儿是否患有先天性心脏病。

如果是缺氧引起的胎心异常，应及早分娩。

分娩前胎心监护

孕妇产前的宫缩会降低子宫的循环血量，影响胎儿的血气交换，容易使胎儿面临缺氧的考验，胎心监护可以及时发现胎儿是否存在窘迫现象。如果出现窘迫，可通过孕妇吸氧或改变体位进行调整，防止胎儿窒息和死亡。

胎心监护的作用

监测胎儿在宫内供氧状况：胎心监护可以描绘瞬间的胎心变化所形成的监护图形的曲线，从而了解胎动、宫缩时胎心的反应，推测胎儿在宫内是否缺氧。

推测胎儿是否出现异常：如出现脐带缠绕、扭转或过短等情况，也会导致胎儿缺氧。

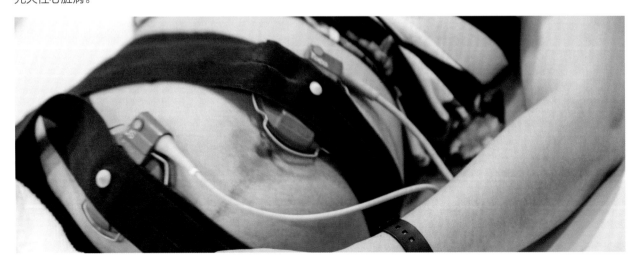

第 234 天 了解胎心监护注意事项

孕晚期，医生会更加关注胎儿在宫内的情况，以防发生意外。从孕 34 周开始，孕妇就要每周进行一次胎心监护了，临产前甚至每周 2 次或更多次进行胎心监护。如果孕妇伴有妊娠并发症，那就要从怀孕第 28 ~ 30 周开始，进行每周 1 次的胎心监护。

胎心监护怎么做

胎心监护一般在医院病房做。医生会让孕妇躺在床上，露出肚子，然后在孕妇的肚子上绑上两个探头——一个绑在下腹部子宫顶端的位置，用来探测是否有宫缩以及宫缩的强度；另一个绑在腹部对应胎儿胸部或背部的位置，进行胎心的监测。然后可通过显示屏清晰地看到宫缩和胎儿心跳的情况。此外，孕妇身边还有 1 个可记录下胎动的仪器，进而计算出胎儿的胎动次数。

胎心监测一般持续 20 分钟左右，胎心音每分钟在 110 ~ 160 次，或者胎动 20 分钟 3 次以上，表示胎儿发育正常，没有缺氧现象。

争取一次就合格

一次胎心监护不合格就要反复重做，准父母要做好胎心监护的准备工作。

◎ 要选择一天当中胎动最频繁的时间去做胎心监护，否则胎儿很可能正在睡觉，胎心监护显示胎动异常，胎心监护不合格。

◎ 不要空腹做胎心监护，要在胎心监护前吃点东西，否则胎儿会因营养缺乏不肯动，将导致胎心监护不合格。

◎ 如果吃过东西，并且在胎儿爱动的时候去做，胎儿胎动次数仍然不足3次，可能胎儿又睡着了，孕妇可以轻轻抚摸腹部将其唤醒，医务人员通常也会制造一些声音让胎儿动起来。

◎ 如果胎心监护仍然不理想，医生通常会推荐孕妇进行吸氧，吸氧之后再做一次。

孕晚期胎心监护贵在坚持

有些准父母可能觉得胎心监护没必要做那么频繁，这种想法不可取。因为胎心监护只能检测到某一时间段胎儿的胎心变化，不能在较长时间反映胎儿在宫内情况，坚持做胎心监护有助于预防意外。

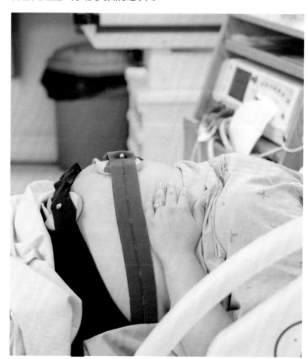

第 235 天　了解孕晚期疼痛

进入孕晚期后，孕妇的身体负担加重，身体会陆陆续续出现各种疼痛，孕妇无须特别担心，这种疼痛一般都是生理性疼痛，分娩过后就会慢慢消失。

孕晚期疼痛，主要表现在以下几个方面：

手痛

孕妇由于身体松弛素的分泌，导致筋膜、肌腱、韧带以及结缔组织变松弛，进而影响神经，孕妇单侧或双侧手部会产生阵发性如针刺般的疼痛感，或者出现手部麻木，这就是所谓的腕管综合征，一般在夜间发生。孕妇可通过睡觉时垫高双肩和手腕来缓解疼痛。

胸痛

孕妇由于身体缺钙、膈肌抬高、胸廓膨胀而出现胸痛，这种胸痛一般位于肋骨之间，与神经痛类似。孕妇可通过补钙的方法缓解疼痛。

坐骨神经痛

随着分娩日期的临近，胎儿开始降入骨盆，这样就会压迫坐骨神经，进而引起坐骨神经痛。孕妇可采取以下措施缓解坐骨神经痛：选择舒服的睡觉姿势；不要长时间站立；不要负担重物，尤其不要把重物举过头顶。

耻骨分离痛

孕晚期，胎儿越来越大，这样就会使耻骨联合间隙增宽，而耻骨分离就会产生疼痛感。只要在间隙正常范围内，孕妇都可以忍受，但如果耻骨大幅错位，就会导致韧带拉伤、身体水肿、行走不便，这种情况下，就必须卧床休息。

孕妇要定期产检，及时了解耻骨分离情况。此外，要加强身体锻炼，增强肌肉忍耐力。

腹痛

孕晚期，孕妇的腹部越来越大，使腹部周围的韧带逐渐变得紧绷起来，进而引起腹痛。孕妇腹痛要多休息，切忌过度劳累。如果疼痛加剧，要及时就医，预防早产。

外阴痛

孕晚期，孕妇可能会出现外阴静脉曲张，表现为外阴肿胀、皮肤发红、剧烈疼痛。为了缓解症状，孕妇要避免长时间站立，也不要穿过紧的衣服裤袜；更不要用过热的水沐浴，可用局部冷敷缓解症状。

脊柱痛

随着孕周的增加，孕妇的子宫越来越大，这样就会使孕妇身体重心发生变化。为了保持身体平衡，孕妇必须在站立或行走时，保持肩部和头部后仰的姿势，这种姿势会增加腰部负担，使腰部脊柱过度前凸，进而引起脊柱痛。孕妇可通过加强休息、避免长时间站立等方法，来改善脊柱痛的症状。

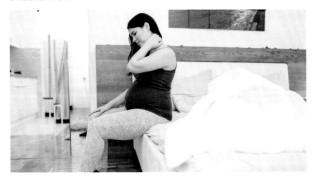

第236天 警惕胎膜早破

胎膜早破，又称破水，是指胎膜破裂，可分为未足月胎膜早破和足月胎膜早破。孕妇未满37周破水，称为未足月胎膜早破；孕妇37周以后破水，称为足月胎膜早破。胎膜早破可能会引发各种炎症，导致宫内感染率提高，会对孕妇和胎儿产生不良影响。

胎膜早破的表现

胎膜早破并没有疼痛感，它的症状主要表现为下身流水。如果孕妇突然出现阴道排液，先是大量排出，然后少量或间断排出，咳嗽、打喷嚏或负重时流出量加大，这就说明破水了。但如果流出量较少，难以直接判断，可用pH试纸测一下，如果试纸呈蓝色，那就说明破水了。

为什么会出现胎膜早破

胎膜早破，一般与以下因素有关：

◎ 孕早期，孕妇身体缺乏维生素C、维生素D、铜、锌等营养素，容易导致胎膜发育不良，增加胎膜脆性。

◎ 子宫颈功能不全。

◎ 子宫羊膜腔内压力异常。

◎ 外界刺激，可分为医源性和非医源性两类。医源性刺激主要为多次羊膜穿刺、多次阴道检查等；非医源性刺激则主要为性生活。

◎ 阴道炎、宫颈炎等生殖系统炎症易引发胎膜感染。

◎ 胎位不正可能造成腹压增加。

◎ 身体负荷过重等外界因素导致腹压增加，易出现胎膜早破。

虽然导致胎膜早破的原因很多，但往往是多个因素相互作用的结果。

预防胎膜早破

胎膜早破要积极预防，日常要做到以下几点：

◎ 孕中期性生活要防止孕妇腹部受到冲击，孕晚期禁止性生活。

◎ 定期检查，以便及时发现相关问题，能够采取措施进行防治。

◎ 多吃蔬菜、水果，增加维生素C的摄入量；多吃坚果、海产品、动物肝脏等，增加铜的摄入量。

◎ 孕妇要保持心态平稳，消除紧张情绪，以免发生早产。

◎ 孕期要避免重体力劳动，不要进行剧烈运动，防止疲劳过度。

◎ 孕前及时治疗阴道炎等生殖系统疾病。

如果发现阴道排液情况，立即去医院做排液pH试纸检测，并积极配合医生做进一步处理。

胎膜早破的危害

胎膜是胎儿的保护膜。胎膜早破会使羊水过早地流出来，失去对胎儿的保护作用，对孕妇和胎儿均有极大的危害，要引起警惕。

对孕妇的危害	对胎儿的危害
①易导致宫内感染，增加胎儿死亡率	①易引发早产
②易发生羊水栓塞，威胁孕妇的生命安全	②易导致胎儿及新生儿感染
③易发生胎盘早剥，增加剖宫产率	③易引起宫内窘迫，导致胎儿缺氧
④导致产程延长，难产率增加	④易导致胎儿肺部发育不良
⑤易造成产后大出血	

第 237 天　了解孕晚期运动注意事项

孕晚期，孕妇的身体越来越笨重，身体各部分肌肉处于紧张状态，需要适当运动来缓解肌肉紧张、促进分娩。但此时临近分娩，不合适的运动方式可能会引发早产。所以孕晚期运动，尤其要注意小心谨慎。

伸展运动

伸展运动，可有效缓解腰酸背痛，增强腹肌张力，为分娩做好准备。

做此运动时，先准备一把椅子，孕妇和椅子保持平行，站位，骨盆位置必须和椅子的正面朝向一个方向；然后把一只脚放在椅子上，一只手放在椅背上，保持身体尽量向

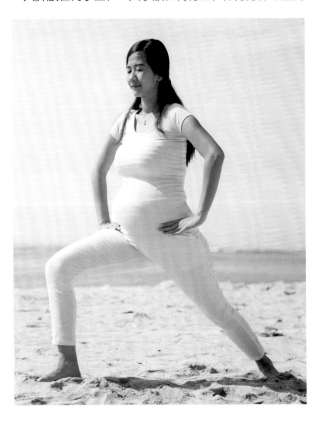

后拉伸，这样可以使髋关节和大腿内侧肌肉保持伸展状态，保持 30 秒即可。动作结束后，再换另一只脚，重复以上动作，这样可起到锻炼髋部和腿部的作用，有助于分娩。

舒缓腰椎运动

舒缓腰椎运动，可缓解腰酸背痛，增强腹背肌力。

孕妇可在地上铺上垫子，防止地板太凉，然后双脚蹲下，双手支撑身体，头部、肩部一起下垂，将柱骨弓起来，再同时抬起头部和背部，使脊柱下弯，一般做 10 次即可，但如果达不到这个目标，也不要勉强，视身体状况而定。

控制运动强度

孕妇的子宫越来越大，向前突出得更明显了，这样就会导致身体重心前移，进而加重腰背部的负担，使肌肉常处于紧张状态，严重的还会导致腰背部疼痛。

孕妇可进行适当的舒展筋骨运动，但要控制运动强度，以免过度劳累，发生危险。适宜的运动项目有散步、孕妇瑜伽等。

注意安全

孕晚期，孕妇的身体负担较重，为了避免发生意外，运动时一定要注意安全，做到以下几点：

◎ 每次运动时间不宜超过15分钟，以防身体出现不适。

◎ 放慢运动速度，只要能起到舒展筋骨的作用即可。

◎ 切忌在天气闷热时运动，以免造成大脑缺氧、头晕。

第 238 天 了解孕晚期睡眠障碍

孕晚期，孕妇的子宫越来越大，睡眠期间翻身很不容易，又不能采取自己舒服的仰睡，同时还面临着腰酸、背痛、小腿抽筋等困扰，有时候胎儿还猛烈踢子宫壁，许多孕妇因此都有睡眠质量下降的问题。

孕晚期睡不好，六大因素在作怪

孕晚期，影响孕妇睡眠质量的因素主要有以下几种：

◎ 孕妇子宫增大，压迫肾脏，导致肾脏负担加重，进而影响睡眠质量。

◎ 孕妇增大的子宫也会对膀胱造成压力，易出现尿频，影响睡眠。

◎ 孕妇身体负担过重，会导致腰酸背痛，睡不舒服。

◎ 越来越大的子宫给孕妇的日常生活带来诸多不便，就连简单的翻身动作都会出现困难。

◎ 孕妇的睡眠姿势错误。

◎ 孕妇心理状态不稳定。

警惕疾病

如果孕妇睡眠不好的同时还伴有呼吸困难的症状，并且心情也变得焦躁不安起来，她可能患有产前抑郁症，一般常见于高龄或高知女性群体。这时要放松心情，必要时寻求医生帮助。

如果睡眠不好，伴有呼吸困难、子宫压迫等症状，则可能是心肺功能出现了问题，应及时到医院进行诊治。

改善睡眠的方法

孕妇可采用以下方法改善睡眠质量：

选择舒服的睡眠姿势：孕妇的睡眠姿势，不仅与睡眠质量有关，还与胎儿的生长发育有关。左侧卧不仅可以减轻孕妇背部压力，也可以保证胎儿供血充足。一般孕妇左侧位躺下后，右腿向前弯曲，不要压左腿，可在弯曲的右腿下面放一个枕头，用来支撑右腿。但整晚保持一个睡姿是不可能的，因此，孕妇可适当变换一下睡姿，以舒服为原则。

保证良好的室内环境：舒适的卧具是孕妇睡眠质量的保证，孕妇要根据自己的需要，选择软硬程度适中、材质构成合理的卧具。良好的卧室环境也能促进睡眠，太热、太冷、太干、太湿都会影响入睡。理想的室内环境为温度 17 ~ 23℃，湿度为 40% ~ 60%。孕妇还要定期进行室内消毒，开窗换气，或者使用空气净化器净化室内空气，这样可以有效提高睡眠质量。

避免不开心的话题：准爸爸临睡前不要与孕妇讨论容易令人担忧或不开心的话题，如分娩问题、夫妻矛盾等。

养成良好的睡眠习惯：孕妇要按时睡觉，睡前 2 个小时要禁止进食。睡前可用温水洗澡或饮一杯热牛奶，有助于睡眠。

放松心情：孕妇要保持良好的心态，让自己心理处于健康状态，以放松的心情入睡。

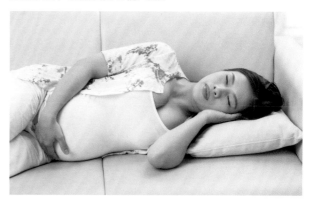

第 239 天　提前安排坐月子诸事

因为要考虑到照顾产妇和婴儿的双重责任，坐月子经常牵涉其他家庭成员，如奶奶、姥姥或者准爸爸。所以到了孕晚期，准父母可以开始准备坐月子的相关事宜了。

确定坐月子的地点

孕妇要提前确定坐月子的地点，是在婆婆家、妈妈家，还是自己家，这个应该提前商量好，不要等分娩后再做决定，以免到时候手忙脚乱。孕妇做出决定后，要提前空出一间房间来，消毒、整理后，将月子里需要用到的物品准备好，出院后可以直接入住。

确定是否要请月嫂

孕妇可根据自己的经济条件决定是否需要请月嫂。如

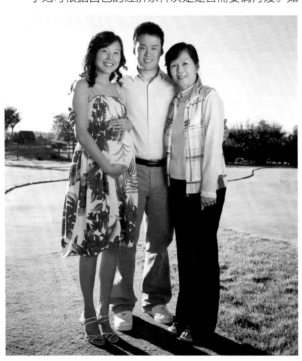

果条件允许，可以请一位月嫂来照顾自己。月嫂一般都经过专门培训，她们掌握的知识更全面，经验也更丰富，能够从容处理月子里的各种事，也能够更好地照顾产妇。

一旦决定请月嫂，那要提前联系好，并且通过正规的家政公司选择合适的月嫂，并签订劳动合同。优秀的月嫂不仅要技术好、经验丰富，还要人品好、有爱心。

孕妇的家人可以提前带月嫂来家里熟悉一下环境，并进行沟通，讲明服务要求、生活习惯以及注意事项等。

提前做好分工

孕妇要提前做好分工，明确不同的人需要做不同的工作，如谁来照顾产妇和宝宝、谁来做饭、谁来洗衣服等。这些问题都应该提前解决，所有的事情才能有条不紊地进行，不至于出现顾此失彼的情况。

储备生活必需品

孕妇需要提前准备生活必需品，包括新生儿使用的奶瓶、奶嘴、纸尿裤、纸巾、衣物等；孕妇需要的红糖、红枣、小米、鸡蛋等食物。这样准妈妈出院后可以随时使用，免去临时去买所带来的麻烦。

确定亲友探望时间

孕妇要提前确定亲友探望的时间，并告知亲友，这样既可以提前做好准备，还可以避免宝宝在免疫力不强时遭受细菌侵害，满月后探望是最好的时间。

第 240 天　了解临产前的注意事项

孕妇在分娩前非常容易产生紧张、焦虑等情绪，做好充分的准备能使心底更踏实、更有安全感，从而利于将注意力都集中到分娩上，促进顺利分娩。

最好列出产前注意事项

临近分娩，准备得越详细、越周密越好。下面这些事项最好提前准备：

◎ 把医院及医生的联系方式记录下来，即使医生下班，也能在第一时间联系到医院和医生。

◎ 充分熟悉从家到医院的路程，计算从家到医院的距离。

◎ 选择最合适的交通工具，以便能够迅速到达医院。如果发生交通堵塞，还应该有第二方案。

◎ 准父母要将家里的事情、单位的事情安排好。

◎ 陪护人员（如婆婆、妈妈、月嫂或其他亲人）就位准备好。

如果不确定准备工作是否充分，为了避免遗漏重要事项或特别需要注意的事，孕妇可向父母、朋友或有生产经验的人征求意见，集思广益，每人想起一点，就能准备得更周密。

孕妇个人准备

孕妇个人准备得越充分，状态越好，越有利于产程的推进，促进分娩。以下事项尤其要注意：

减少出行：孕妇在临近分娩时，要减少外出时间，这是因为出门在外可能会遇到难以预料的事情，一旦出现意外，易导致难产；如果出行，则必须有家人陪伴。

储存热量：孕妇分娩时需耗费大量体力，产前需大量补充热量，要多吃鸡蛋、肉类、牛奶等；还要保证充足的睡眠，这样可以维持体力。

保持轻松愉快的精神状态：孕妇要保持轻松、愉悦的心情，切忌过度紧张。精神过度紧张会提高身体对外界的敏感度，容易引起疼痛，不利于顺利分娩。

切忌心情焦躁：孕妇要保持情绪平稳，如果到了预产期仍没有分娩的迹象，千万不要着急。预产期有一定的时间范围，前后相差几天是很正常的现象。

避免消极情绪：孕妇在临产前一定要避免消极、抑郁的情绪，家人尤其要多给予孕妇关怀和鼓励，不要给她施加压力，以免影响其分娩。

消除恐惧心理：孕妇临产前不仅要吃好、睡好，还要消除恐惧心理。要知道，分娩是大自然赋予女性的特殊能力，加上如今医学发达，孕妇只要遵照医生的安排，就能生下健康的宝宝。

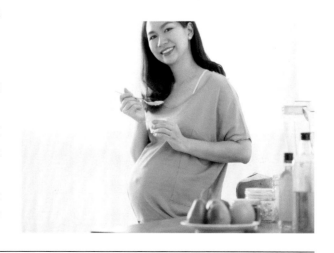

第 241 天 起床时要小心

孕妇的身体变得越来越笨重，起床也变得困难。为了避免起床时出现意外，孕妇应该注意以下事项。

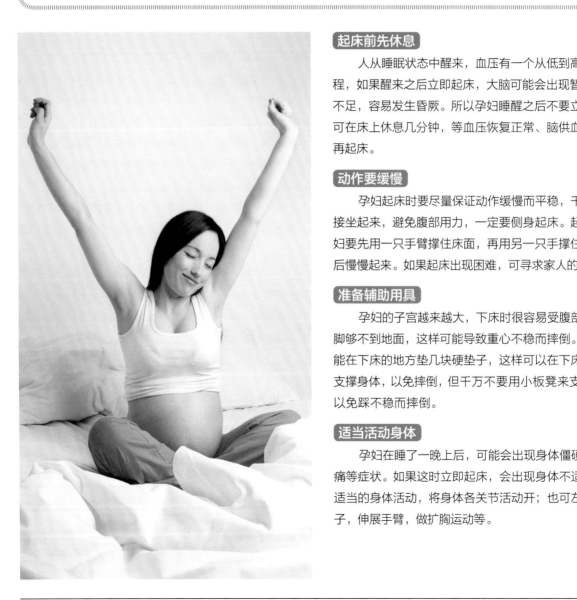

起床前先休息

人从睡眠状态中醒来，血压有一个从低到高的升高过程，如果醒来之后立即起床，大脑可能会出现暂时性供血不足，容易发生昏厥。所以孕妇睡醒之后不要立即起床，可在床上休息几分钟，等血压恢复正常、脑供血充足后，再起床。

动作要缓慢

孕妇起床时要尽量保证动作缓慢而平稳，千万不要直接坐起来，避免腹部用力，一定要侧身起床。起床时，孕妇要先用一只手臂撑住床面，再用另一只手撑住身体，然后慢慢起来。如果起床出现困难，可寻求家人的帮助。

准备辅助用具

孕妇的子宫越来越大，下床时很容易受腹部影响，使脚够不到地面，这样可能导致重心不稳而摔倒。孕妇最好能在下床的地方垫几块硬垫子，这样可以在下床时放脚，支撑身体，以免摔倒，但千万不要用小板凳来支撑脚部，以免踩不稳而摔倒。

适当活动身体

孕妇在睡了一晚上后，可能会出现身体僵硬、腰酸背痛等症状。如果这时立即起床，会出现身体不适，可进行适当的身体活动，将身体各关节活动开；也可左右转动脖子，伸展手臂，做扩胸运动等。

第 242 天　放松心情

孕晚期，很多孕妇都感到疲惫，加之临近生产的"备战"状态，很容易令孕妇产生紧张感，这会令人更加疲劳，还会影响到胎儿。越到这个时候，孕妇越要放松心情。

营造温馨的家居环境

家里最好能按孕妇的喜好布置房间，可使用孕妇喜欢的颜色和物品来布置家居，这样能使孕妇保持好心情；如果孕妇喜欢毛绒玩具，则可在沙发、床头上放一些可爱的毛绒玩具；如果孕妇喜欢花朵，还可在桌上摆上鲜花等；如果将室内的灯光适当调暗，使室内的气氛变得温馨、柔和起来，也可以起到放松身心的作用。

享受美妙的音乐

音乐具有调节心情的作用，能有效缓解孕妇的焦虑情绪。孕妇可选择舒缓、优美的音乐，还可以直接模拟大自然的声音，如海浪拍打沙滩声、微风吹拂树叶声、鸟儿鸣叫声等；经常为孕妇播放音乐，使她能够得到音乐的熏陶，如置身于大自然一样。

制造令人放松的气味

某些气味可以使孕妇得到放松，某些花草的味道、某些香薰的味道，还有某些特殊的味道，如泥土的味道、晒过的棉被味道、火柴燃烧的味道等。准爸爸可根据孕妇的喜好，适当为她制造一些喜欢的味道，但如果是香薰，一定要注意精油的选择，以保证孕妇和胎儿的安全为首要原则。

按摩身体

按摩是一种放松身体的方式，准爸爸可多学习几种按摩方法，适当帮助孕妇进行按摩，这对舒缓其情绪、放松其心情，以较好的状态迎接分娩是有帮助的。

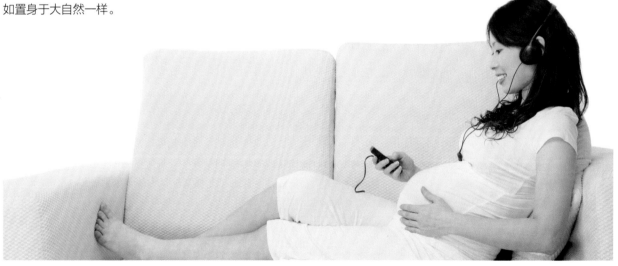

第 243 天 了解双胞胎、多胞胎孕妇注意事项

怀上双胞胎或者多胞胎的孕妇，身体的负担要远远大于单胎的孕妇，特别是到了孕晚期，身体基本上一直处于超负荷状态，如果生活上稍不注意，很容易出现各种状况。因此，双胞胎或者多胞胎孕妇要特别注意，避免发生意外。

一般来说，双胞胎、多胞胎孕妇容易出现以下状况：

容易早产

在孕晚期，双胞胎或者多胞胎孕妇承受的压力要比单胎孕妇大得多，她们的子宫过度膨胀，非常容易出现早产的现象。因此，双胞胎或者多胞胎孕妇一定要在医生的指导下做好预防措施。

双胞胎、多胞胎孕妇这样预防早产：

◎ 注意休息，劳逸结合，不要过度劳累，尽量不要远行，避免旅途劳累。

◎ 不要到人多拥挤的地方去，以防碰撞到腹部。

◎ 在上下楼梯的时候，一定要多加小心，以防踩空。

◎ 要消除心理压力，不要有紧张、焦虑和抑郁的情绪，否则更加容易引起早产。

容易难产

因为胎儿是两个或者更多，通常只有一个是正常胎位，在分娩的时候很容易出现难产现象。所以，孕妇要及时检查胎儿的胎位，并做好剖宫产的准备。

容易营养不良

双胞胎或者多胞胎孕妇因为需要更多的营养满足体内胎儿的需求，很容易发生营养不良、贫血等情况。因此，这类孕妇在饮食上要加强营养，特别是优质蛋白质、钙、叶酸等，多吃牛奶、果汁、新鲜蔬菜、豆类、鱼类、鸡蛋等。除了饮食调节，也可以适当补充一些维生素、叶酸、铁等营养制剂。

容易患妊娠期疾病

双胞胎或者多胞胎孕妇是妊娠高血压的高发人群，还可能并发仰卧位低血压综合征。因此，这类孕妇要特别注意饮食以及居家生活，不要摄入过多盐和糖分，不要过久站立、坐卧或保持同一个姿势等。

双胞胎、多胞胎孕妇要时刻做好入院准备

怀双胞胎、多胞胎的孕妇，大概有一半都会出现早产现象，而且有的双胞胎孕妇在产前会出现很多不适症状，需提前入院待产。所以，双胞胎、多胞胎孕妇应当做好随时入院的准备，不仅是物质、生活上的准备，还有心理上的准备。

第 244 天 练习腹式呼吸法

接近孕晚期，胎儿生长发育飞快，子宫内环境越来越小，孕妇的耗氧量明显增加。通过腹式呼吸，不仅可以为胎儿输送新鲜空气，还能舒缓孕妇情绪，消除紧张和不适。

腹式呼吸是指利用腹部呼吸的呼吸方式，主要以促进横膈膜上下运动为主，吸气时，横膈膜下降，呼气时，横膈膜上升，这样可以进行深度呼吸，将滞留在腹部的二氧化碳呼出。

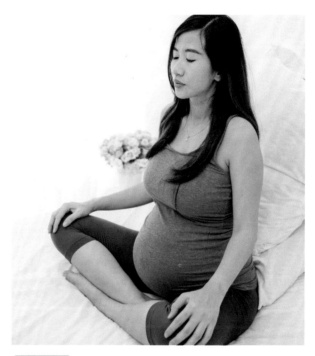

练习方法

腹式呼吸可采用以下练习方法：

第一步：放松身体，孕妇可采用仰卧的姿势或舒适的坐姿。

第二步：孕妇将一只手放在肚脐处，再将另一只手放在胸部，感受呼吸节奏。

第三步：呼吸时，将最大限度扩张腹部，但胸部要保持不动。

第四步：呼气要比吸气用力，需慢慢将二氧化碳呼出。

第五步：孕妇每天可抽出时间练习 2 ~ 3 次，每次 10 ~ 20 分钟。

你知道腹式呼吸有哪些好处吗？

孕妇练习腹式呼吸，好处多多。

● 腹式呼吸可以使更多氧气进入肺部，改善孕妇心肺功能。

● 可给胎儿输送更多新鲜氧气，保证胎儿正常发育。

● 促进激素分泌，使人情绪放松，保持心情愉悦。

● 减轻分娩时的疼痛感。

注意事项

练习腹式呼吸应注意以下事项：

◎ 要尽量拉长呼吸，呼气和吸气的时间比例是 1：1。如果没有拉长呼吸，可采用补吸和补呼的方法。

◎ 注意要用鼻子吸气、用口呼气。

◎ 如果身体允许，可将屏息的时间延长，呼吸节奏放慢。

◎ 练习过程中，如果身体出现不适，要及时停止，调整呼吸。

第 245 天 练习有助顺产的运动

顺产是指胎儿经阴道自然分娩而出。顺产虽然会让孕妇经受产痛，但顺产不仅对胎儿健康成长有利，还利于产妇的产后恢复。顺产与子宫收缩的频率、强度有关，而孕妇在孕期练习一些特殊运动，会使子宫变得更有弹性，利于自然分娩。

拉伸骨盆运动

孕妇坐在床上，保持后背挺直，然后两脚合上，将足跟向内牵拉，同时向下压两膝盖。如果孕妇完成这个动作比较困难，可以借助墙面的支撑力来完成。这个动作可以起到拉伸大腿和骨盆肌肉的作用，增加骨盆柔韧性，促进下半身的血液循环。

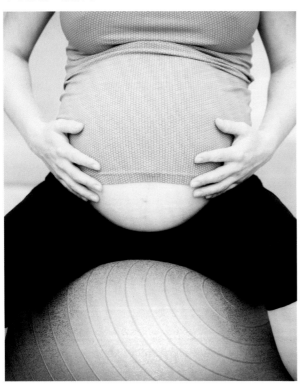

摇摆骨盆运动

孕妇要用手臂和膝盖支撑身体，使头部、躯干保持同一水平线，然后收腹，并摇摆骨盆。这样可以起到放松腹部和骨盆的作用，并能够锻炼腰部肌肉，以减轻分娩疼痛。

骨盆倾斜运动

孕妇用两手臂和两膝盖支撑身体，保持背部平直，然后收紧腹部和臀部肌肉，向前倾斜骨盆。这样可起到锻炼腹部肌肉的作用，并缓解背部疼痛，有利于顺产。

臀腿肌运动

孕妇坐在床上或地毯上，两手臂放在身体两侧，两手掌撑床或撑地，然后两腿前伸，膝盖稍弯曲，保持脚跟着地，脚趾向上翘起。这个动作可使小腿、脚踝、脚趾同时用力，反复进行，但注意动作要缓慢、轻柔，力度不可过大，这样可起到锻炼臀部和腿部肌肉的作用。

下蹲运动

孕妇保持站立姿势，双臂在两侧自然下垂，两脚与肩部同宽，脚尖向前，慢慢吸气下蹲至大腿处，与地面保持平行，然后呼气，慢慢站起来。下蹲时，要注意膝盖不能超过脚尖的位置，鼻尖则不能超过膝盖的位置。这种运动方式可以增强腹部和臀部的肌肉力量，增加分娩时的力量。

第 246 天　临产前做足这三项准备

分娩准备，即孕妇在分娩前所做的所有准备工作。孕妇只有在身体上、物质上、精神上都准备充分，才能以一个好的状态迎接分娩。

身体准备

孕妇为了迎接胎儿的到来，应做好身体准备工作：

◎ 保证充足的睡眠时间。孕妇分娩时体力消耗非常多，因此，分娩前应该多休息，禁止繁重的体力劳动，每天保证8个小时的睡眠时间。

◎ 满足身体的营养需求。孕妇要多吃营养价值高的食物，为分娩储存足够的体力。

◎ 做好日常生活安排。孕妇临近分娩，虽然最好不要去远的地方，但也不能整天卧床休息，可做一些力所能及的事情，如适当运动，可促进血液循环。

◎ 禁止性生活，以免导致胎膜早破和早产。

◎ 保持清洁卫生。孕妇应该在入院前洗澡，洗澡时必须有家人陪伴。

◎ 清洗乳头，便于产后哺乳。

◎ 孕妇身边必须有人陪伴，以免发生意外。

物质准备

孕妇还需要为自己和胎儿，做好物质准备：

证件：包括身份证、户口本、结婚证、生育服务证、医保卡或公费医疗证、病历卡、孕妇联系卡、母子健康档案等。

产妇用品：详见本书第 285 页"准备好入院待产包"。

婴儿用品：详见本书第 257 页"列出宝宝物品清单"。

精神准备

孕妇不仅要做好身体和物质上的准备，还要做好精神上的准备，保持良好的心情，迎接新生命的到来。

调整心态：相信自己，相信医生，不管发生任何意外，尽量保持平稳的心态，全力配合医务人员。良好的心态不仅能缓解身体不适，还有利于产后恢复。

正确认识分娩疼痛：分娩时出现疼痛是一种不可避免的生理现象，与生病、受伤的疼痛并没有本质上的不同，而紧张、恐惧心理会导致肌肉紧张，进而加重疼痛感，因此，孕妇在分娩时要尽量放松身体。

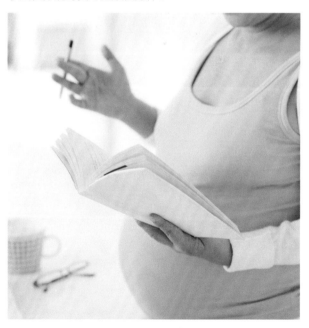

第 247 天　随时准备入院

进入孕9月，孕妇要时刻观察自己的身体变化，如出现下腹部紧绷、宫缩频繁等情况，说明分娩的日子越来越近了，要随时做好入院准备。

家属时刻陪伴

尽量不要将孕妇一个人留在家中，准爸爸若没有时间，就要请亲属帮忙照顾妻子，以防发生万一；并确保万一临产，亲属具备第一时间处理问题的能力。

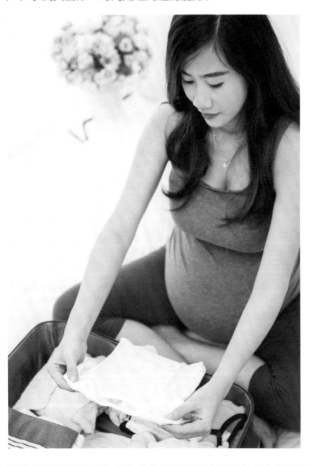

不要走太远

孕妇不要一个人走太远，避免去荒凉偏僻的场所，以免宫缩突然发动进入临产状态。可以在自己家附近转转，做短途散步。如果要走远路，临行前最好有人陪同，或者将要去的时间、地点告知家人，并随手携带手机方便联系。

确定入院时间

临近分娩，孕妇时常会困惑，到底应该什么时候入院待产呢？其实，孕妇大可不必操心，只需按照医生的要求做即可。医生会根据孕妇的身体状况、是否第一胎、距离医院的路程等作出判断，然后决定孕妇入院的时间。正常情况下，医生会建议孕妇等到每10分钟1次宫缩、宫缩每次持续1分钟时，再去医院待产。

确认住院准备工作

再次检查宝宝物品清单、产妇物品清单，确认入院车辆安排、陪护人员安排，以防有所遗漏。

每天洗澡，保持清洁

入院之后，孕妇将不方便洗澡，坐月子期间可能会有伤口或预防感冒等原因，也不方便洗澡。所以临产前，孕妇要尽可能每天洗澡，尤其要注意保持外阴清洁。

吃好睡好

孕妇此时最重要的任务就是养精蓄锐，吃好睡好，保证营养丰富，精力充沛，为最后十几个小时的分娩储备足够的热量。

第 248 天　了解分娩疼痛

一到孕晚期，很多初产妇对分娩多少都有恐惧。产痛是其中一个恐惧要素，一部分产妇就是无法忍受分娩之痛而选择了剖宫产。分娩究竟有多痛，现在我们就站在科学的角度理性看待这件事。

分娩时的疼痛主要发生在第一产程和第二产程，主要是产前宫缩阵痛和分娩时的产痛。

宫缩阵痛

宫缩阵痛是指胎儿分娩前子宫收缩所产生的阵痛，其作用是打开子宫口，便于胎儿经子宫口娩出。

宫缩阵痛有三种痛感：胎儿挤压使子宫收缩所产生的全身性疼痛感；子宫肌肉、阴道和会阴处等组织和皮肤被拉伸时的痛感；压迫的疼痛，胎头压着骨盆神经致使腰、臀部、脚后跟都有痛感。

阵痛最初是无规律的，在子宫颈开两指（约 2 厘米）以后，子宫收缩的频率及强度会逐渐增加，阵痛的频率会越来越快，痛感越来越强，3 ~ 5 分钟收缩一次，每次持续 30 ~ 40 秒。接近子宫口全开的时候，阵痛可密集到 1 ~ 2 分钟收缩一次，一波未平一波又起。

宫缩阵痛发生在第一产程，时间很长，令人难以忍受。

分娩时的产痛

当直径约 10 厘米的胎头和胎体经产妇阴道娩出，这个分娩过程势必是疼痛的，痛感是由胎儿对盆腔组织的压迫以及会阴的扩张所导致的，主要集中在阴道、直肠和会阴部。

为了避免会阴撕裂、保护盆底肌肉，医生会对产妇进行会阴侧切，侧切也会带来疼痛感。

要痛多久

分娩是产妇产力、产道和胎儿身体曲线相互适应的过程，需要一定时间，所以宫缩阵痛是必需的。只有经过长时间的阵痛，产妇产道之门才能慢慢打开，使胎儿轻松通过。这个过程一般需要 8 ~ 14 个小时，甚至更长。分娩时的产痛在第二产程，一般需要 30 分钟至 2 个小时。

分娩的疼痛时间不宜过短，否则容易造成产妇产道严重撕裂，容易引起大出血、新生儿颅内出血及产伤。

但疼痛时间也不是越长越好，会造成产妇疲劳、乏力，延长产程，增加新生儿窒息、产伤率。

总之，正常的分娩不可能在短时间内完成，疼痛是无法避免的，孕妇要理性看待产痛。孕期合理饮食，适当运动，保持充沛的体力，分娩时不要恐惧、害怕。

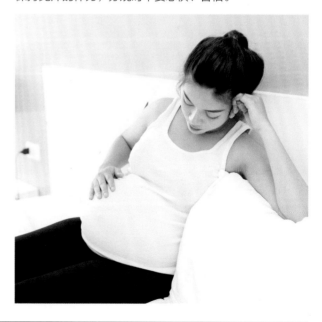

第 249 天 异地分娩注意事项

异地分娩是指在外工作或生活的孕妇回老家或父母身边分娩，这种情况需要孕妇注意更多问题。

产假的安排

异地分娩的孕妇需要挺着大肚子旅行，而越接近分娩日期，行动越不便，孕晚期又不允许坐飞机，这样又增加了旅行时间。因此，孕妇需要休更多的产假，最好提早 1 个月休产假，保证旅行安全。

医院的选择

孕妇到了产地后要及时为自己寻找一家合适的医院，最好选择距离较近、口碑较好、技术较好的专科医院。这种医院还要能做产检的全部项目，妇幼保健医院最合适。孕妇选好医院后，带上自己的母婴健康手册到医院进行一次全面产检，让医生能够全面了解孕妇的身体状况。

异地生育保险的报销

孕妇的家人应先到当地社保局领取异地生育申请表，然后携带异地生育申请表和孕妇本人有效证件到当地办理异地生育申请，申请异地生育的医疗补贴和生活补贴。

申请时间：孕妇所在的参保单位在参保职工分娩后的 3 个月内持相关手续到生育保险处对相关医疗费进行审核。

申请资料：包括身份证、结婚证、病历、入院记录、医嘱单、分娩记录单、医疗保险就医手册、参保单位账号表、异地生育申请表等。申请之前，最好先到相关部门咨询具体需要携带的证件。

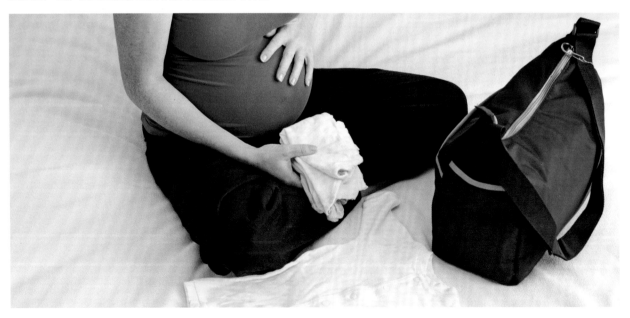

第 250 天 了解顺产的条件

顺产是很多孕妇梦寐以求的事，需要产道、产力、胎儿发育情况、孕妇精神状态等都满足条件。

产道条件

产道是胎儿从母体娩出的通道，由骨产道和软产道组成。只有它们一起达到标准，孕妇才能采用顺产的方式分娩。

骨产道是形状不规则的椭圆形弯曲管道，就是常说的骨盆。只有骨盆形态及大小符合相关测量标准，胎儿才能顺利通过产道，如果骨盆发育异常或受过创伤，如管道中的某些径线较短，可能会使胎儿难以通过产道，容易造成难产。

软产道由子宫下段、子宫颈、阴道、骨盆底软组织组成。软产道病变会引起难产，生殖系统的其他病变也会影响软产道，致使分娩困难。但由于软产道导致的分娩困难较少见，极易被人们所忽视，因此，孕妇在孕早期一定要进行阴道检查，了解生殖系统有无异常情况存在。

产力条件

产力是指将胎儿及附属物从子宫内逼出的力量，包括子宫收缩力、腹壁肌及膈肌收缩力、肛提肌收缩力。

子宫收缩力是分娩时的主要产力，孕妇只有经过充分的子宫收缩才能使宫口完全张开，促使胎头下降。宫缩强度会随产程逐渐增加，直至分娩结束。腹壁肌及膈肌收缩力可以增加腹内压，使胎儿能够娩出，但不宜过早增加腹压，这样易导致宫颈水肿，使产妇出现疲劳，延长产程。当胎盘降至阴道时，肛提肌的收缩力能最后协助产妇将胎儿娩出。

胎儿情况

胎儿大小和胎位等情况也是决定孕妇分娩方式的重要因素。如果产妇的产道、产力均正常，一般胎儿体重在 3.5 千克以下都可以保证顺产，但如果胎儿体重超过 4 千克或头太大、太硬，胎儿通过产道就会产生困难。胎儿的胎位如果是头位，即头部向下，面部紧贴胸部，双手环抱于胸前，两腿则向胸前弯曲，这种姿势利于分娩。但胎儿如果保持臀位或横位等其他胎位，通过产道时很容易被卡住而发生难产。

孕妇的精神状态

孕妇的精神状态会影响分娩。孕妇紧张、焦虑的情绪，不仅会影响产力的强弱，还会增加疼痛敏感度，进而延长产程。而胎儿在母体中停留时间过长，容易造成缺氧，甚至窒息。

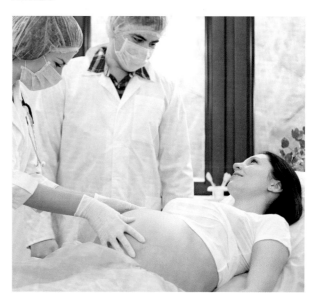

第 251 天 职场孕妇准备休产假

产假休太早,回家待产的日子可能很难熬,而且产假结束的日子也会很早,将来没有更多时间陪宝宝;休假太晚,又担心早产发生。什么时候可以休产假,这是很多职场孕妇最纠结的问题。

何时休产假最合适

根据规定,孕妇的产假时间不少于 98 天。孕妇可根据自己的身体状况,选择开始休产假的时间。

如果孕妇的产检正常,一般预产期前 1 周开始休产假。

坚持上班能让孕妇保持规律的生活,打发最后的孕期时光;能在上下班的路上适当增加活动量,起到锻炼身体

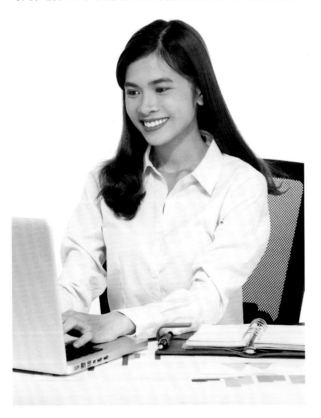

的作用;还能为胎儿赚取更多"奶粉钱"。反之,如果提前在家休息,孕妇若没有人陪的话,可能过得非常无聊,还容易养成不规律的生活习惯,对生产不利。

如果孕妇的身体状况不佳,可提前 1 个月,即孕 9 月底结束工作,或更早开始休产假,但产后的休息时间也会相应缩短。

不过无论何时开始休产假,一切都要以孕妇身体条件允许为前提。

做好交接工作

孕妇准备休产假时,要提前做好交接工作。

*和领导加强交流:*孕妇最好能在领导工作不繁忙、心情比较好的时候谈休假事宜,要先感谢领导的栽培和照顾,然后谈具体的休假安排,包括产假期间的工资待遇、谁来接手工作、休完产假后的工作安排等。

*交接工作:*如果有专门人员接手孕妇的工作,那可以让接手对象跟在孕妇的身边,孕妇手把手地将具体的工作流程、工作内容交接给他。但如果接手对象还有其他工作,孕妇可将工作中重点内容和注意事项讲解给他听,所有需要交接的文件、注意事项都标注清楚。

停止工作后做什么

孕妇即使不上班也不要无所事事,这段时间可以向有生产经验的人学习分娩知识,如了解怎样用力、怎样呼吸等,或者再次确认待产包,去吃自己想吃的东西,彻底放松身心,好好享受最后一段孕期时光。

第 252 天　了解生育保险

生育保险是指劳动者因怀孕、分娩而导致暂时中断劳动，国家和社会给予一定物质保障的社会保险制度，主要是为了帮助劳动者恢复劳动能力，包括生育津贴和生育医疗待遇。

享受生育保险的条件

劳动者只有具备以下条件，才能享受生育保险：

第一，劳动者的用人单位为其缴纳一定时间的生育保险。

第二，符合国家、省（自治区、直辖市）的人口与计划生育规定。

生育保险的内容及范围

我国的生育保险主要包括以下内容：

生育医疗费：生育过程中的检查费、手术费、住院费、医药费以及由生育而导致的各种疾病都由生育保险基金支付，但超出规定的医疗费和医药费则由劳动者个人承担。

生育津贴：生育津贴是指劳动者产假期间的收入，由生育保险基金按本企业上年度的月平均工资给予支付。

生育保险不予支付的费用有以下几种：

◎ 超出生育保险范围的医药费用。

◎ 因医疗事故产生的费用。

◎ 分娩期外治疗生育并发症的费用。

办理流程

劳动者办理生育保险需遵循以下流程：

第一步，劳动者在怀孕后或流产、计划生育手术前，由用人单位或街道、镇劳动保障服务站的工作人员携带申报材料到区社会劳动保险处的生育保险窗口申请办理。

第二步，区社会劳动保险处的工作人员受理后，为其签发医疗证。

第三步，劳动者在各地区规定的时间内，由用人单位或街道、镇劳动保障服务站工作人员携带申报材料到区社会劳动保险处的生育保险窗口办理结算。

第四步，待区社会劳动保险处的工作人员受理后，支付生育保险费。

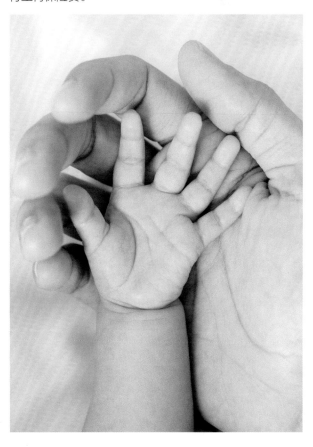

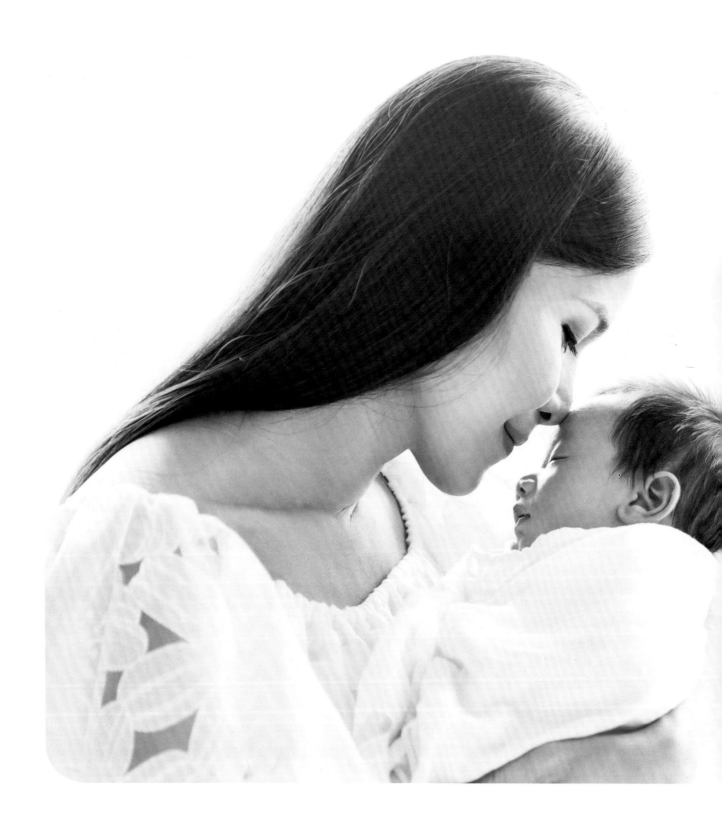

孕 10 月
终于等到这一天

孕 10 月，终于快到胎儿出生的那一天了。

漫漫孕期终于熬到头，

孕妇再也不用承受大腹便便的各种不适，

新生命就要降临了！

一些孕妇一想到分娩的疼痛与危险，

期盼的心理不免又添了一丝忐忑。

但无论如何，

孕期的辛酸就要结束了。

第 253 天　练习健身球助分娩

临近分娩，孕妇应抓住一切能让自己顺产的机会多锻炼。健身球锻炼是被公认的副作用小、效果显著的"顺产助手"，让分娩变得更容易、轻松。

健身球是怎样助分娩的

分娩时，孕妇要用到盆底肌、产道、会阴等肌群，需要这些肌群韧性、耐力、弹性发挥积极作用。健身球可以承受几百千克的重量，孕妇坐在上面就像浮在水面上一样，不仅能大大减轻下肢的压力，更重要的是能锻炼骨盆底肌肉韧带，帮助分娩。可以说是渴望顺产的孕妇产前必练项目。

另外，在规律宫缩的间歇，孕妇坐在健身球上，还能缓解会阴神经痛，减轻产痛的痛苦。

几种健身球操

练习健身球有很多方法，这里介绍几种有助于分娩的健身球操。

扶球蹲：孕妇站在地上，双手扶着前面的健身球半蹲下来；将球向前滚，使手臂和上身向前拉伸；然后吸气，重新伸直膝盖，将球滚回来。此动作重复 8 次。

侧平衡：孕妇将球放在自己右边，右臀靠在球边，右前臂靠在球上；然后两腿伸直，找到平衡点，再慢慢抬起左腿；左手臂向上伸直，静止，呼吸 4 ~ 6 下。然后换左边做一次。

坐球轻摇臀：孕妇坐在球上，掌心合拢在胸前，吸气，慢慢把双臂举过头顶；然后上身带动手臂慢慢向前倾，轻轻摇摆臀部，慢慢呼吸，持续时间为约 3 分钟。

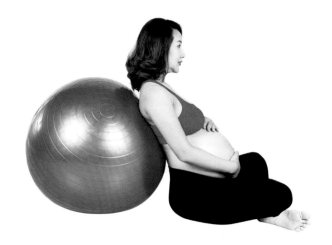

爱心提醒

● 锻炼时要注意配合呼吸节奏。一般在做一个动作时先吸气，结束一个动作时要呼气。

● 孕妇在家做健身球锻炼时，要注意安全，旁边需要有人帮忙维持身体平衡。

● 患有泌尿系统疾病、妊娠高血压或有过多次流产史的孕妇，不适合做健身球锻炼。

第 254 天　了解自然分娩的好处

虽然孕妇需要忍受自然分娩的疼痛，但这种分娩方式却能给孕妇和胎儿带来诸多好处。

自然分娩对孕妇的好处

自然分娩可为孕妇带来以下好处：

第一，自然分娩是指胎儿通过产道娩出的过程，这种分娩方式不会给母体子宫造成损害，也不会在腹部留下疤痕。

第二，自然分娩所带来的风险小，不会产生麻醉意外，也不会导致肠粘连等病症，不会影响再次怀孕。

第三，产后不易出现感染、大出血等并发症，产妇产后恢复较快。

第四，在自然分娩的过程中，产妇会分泌一种叫催产素的激素，这种激素具有促进分娩、促进乳汁分泌的作用，可以增加母乳喂养的成功率，还能促进母婴关系的建立。

自然分娩对胎儿的好处

自然分娩可对胎儿带来以下好处：

第一，胎儿在通过产道时，会获得一种叫免疫球蛋白的物质，这种物质可增强其抵抗力。

第二，自然分娩不使用麻醉剂，不会对胎儿的神经造成损害。

第三，胎儿经过产道时，身体各方面功能得到锻炼，能促进其触觉、味觉、痛觉等发展。

第四，胎儿的胸廓会随子宫收缩而进行有节律的收缩，这样可促使胎儿肺部的肺泡扩张，增加肺表面的活性物质，有利于胎儿肺部成熟，尽快进行自主呼吸。

第五，胎儿在自然分娩过程中，经过子宫收缩和产道挤压，呼吸道内的羊水和黏液被挤出体外，这样胎儿不易患湿肺、吸入性肺炎等肺部疾病。

第六，胎儿头部经过产道挤压血液充足，有助于促进其智力发育。

第七，经过产道的挤压，胎儿有机会得到触觉和本体感觉的学习，神经系统、感觉系统得到发展，有利于身体各方面的协调。

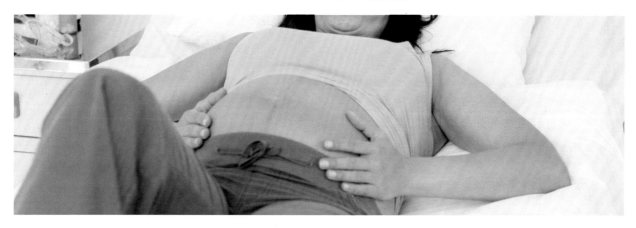

第 255 天　了解剖宫产

剖宫产是指从产妇腹部切开子宫，取出胎儿的手术，是产科领域的重要手术，目前已经成为解决难产和某些产科合并症以及挽救产妇、新生儿的有效手段。我国是剖宫产率最高的国家之一。

剖宫产的方法

剖宫产的刀口分为横切和纵切，这两种切口各有优劣。横切一般对麻醉的效果要求较高，但伤口小，手术后恢复较快。纵切可迅速取出胎儿，但伤口较大，产后伤口愈合较慢。

剖宫产对准妈妈的影响

剖宫产会对准妈妈产生以下影响：

第一，产妇会留下瘢痕，再次怀孕后，容易造成子宫破裂。

第二，产妇容易出现大出血，手术后还容易形成血栓。

第三，产妇在手术过程中容易出现子宫损伤或其他器官损伤等情况。

第四，产妇再次怀孕后，前置胎盘和子宫破裂的概率要高于自然分娩的孕妇。

第五，产妇手术后身体恢复较慢，并且容易出现盆腔内组织粘连、腹腔感染等并发症。

第六，产妇产后容易患泌尿生殖系统疾病，并且再次怀孕时，宫外孕的概率提高。

剖宫产对新生儿的影响

剖宫产会对新生儿产生以下影响：

第一，通过剖宫产的新生儿没有经过正常的产道挤压，不利于胎儿正常呼吸的建立，容易导致其呼吸系统功能异常，进而引发肺部疾病。

第二，剖宫产新生儿的弱视发生率较高。

第三，剖宫产新生儿的身体抵抗力较弱。

适合剖宫产的准妈妈

准妈妈如果出现以下情况，需要做剖宫产：

◎ 产道发育异常，如出现骨盆狭小等情况。

◎ 患有高血压、糖尿病、心脏病等重度妊娠合并症。

◎ 产前发生严重的出血状况。

◎ 宫缩无力，在使用催产素后仍然无效。

◎ 自然分娩的产程出现活跃期停滞。

◎ 胎儿过大、胎位不正或胎儿出现缺氧等症状。

另外，如果准妈妈第一次怀孕且年龄超过 35 岁，一般要接受剖宫产，但年龄不是绝对指标，还是要根据产妇身体状况和胎儿情况而定。

爱心提醒

尽管剖宫产有很多不足，但在一些特殊情况下，如一些绝对不可能从阴道分娩的产妇进行剖宫产手术，可以及时挽救母婴的性命。产妇如果有其他疾病，如子宫肌瘤等，可以在手术时顺便切除。但凡事有利就有弊，剖宫产只是解决难产和母婴并发症的一种手段，终究不是一种理想和完美的分娩方式，在没有达到剖宫产指标时，应尽量选择顺产。

第 256 天　了解无痛分娩

无痛分娩是指采用麻醉或其他方法减轻产妇疼痛的分娩方式，这样能减少产妇的恐惧感，减轻其疲劳感，使其不再经历疼痛的折磨，是　种相对人性化的分娩方式。

镇痛方式

椎管内阻滞镇痛：当宫口开至 3 ～ 4 厘米时，将麻醉药注入产妇腰部的蛛网膜下腔或硬膜外腔，可进行不间断注射，维持到分娩结束。

笑气镇痛：这是一种吸入性麻醉剂，将一氧化二氮按一定比例与氧气混合，然后产妇吸入，数十秒后就能产生镇痛作用，但数分钟后就会消失。这种方式对呼吸系统、内循环系统无明显抑制作用，也不会对产妇和胎儿产生明显影响。

无痛分娩的优势

安全性较高：椎管内阻滞镇痛方式使用的麻醉药浓度较小，相当于剖宫产的 1/5 ～ 1/10，进入母体血液或胎盘的概率很小，对胎儿的影响可忽略不计。

使用方便：无痛分娩不仅麻醉药浓度较低，不影响孕妇的运动功能，而且药管固定在腰部，也不影响孕妇活动，非常方便。

操作简单：无痛分娩无须到专门的手术室进行，在产房中即可完成。

药效持久：无痛分娩给药一次，可维持约 1.5 个小时，可持续给药，直至分娩结束。

意识清醒：产妇能够清醒地配合分娩。

不适合无痛分娩的准妈妈

准妈妈有下列情况之一，不适合采用无痛分娩：

◎ 有产前出血的情况。

◎ 先天性心脏功能不全或患有心脏病。

◎ 患有低血压、败血症或凝血功能障碍。

◎ 腰背部皮肤感染，无法进行注射。

◎ 患有腰伤或神经系统疾病，或者脊柱畸形。

◎ 出现持续性宫缩无力，即使静脉滴注催产素也不会产生作用。

◎ 出现胎位不正、胎盘前置、羊水异常、产道异常等情况。

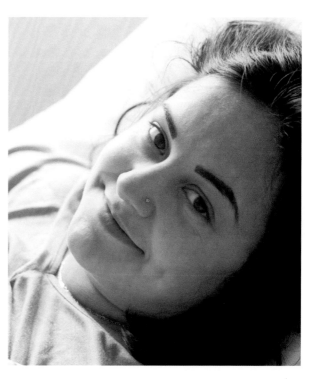

第 257 天　决定分娩方式

十月怀胎，一朝分娩。分娩方式的选择不仅关系到胎儿的安全。也关系到孕妇自身的安全，不合适的分娩方式可能会引发严重的后遗症。孕妇要根据自身条件，选择最适合自己的分娩方式。

选择分娩方式是女性的权利

在分娩方式上，现代女性有了很大的选择权利，自然分娩、剖宫产、无痛分娩、导乐分娩，甚至还有水中分娩，各种分娩方式各有利弊。孕妇应当选择最安全的分娩方式。

我国《母婴保健法》明确规定，孕妇有选择分娩方式的权利。长辈和丈夫无权决定孕妇的分娩方式。世界卫生组织也提出"减少干预，回归自然"的爱母行动，鼓励孕妇选择更人性化的生产方式。

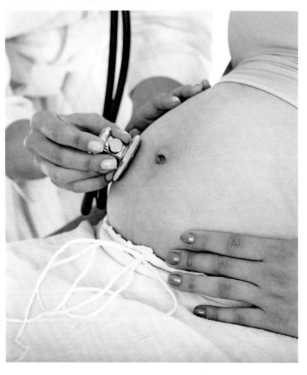

决定分娩方式的因素

一般孕 34 周左右产检时，医生会对孕妇进行骨盆检查，包括阴道内诊、测量中骨盆和骨盆出口的径线；到孕 37 周会再检查一次。这个时候，就可以确定分娩方式了。

在决定分娩方式时，医生会根据胎儿的胎位、胎儿的大小、骨盆是否正常等因素综合考虑。如果一切指数均正常，医生一般建议选择恢复最快的自然分娩。

自然分娩是经过医学证实的人类最基本、最安全的分娩方式，产妇因难产、大出血等死亡的发生率已随着现代医疗水平的提高明显降低。

不要轻易选择剖宫产

世界卫生组织规定的剖宫产率为 15% ~ 20%，我国这一数据已经超过世界卫生组织设置的 15% 安全警戒线的 2 倍多，且有逐年上升的趋势。

导致我国剖宫产率居高不下，有两大原因。一是产妇或家属本身的意愿，有些产妇担心自然分娩时间太长，分娩过程太痛苦，或者仅仅为了给胎儿的出生选择一个"良辰吉日"而选择剖宫产；二是医院的原因，虽然分娩方式的决定权在于产妇本身，但因为种种原因，有些医生的引导性意见会对产妇的判断起决定性作用。

剖宫产只是解决难产和母婴并发症的一种手术，对孕妇有一定程度的伤害。孕妇要从安全健康角度出发，首先考虑自然分娩，只有不符合自然分娩的医学指征时，再考虑其他分娩方式。

第 258 天 准备好入院待产包

临产前，孕妇要为自己和胎儿准备待产包，包括准妈妈用品、宝宝用品以及其他一些物品等。

准妈妈用品

物品名称	数量
外套	1~2件
开襟睡衣	1~2套
软底带跟棉拖鞋	1双
哺乳文胸	2~3件
防溢乳垫	1盒
棉内裤（或一次性内裤）	3~4条
吸奶器	1个
洗漱用品	1套
毛巾	3条
护肤品	1套
餐具	1套
带吸管的杯子	1个
卫生纸	1提
产妇卫生巾	1包
湿纸巾	1包
营养品	适量

宝宝用品

（详见本书第 257 页"列出宝宝物品清单"）

其他物品

孕妇还需准备其他物品：

入院证件：包括身份证、医保卡、母婴健康手册等。

现金和银行卡：最好能提前打听清楚医院的支付方式。

笔和笔记本：随时记录自己的宫缩时间、阵痛频率等。

照相机或摄像机：随时记录下准妈妈和宝宝的生活点滴。

整理方法

为了提高待产包的使用效率，孕妇可采用更合理的方法整理物品。

可按使用时间整理物品。孕妇将使用的物品按入院、分娩、住院、出院的时间整理，把它们分别放进不同的袋子里，以方便使用。

也可按使用功能整理物品。孕妇将具不同使用功能的物品放在不同的袋子里，便于快速找到。

另外，可将贵重物品单独存放。

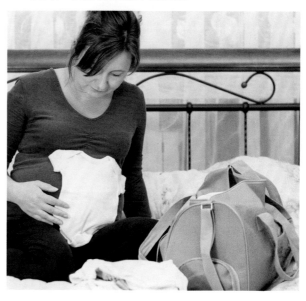

第 259 天　帮助孕妇建立分娩信心

孕晚期，准爸爸的角色对孕妇更为重要，一方面，他的呵护可以给孕妇带来精神上的安慰，帮助孕妇克服紧张心理；另一方面，在分娩时还能帮助孕妇顺利分娩。

陪孕妇一起上产前培训班

产前培训班是为了学习分娩知识，准爸爸的陪伴一方面可以了解孕妇的痛苦，给予孕妇更多精神支持；另一方面可以学习到孕产知识，在分娩时帮助减轻孕妇的痛苦，让其顺利完成分娩。

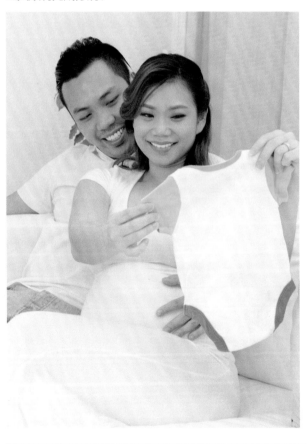

用话语鼓励孕妇

准爸爸是孕妇的精神支柱，临产前应多用温柔的话语鼓励、安慰孕妇，帮助孕妇建立顺利生产的信心。

同时，准爸爸还要多渠道、多方位地学习孕产知识，将科学的、实用的生育知识告诉孕妇。也可以向有分娩经验的人请教，并经常向孕妇传达正面消息，不要将某某生孩子时痛得死去活来之类的负面消息传达给孕妇。

与孕妇一起想象美好的未来

准爸爸可以跟孕妇一起想象将来宝宝出生后的情景，宝宝如何可爱、聪慧，你们的生活将会如何精彩。或者将为宝宝准备的衣服、玩具等摆出来给孕妇看，一起感受宝宝即将到来的喜悦。

没事的时候，准爸爸还可以陪孕妇一起参观参观产房、婴儿房、待产室，与医务人员建立起融洽的关系。这些可以减轻孕妇生产时的陌生感和紧张情绪，增强对医务人员的信任感，促进分娩。

为孕妇多做按摩

孕晚期，孕妇全身各个部位会有不同程度的疼痛、疲惫，准爸爸要适当给孕妇按摩，使孕妇在放松身心的同时得到精神上的抚慰，减轻临产前的身心不适。

总之，准爸爸要给予孕妇最大的帮助，尽最大可能减轻孕妇的辛苦与紧张，与她一起以幸福喜悦的心情迎接宝宝的到来。

第260天 提前想好胎盘的处理

胎盘是胚膜和母体子宫内膜联合长成的、负责母婴间营养交换的器官，分娩之后该器官失去作用。胎盘还是一味中药，名叫"紫河车"，有补肾益精、益气养血的功效。

现代医学已经证实，胎盘含蛋白质、糖、钙、维生素、免疫因子、类固醇激素、促性腺激素、促肾上腺皮质激素等物质，营养价值很高。分娩之前，准父母要想好胎盘以后怎样处理。

通常，胎盘可以这样处理：

请医院代为处理

胎盘娩出之后，直接交由医院处理。医院会消毒处理后当作医疗废物丢掉。这也是大多数准父母对胎盘的处理方式。

深埋

可以找合适的地方种一棵小树，将胎盘埋在树下，胎盘会化作养料滋养着小树。小树和宝宝一起长大，这是一件有意义的事。

注意要将胎盘埋得深一些，避免胎盘在腐化过程中散发异味。

当补品吃掉

生完宝宝后，有些老年人会将胎盘当作"保健品之王"留下，主张产妇或其他家人吃掉。尽管这种方式很多人难以接受，但民间仍然有这个习俗。

加工储藏

可以将胎盘加工成粉末状、膏状或油状，放在特制的瓶子或盒子里，当作孕期回忆的一部分。

其他

还有的人将胎盘加工后放在乳液中当作护肤品使用。

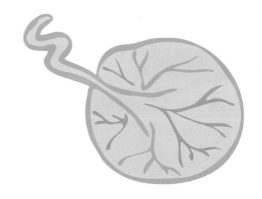

注意事项

● 胎盘的娩出必须经过产道（剖宫产除外），这个过程中容易受到细菌污染，若不经严格消毒，可能不宜使用，最好将胎盘交由医院进行正规消毒处理。

● 孕妇若患有疾病，胎盘内很可能存在大量致病因子，这样的胎盘最好丢掉，以防传播疾病。

第261天 了解高危产妇待产注意事项

高危产妇比普通产妇更容易在分娩过程中出现意外，因此，高危产妇在待产期间需要接受重点监护。家人要更细致地护理，并密切关注产妇情况，及时与医生进行沟通、配合。

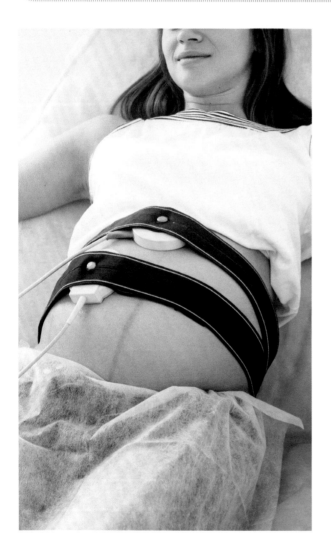

什么情况属于高危产妇

具有以下高危因素的产妇，都属于高危产妇：

◎ 患有高血压、糖尿病、心脏病、肾炎等疾病。

◎ 有骨盆狭窄、胎盘前置、胎盘早剥等异常妊娠情况。

◎ 初产年龄超过35岁。

◎ 体重小于45千克或大于85千克。

◎ 有死胎、死产等不良生育史。

◎ 胎儿出现发育迟缓、体型过大、胎位不正、脐带绕颈、过期妊娠等状况。

高危产妇要提早入院

因为高危产妇身体状况的变化充满了不确定性，待产过程中，非常容易出现意外，高危产妇可根据医生的建议确定入院时间。提前入院可将孕妇置于医院的监护之下，如果出现意外，医生可及时采取措施，进行诊治，从而降低分娩的危险性。

每周做一次宫内监测

孕晚期，高危孕妇每周都需要做一次宫内监测，医生再根据监测结果，确定是否需要做胎儿监护。

在监测过程中，如果监测20分钟，胎儿出现3次胎动，那说明胎儿良好。如果监测10分钟，胎儿出现3次胎动，那就只需做10分钟即可。如果孕妇在监测时，正好遇到胎儿睡觉，那就要等胎儿睡醒之后再做监测。不过，这时就需要做40分钟的监测了。

第 262 天 关注待产中的突发情况

只要到医院待产就能保证孕妇的安全，这种想法是不可取的。即使有医生的监护，也可能发生突发情况。这时，孕妇一定要保持冷静，积极配合医生的治疗。

孕妇在待产中可能发生如下突发情况，需要进行及时处理：

胎儿窘迫

胎儿在宫内有缺氧征兆，危及胎儿健康和生命，称为胎儿窘迫。胎儿窘迫是一种比较容易发生的突发情况，常表现为胎心频率下降。一般孕妇可通过吸氧、静脉滴注来缓解。如果仍然未得到缓解，那医生会建议孕妇及时采取剖宫产将胎儿取出。

胎头与骨盆不相称

孕妇在待产过程中可能会出现胎头与骨盆不相称的问题。一种表现为胎头过大，导致胎儿无法下降到骨盆；另一种表现为骨盆过于狭窄，导致子宫颈无法完全张开。如果出现以上两种情况，孕妇就必须依靠剖宫产来取出胎儿，否则可能出现难产。

胎盘早剥

在胎儿娩出前，原本处于正常位置的胎盘部分或全部从子宫壁剥离，称为胎盘早剥，主要表现为：孕妇阵痛变为持续性腹痛，阴道出血量增加。如果出现胎盘早剥，孕妇要马上进行剖宫产，否则会威胁到母子安全。

脐带脱出

孕妇如果破水后姿势不当，脐带很容易脱出，这样胎头压迫脐带，导致脐带不能向胎儿输送养分和氧气，使胎儿处于窒息的危险之中，就必须马上进行剖宫产。

麻醉意外

孕妇如果选择无痛分娩或剖宫产，一定要选择口碑好、技术好的正规医院，降低麻醉意外发生的概率。

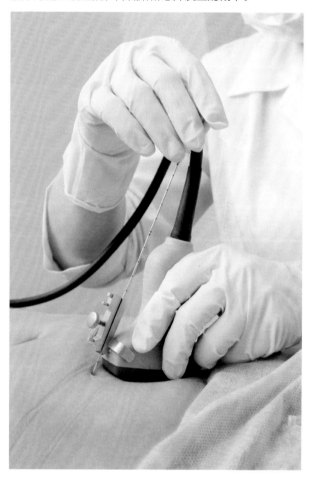

第 263 天 想好脐带血的处理

脐带血是胎儿娩出、脐带结扎后残留在胎盘和脐带中的血液，可用于重建人体造血系统和免疫系统，从而治疗多种疾病。

脐带血的作用

脐带血中含有大量的造血干细胞。造血干细胞是"生命的起源"，可以自我更新和高度增殖，分化成各类成熟血细胞，如血液细胞、神经细胞、骨骼细胞等多种细胞。脐带血因此可用于人体造血干细胞移植，进而重建人体的造血和免疫系统。脐带血现已被广泛应用于临床，用于治疗白血病等多种疾病。

储存脐带血的意义

脐带血可以用来治疗各种类型的白血病、再生障碍性贫血、淋巴瘤、多发性骨髓瘤等多种疾病，还可以做基因移植。脐带血取用方便，不会对人体造成损害。如果有条件，可将新生儿的脐带血进行储存，以备不时之需。

保存脐带血的必要性

脐带血虽然有治疗疾病的作用，但它有保存的必要吗？需要仔细考虑以下问题：

第一，白血病、再生障碍性贫血、淋巴瘤、骨髓瘤等疾病的发病率为万分之几，而真正需要做移植手术的为十万分之一，并且也不是所有的疾病都可以进行脐带血移植。

第二，脐带血只对治疗后天性疾病有用，而不能用来治疗遗传性疾病。

第三，脐带血只能满足 10 岁以下儿童的治疗需要。

第四，长期保存的脐带血是否还能维持最初的活性，目前还不得而知。

因此，是否需要保存脐带血，准父母可根据自身情况来进行理性判断。如果条件允许，脐带血这种可能一生仅有一次的机会最好抓住。孕育二胎时，母亲身体状况不佳而担心二胎孩子日后出现健康问题的情况，就更应重视脐带血的处理。

脐带血的采集

脐带血一般使用含有抗凝剂的密封式血袋进行采集，由专业的医护人员进行采集，在胎儿出生后进行，不需要麻醉，不会对产妇和宝宝产生任何副作用。

脐带血的储存过程

第一步，提前联系脐带血保存机构。

第二步，对新生儿进行全面身体检查，做出健康评估。如果新生儿身体各项指标合格，需签订《脐带血造血干细胞储存协议书》，然后领取脐带血相关采集器具。

第三步，分娩前，将脐带血采集器具交给医生，请医生采集，并填写采集表。

第四步，分娩后，立即通知脐带血血库，保证 24 个小时之内将脐带血送到脐带血库。

第五步，脐带血经过检测后，符合储存标准，可入库储存。

第六步，准父母在 60 个工作日内，将会收到《脐带血检测报告书》。

第 264 天　了解导乐分娩

调查显示，98% 的产妇在分娩时有焦虑、恐惧等不良情绪，家属的陪产可以在一定程度上减轻这种情绪，但有时候，家属的焦虑、恐惧尤甚于产妇。旨在减轻产妇分娩痛苦、对分娩进行积极诱导的导乐分娩应运而生。

什么是导乐

导乐，又被称为分娩支持专家，由具有生育经验和助产经验的女性担任。多数从优秀助产士中选出，主要帮助孕妇顺利分娩，可在分娩时为产妇做心理疏导，也可在产后帮助产妇进行伤口修补，并指导产妇进行科学育儿。

导乐需要具备以下条件：

◎ 必须是有生育经历和助产经验的女性。

◎ 必须具有良好的心理素质。

◎ 性格开朗，有爱心，有责任心。

◎ 善于与人交流，给人以亲切感，能与产妇建立起融洽的人际关系。

◎ 具有帮助孕妇渡过难关的能力。

导乐的作用

第一，给予产妇心理疏导和情感支持，缓解或去除其紧张、恐惧等不良情绪，增强其分娩信心。

第二，降低产妇分娩时的疼痛，减轻分娩痛苦，使产妇较为舒服地度过整个产程。

第三，帮助家属认清自己的角色和作用，使产妇获得亲情支持。

第四，给予产妇建立更合理的膳食营养指导，使得产妇拥有充沛的产力应对分娩。

导乐分娩的特点

产妇更舒适、更安全：在整个生产过程中，产妇可以向导乐寻求任何生理上的帮助，如怎样活动更舒服、怎样饮食更利于分娩、怎样屏气有助于促进宫缩等。导乐会利用自己丰富的专业知识为产妇提供技术上的指导和心理上的疏导，帮助产妇树立分娩信心，缩短产程，让其更好地进行生产。

产妇和婴儿更健康：国内外研究表明，导乐分娩可使产程缩短 25%，催产素滴注减少 40%，镇痛药应用减少 30%。这使得产后产妇恢复更快，患产后抑郁的概率较小，产妇有更多精力照顾新生儿，新生儿发病率减少，母婴更健康。

总而言之，导乐分娩会使产妇分娩更容易、过程更舒适、母婴更健康，因此受到越来越多的产妇和家属的欢迎。

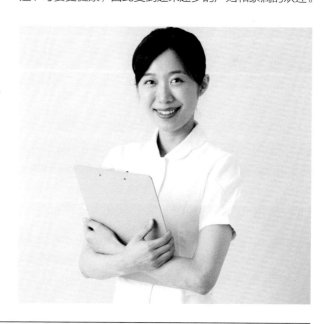

第 265 天　提前掌握一些分娩技巧

随着分娩日期的临近，孕妇难免会出现情绪紧张的情况。正确认识分娩、掌握一些分娩的技巧，能极大地缓解恐惧、紧张的情绪，保证分娩的顺利进行。

分散注意力

孕妇在待产过程中，家人最好能陪伴在身边。家人可在助产士的指导下，与孕妇聊聊天，分享一些孕妇感兴趣的话题；也可以由助产士对孕妇讲解一下分娩过程，使她掌握更多的分娩知识，将孕妇的注意力从身体的不适转移到其他方面，从而降低对宫缩的感受力，可有效缓解分娩过程中身体的不适感。

调节呼吸频率

人在精神紧张或压力较大时会加快呼吸频率，如果转移注意力的方法无法缓解不适感，孕妇可通过调整呼吸频率的方法来减轻分娩压力，缓解疼痛，增强自我控制意识。

孕妇可采用较慢的胸式呼吸，将呼吸频率调整为正常呼吸的二分之一，然后随着宫缩频率的增加，再调整为浅呼吸，呼吸频率为呼吸的 2 倍。

放松训练

孕妇还可学习一些放松技巧。孕妇的家人或助产士可多对孕妇说一些鼓励的话，细心讲解分娩情况，并轻轻抚摸孕妇易紧张的部位。如果有条件，还可以放一些轻松、舒缓的音乐。当宫口全开，准备分娩时，孕妇要随时调整自己的心理和体力，根据医生的指导，积极配合，正确用力，这样可以节省体力，缩短产程。

多活动，多走动

孕妇临产前要多活动，如站立、跪立，多走动，这样可以促进血液循环，使更多的血液流到子宫，促进宫缩，从而缩短产程，加快胎儿的娩出。站立或走动时，还会使胎儿在重力的作用下对宫颈产生更大的压力，加速宫颈扩张，使宫缩更有力。

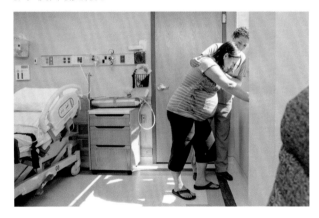

爱心提醒

孕妇一旦出现临产征兆，如宫缩、见红、破水等，不要紧张，立即入院待产，回想之前练习的分娩技巧，并将其运用到分娩实践中。

第266天 提前了解产程

产程是指产妇自然生产分娩的全过程，从规律性子宫收缩开始算起，到胎儿胎盘娩出为止，可分为子宫颈全开、胎儿娩出、胎盘娩出三个阶段。

第一产程：宫颈全开

第一产程是从宫缩开始到宫口开全（10厘米）这段时间。一般来说，初产妇子宫颈全开需要8～14个小时，经产妇则需要6～8个小时，这个过程伴随着阵痛。

第一产程是整个分娩过程中经历时间最长的一个过程，宫缩开始时即使产妇还没有走到医院也不必担心。宫缩最初是不规律的，如果产妇出现了规律性宫缩，如每10分钟左右一次阵痛，就可以赶往医院待产了。

第一产程开始后，产妇的子宫颈慢慢张开，羊水破裂，产道变软。子宫颈在开至1～3厘米时，子宫颈扩张速度较慢，通常子宫颈开至1厘米时，会暂时停止一段时间。此时产妇可吃点东西、喝点水，补充一下体力。等到子宫颈开至3厘米时，产妇会感觉到剧痛，要坚持下去，有些产妇就是此时受不了疼痛而选择剖宫产。

宫缩的频率会随产程的推进变得越来越密集，疼痛也会越来越剧烈。直到宫口开至10厘米，胎儿头部能通过，即进入第二产程。

第二产程：胎儿娩出

第二产程是从宫口开全开始到胎儿娩出这段时间。一般来说，初产妇需要30分钟至2个小时，而经产妇则时间更短即可完成。

第二产程开始后，子宫颈全开，胎头开始慢慢下降，压迫骨盆，产妇会有排便的感觉出现，这时就要准备上产台了。此时产妇要与医生进行密切配合，根据医生的指导调整呼吸和用力。由于这一阶段体力消耗过大，产妇应尽量保持头脑清醒，直到将胎儿娩出。

第三产程：胎盘娩出

第三产程是从胎儿娩出到胎盘排出的这段时间。这一阶段，初产妇与经产妇相似，一般需要10～15分钟，最多不会超过30分钟。

胎儿娩出后，宫缩会出现约10分钟的暂时停止，然后慢慢娩出胎盘。如果胎儿娩出30分钟后胎盘仍然不排出来，就需要医生手术取出。至此，整个分娩顺利完成。

分娩阶段

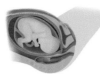 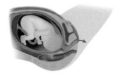 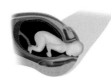 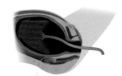

| 待产 | 宫颈扩张 | 宫颈全开 | 胎儿娩出 | 胎盘娩出 |

第 267 天　缓解产痛

> 产痛是在分娩过程中子宫肌肉组织挛缩时产妇所感受到的疼痛,令人很难忍受,有些产妇甚至觉得"痛不欲生"。临床上有很多缓解产痛的方法。

改变分娩姿势

站立式分娩的疼痛感小一些。产妇可以在子宫收缩间歇分开脚站立,将双臂伸直压倒在墙壁上,将所有的负重都压在墙壁上,这样有助于胎儿的降落。也可以双臂环抱住陪护者的颈部,身体斜靠在其身上;陪护者可以双手环绕产妇腰部,对其背部进行按摩,放松产妇的身心。在站立式分娩的时候,产妇要多走动,或晃动身体。

如果疼痛得直不起身体,产妇还可采取直坐的姿势。产妇可在宫缩间歇直坐在产床上,后背垫一个靠垫或枕头,

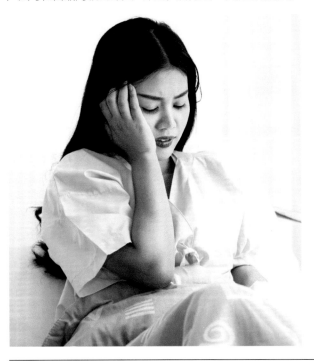

双腿自然屈起,双手放松,放在膝盖上。这个姿势可以放松腹部和腰部,便于胎儿的头部推进到子宫颈,使宫缩更有效。

在第一产程快结束的时候,产妇可以采取蹲坐的姿势分娩。陪护者站在产床两旁,产妇将双臂搭靠在陪护者颈肩处,蹲坐在产床上。这种依靠别人支撑的姿势能让产妇舒服一些,胎儿的重力能促进骨盆的扩张,有助于缩短产程。

放松分娩

不同产妇对产痛的体验不一样,与精神因素有一定关系。产妇分娩前的不良情绪,如恐惧、紧张、焦虑,会引起一系列神经内分泌反应,使疼痛感加剧。所以放松精神也是缓解产痛的一种方法,有些医院会通过音乐、穴位按摩等方式安抚产妇的情绪,缓解其产痛。

陪产协助

分娩时,准爸爸的陪伴协助,或导乐的帮助,可以在产妇疼痛难忍的时候起到稳定其情绪的作用,减轻产痛。

药物干预

有些产妇分娩时特别焦虑,尤其是初产妇,分娩时很难松弛肌肉,影响产程,此时医生会进行药物干预。

临床多在做分娩第一阶段用杜冷丁注射在产妇一侧的臀部或大腿,产妇会产生困倦感,疼痛感减轻。此药可持续 2 ~ 3 个小时,娩出胎儿后,产妇的困倦感消失。

此外,还有硬膜外麻醉止痛法,即无痛分娩法。这种方法会使产妇的下半身神经暂时处于无痛感,但一般会延长产妇完全娩出胎儿的时间。

第 268 天　了解分娩前兆

离预产期越来越近，眼看胎儿就要"瓜熟蒂落"，准父母都会有些兴奋。但究竟是哪一天，却无法预料，等待的日子令人着急。如果熟知临产征兆，做好准备，就不用着急，耐心等待最后时刻的到来。

宫缩增多

在最后几周，将手放在孕妇腹部，能感到腹部在不时地变硬，这就是宫缩。宫缩是临产的一个重要特征，刚开始不太明显，如果能感到宫缩越来越频繁、越来越强烈，表明孕妇的宫颈成熟了，已经准备好进入临产状态。

排出宫颈黏液栓，或见红

随着分娩日期的来临，孕妇的子宫颈开始扩张，可能会排出一种少而稠厚的黏液，这就是宫颈黏液栓，这些黏液有时候可能带棕色、粉红色或红色，俗称"见红"。这些黏液在过去的 9 个月中起着密封子宫颈管的作用，它的排出意味着胎儿快要出生了，但也许还要等几天，医生也许会建议产妇回家耐心等候。

阵痛

临近生产，子宫会开始收缩，将胎儿向产道方向挤压，孕妇会感到阵痛。这时不要急着去医院，先记录一下阵痛的间隔时间。如果间隔很长，没有规律，说明距离分娩还有一段时间。如果阵痛达到每 10 分钟一次，可以准备入院待产了。

破水

临近预产期，如果孕妇感到一股温热的液体从阴道里流出，这就是破水了，是包裹着胎儿的羊膜腔自然破裂。破水可作为临产的最强烈信号，胎儿没有羊水的保护，容易发生缺氧，受细菌感染的可能性会增加。所以一旦发生破水，无论是少量渗出还是大量涌出，孕妇都要立即前往医院。

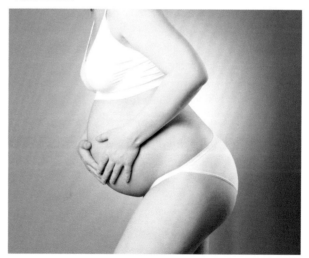

破水后怎么办？

一旦发生破水，无论孕妇在何处、做何事，都应该立即平躺，并将枕头或垫子放在臀下，使臀部高于头部，然后立即打电话叫救护车。在去医院的途中，也要保持平躺的姿势，以免脐带脱垂。

第 269 天　了解临产征兆

临产的日子越逼近，孕妇越容易紧张，一边满心欢喜地期盼，一边又是恐惧，这样的日子非常难熬。没有见红，没有破水，没有阵痛，什么时候才能解脱呢？仔细体会，下面这些现象也是临产征兆。

呼吸顺畅，食欲增加

临产前 1～2 周，胎儿头部会下降到骨盆，子宫底部也随之降低，此时孕妇会感到上腹部比较轻松，那种向上顶的压迫感消失了，呼吸变得畅快起来，胃部的不适感减轻，食欲也增加了。

腰部越来越酸

胎头下降会使骨盆压力增加，孕妇会出现下腹坠胀、腰酸、走路不方便、肚子发硬等现象，且腹坠腰酸的感觉越来越强烈。

便意增加

胎头下降到骨盆，压迫膀胱、直肠，孕妇下腹常有胀满感，便意增加，出现尿频的现象。而且排尿次数会越来越频繁，有时还有排尿困难或者小便之后仍有尿意的感觉。有的孕妇排便之后也难有舒畅痛快之感。

胎动减少

临产前，胎头下降至骨盆，胎儿身体固定下来，活动受限，这样会大大减少胎动次数。

分泌物增多

临产前，孕妇的阴道分泌物增多，这是为了软化子宫颈管，使胎儿顺利通过产道。

体重不再增加

有的孕妇在临产前，体重不再增加，甚至出现减轻的现象，这说明胎儿发育成熟，快要出生了。

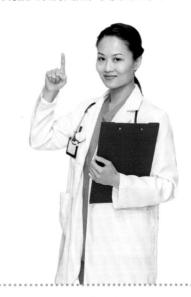

产兆与临产

产兆，即分娩前的征兆，如胎动减少、见红、阵痛等。见红、破水以及阵痛，被认为是真正进入产程的产兆。

临产是分娩的开始，重要标志是有规律且逐渐增强的子宫收缩。临产与产兆阵痛的不同在于，疼痛的间隔时间越来越短，持续时间越来越长，痛感越来越强；而产兆的疼痛往往只持续几十秒，不规律，间隔时间长。

第 270 天 辨别真假宫缩

临近分娩，孕妇通常会既期盼又紧张，稍有征兆便以为胎儿要出生了，结果很可能是在"闹乌龙"。因此，仅仅知道分娩前兆还不够，还要具备辨别真假宫缩的能力。

真假临产的区别

区别标准	真宫缩（真临产）	假性宫缩（假临产）
宫缩时间	宫缩有规律，有固定的时间间隔。随着时间的推移，间隔时间越来越短；每次宫缩持续时间变长，可持续 50 ~ 60 秒	假性宫缩时间无规律，可能几分钟出现一次，也可能几个小时才出现一次，时间间隔不会越来越短
宫缩强度	宫缩强度逐渐增加，宫缩频率加快，每隔 3 ~ 5 分钟一次	假性宫缩强度通常比较弱，不会越来越强，持续时间、频率都不会增加
疼痛部位	宫缩部位从后背开始疼痛，逐渐转移至前方乃至全身	假性宫缩部位通常只在前方疼痛
宫缩痛感	会引起腹痛，腹痛一阵紧接一阵，预示着快临产了	痛感不强，没有规律
运动后的反应	走动时宫缩不缓解，反而可能更痛	假性宫缩时改变姿势，如走动、躺下等，宫缩会缓解，一般不难受
其他	宫缩从不舒服的压力到绷紧、拉扯的痛；宫缩发生时通常情况下会见红；初产妇有胎儿下降感，感到上腹部比以前舒适、进食量增多、呼吸轻快	宫缩不伴有见红或黏液增多的情况；触摸时感觉子宫像一个很硬的球；常在夜间出现，清晨消失；孕妇偶有腰酸腹坠，但很快就会过去

为什么会出现假性宫缩

事实上，整个孕期子宫都有宫缩现象，但不会让孕妇产生疼痛感，强度非常弱，也不会引起胎儿流产、早产，这种宫缩因此也叫无效宫缩或者假性宫缩。一般较瘦的孕妇可以感觉到，较胖的孕妇感觉不到。

临产前的假性宫缩和孕妇的活动量有关。一般来说，随着孕周的增加，孕妇的身体负担越来越大，子宫也变得越来越敏感，有时候很微小的刺激就会引起腹部发硬，出现宫缩。但此时孕妇体内的各项激素还未达到分娩的条件，因而形成假性宫缩。

需要马上就医的情况

如出现下列情况，即使是假性宫缩，也要立即就医。

● 孕妇没有宫缩，但羊膜破裂，羊水流出。

● 孕妇阴道出血，而非血样黏液。

● 孕妇感觉胎儿活动减少。

● 孕妇平时没有感觉到宫缩，突然每小时 4 ~ 6 次出现宫缩。

第271天 关注待产时的饮食

待产时，有些孕妇可能会因为身体不适或心理紧张而没有食欲。但分娩时又要消耗大量体力，饮食不足势必会引起身体乏力，或造成分娩时身体虚脱，不利于分娩。因此，待产时也要科学饮食。

多吃易消化的食物

孕妇要多吃一些易消化、渣少的食物，如粥、米汤、小馒头、面条和面包片等，同时注意补充水分，让自己吃好喝好，为分娩储备足够的热量。

适当补充高热量食物

如巧克力、蛋糕等，这类食物含糖量比较高，食用方便，能快速补充体力，是临产前孕妇维持体力的不错选择。尤其是巧克力，体积小，携带方便，更适合临产前食欲不佳的孕妇。

要吃有助产作用的食物

巧克力是常见的助产食物。除此之外，以下几种食物也是临产必备食物。

牛奶：牛奶营养成分相对齐全，营养丰富，不仅可以补充体力，还可以补充水分，有助于产妇恢复体力。

蜂蜜水：孕妇在最后一个月可以每天喝一杯蜂蜜水，除了可以补充营养，还有润滑产道、缩短产程的作用。

运动饮料：运动饮料是根据运动时生理消耗的特点而配制的有针对性补充丢失营养的饮料，有及时补充精力和加速疲劳消除的作用，如红牛。

分娩前适合吃的食物

分娩前，孕妇除了要吃营养价值高的食物，为了便于产后恢复，也要吃一些具有特殊作用的食物。如下表：

食物	作用
香蕉	有通便的作用，可预防产后便秘
橘子	可增加血管弹性，预防产后大出血
山楂	具有散淤活血的作用，有助于促进产后恶露的排出

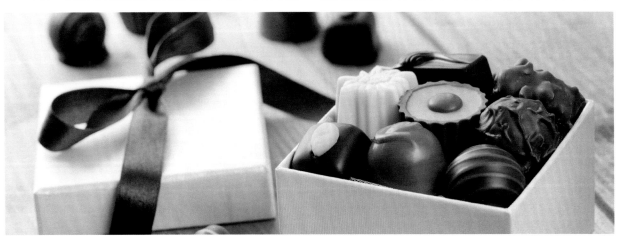

第 272 天　了解产房里会发生什么

产房是产妇分娩的地方，里面有专门负责助产的医生和护士，他们会不定时地对产妇进行问诊、检查，从而判断分娩是否顺利。产房不同于病房，产妇和家属要配合医生、护士的安排，注意一些必要事项。

在产房里会面临什么

产妇进入产房后，医生或护士会来做检查，并询问产妇的感觉，然后判断宫口开了多少。同时会对胎心进行监护，及时了解胎儿在子宫内的情况。

在第一产程，医生或护士会不断地进行类似周期性的检查，判断分娩过程是否顺利。如果宫口打开非常缓慢，或阵痛微弱，医生会根据情况为产妇注射催产素。

在第二产程，胎头露出，医生会根据产妇的情况选择是否进行会阴侧切，此时需要局部麻醉。

在第三产程，医生会帮助产妇按压腹部，帮助胎盘娩出，然后缝合会阴伤口，观察产妇的出血情况。没有问题的话，会将产妇送入病房。

产妇该怎样做

产房是最易令产妇恐惧的场所，这种恐惧多少会让产妇对周围的环境产生抵触，如果不能很好地配合医生，很可能会加重分娩的不适，延长产程，不利于母婴健康。所以，产妇在产房最大的使命是"配合"，不要紧张，不要乱想，不要乱动，最好不要哭喊。

尤其需要注意的是，第一产程时间特别长，产妇一定要配合医生的指导用力和呼吸，不要盲目用力，更不能一味地叫喊。叫喊除了浪费体力，没有任何益处，还会影响产程。在阵痛间歇，可以吃些巧克力储备体力。

产房禁忌事项

忌喧哗、无秩序：产房最好不要有太多家属陪同，否则大家七嘴八舌地讨论，容易对产妇和医生形成干扰，使产妇无法专心分娩。

忌打击产妇：分娩是非常耗费体力的事，如果有人说一些不合时宜的话，会令本已紧张、恐惧的产妇失去分娩信心，延长产程。

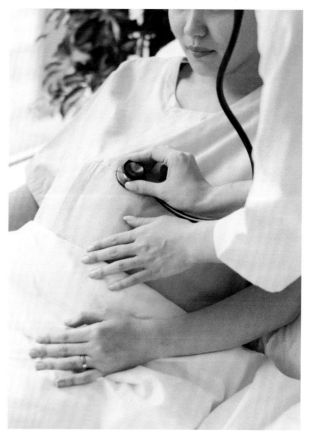

第 273 天　了解分娩时可能会遇到的尴尬

产妇在产房里会遇到很多形象尽失的事：在产床上排便、呕吐、会阴侧切等。了解分娩时可能会遇到的尴尬，可以让准妈妈有个思想准备，明白这些都是很正常的事。

会被脱光

分娩时会被脱光衣服放在产床上，产妇会觉得难为情。但若不脱光衣服，医生的助产工作会受到限制，胎儿就无法顺利娩出。

会被灌肠或大小便失禁

孕期容易便秘，孕妇肠管内经常有粪便堆积，如果不进行灌肠，可能会出现分娩时大小便失禁，将大便和胎儿一起排出来的情况。肠内堆积的粪便还会影响胎头的顺利下降和内旋转，影响产程。所以分娩之前，医生会对产妇进行灌肠，以便清除肠内粪便。

会被剃光阴毛

分娩时除了一丝不挂，还要"一毛"不挂，护士会剃光产妇下体的阴毛。这个过程叫"会阴备皮"，一是为了方便医生对产妇进行会阴伤口的消毒、缝合；二是避免阴毛滋生细菌，感染到胎儿；三是有利于产后会阴的清洁卫生。

可能要做会阴侧切

女性的私处很敏感，当直径约10厘米的胎头娩出时，此处会被撑大，如果用力不当或者胎头过大，胎头经过时可能会撕裂会阴，一旦发生撕裂伤，会在产后留下很多后遗症，还会影响日后的性生活。为了避免会阴撕裂，医生会在必要时对产妇进行会阴侧切术。

可能会大声喊叫

尽管很多人明白分娩时不要喊叫以保存体力，但阵痛来袭，仍然会有很多产妇无法忍受而大喊大叫，素日形象尽失。但这种近乎疯狂的记忆是很多产妇日后并不愿意回忆的。

可能由男医生接生

被脱光衣服放在产床上，这已经够尴尬了，如果接生医生是男医生，产妇会觉得更难为情。产科男医生虽然很多人无法接受，但他们比女医生更有力量，更适合帮助产妇分娩。

可能会被插上导尿管

有些顺产产妇也要张开大腿，让医生往私处插导尿管。因为膀胱在分娩时会受到压迫，功能出现暂时性丧失，不能及时排尿，如果不插尿管，分娩后体内水分就无法排出，会损害产妇健康。

可能会呕吐

在产床上恶心和呕吐是90%的产妇会经历的事，因为动作不方便，有的产妇还会不自觉地将呕吐物咽下去。这是产妇血压过低或突然下降造成的。

除此之外，产妇可能遇到的尴尬还有肛检、放屁、全身发抖等，令人不敢想象。产妇要摆正心态，没有什么难为情，一切只是为了胎儿顺利出生的正常经历而已。

第 274 天 关注分娩当天的食物

孕妇在分娩当天应该选择易消化的高糖类或淀粉类食物，以便快速补充体力，千万不要吃不易消化的、油腻的以及高蛋白的食物。

分娩过程中的饮食

孕妇在分娩过程中为了补充体力，可适当进食。

第一产程需要补充的食物：由于第一产程的时间较长，非常耗费体力，为了确保产妇有足够的体力完成分娩，需要适当补充食物，主要以半流质或软烂的食物为主，如粥类、面条等。

第二产程需补充的食物：进入第二产程后，产妇宫缩变得频繁起来，阵痛也逐渐加剧，这时会消耗大量体力。产妇可在宫缩间隙补充一些果汁、红糖水等，以帮助胎儿娩出。

分娩过后的饮食

由于产妇在分娩过程中体力消耗过大，因此，分娩过后也要补充食物，食物主要以易消化、水分充足为主，坚持稀、软、清淡的饮食原则。产妇可喝一些热牛奶、粥等。牛奶不仅能补充水分，还能起到补钙的作用；粥则对产妇脾胃养护有利。

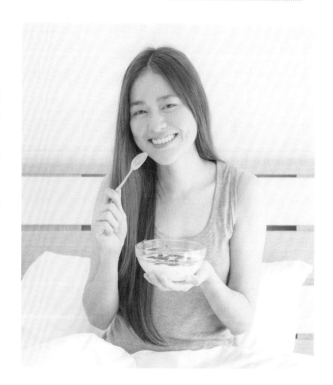

注意事项

民间有产后喝老母鸡汤的习俗，认为既可以给产妇补身子，又能催奶。但事实上，母鸡肉中含有一定量的雌激素，产妇食用后不利于泌乳素发挥泌乳的作用，不利于乳汁的生成，会导致产妇乳汁分泌不足，甚至回奶。因此，家属不宜立刻让产妇食用老母鸡汤。

第 275 天　关注分娩时怎样配合好医生

为了减轻分娩时的不适，促进产程的推进，生出一个健康的宝宝，在分娩时，产妇要放松情绪，好好配合医生，让分娩得以顺利进行。

第一产程

第一产程，宫口慢慢打开，这时孕妇不需要用力，过早用力会造成宫口肿胀、发紧，这样宫口就更不容易打开了。此时孕妇应从以下方面进行配合：

放松精神，保持心情愉悦：每次宫缩做腹式呼吸，吸气可逐渐使腹部鼓起，呼气则使腹部缓慢下降，这样能够减轻阵痛。

注意休息，并可适当运动：宫缩间隙，孕妇要注意休息，节省体力，还可适当做一些简单的运动，这样可促进胎头下降。

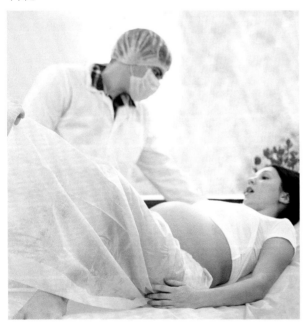

可适当补充营养和水分：吃一些高热量、水分充足的食物，如鸡蛋、粥等。

排空膀胱：膨胀的膀胱会影响胎头下降和子宫收缩，孕妇需要每 2 ～ 4 个小时排尿 1 次。

配合医生的指导用力和呼吸：不要盲目用力，更不能一味地叫喊。在阵痛的间歇，可以吃些高热量、易消化的食物以储备体力。

第二产程

胎头出来之后，产妇要保持清醒，不要因为前面过于辛苦而提不起劲，因为此时正是胎儿用尽力量冲出子宫的关键时刻。要根据医生的指示深呼吸，不要再屏气用力，以免损伤会阴。

第三产程

第三产程，胎儿娩出结束，产妇尽管已经筋疲力尽，最好也不要错过与宝宝进行肌肤接触的机会，这对增进母婴感情是非常有好处的。

然后保持卧床休息，2 个小时之内不要活动。可适当补充些半流质食物，以补充体力。如果这时产妇有排便之感，一定要与医生进行沟通，因为这可能与软产道血肿有关。如果产妇产后出现头晕、胸闷、眼花等症状，也要及时与医生进行沟通，以便及时发现异常。

第 276 天　了解分娩时应怎样用力

一般产程都需要十几个小时，耗时长，每个产妇都要保持足够的体力才能确保分娩的顺利。所以孕妇一定要了解怎样在分娩中正确用力，用力不当不但不能帮助分娩，还会增加分娩风险。

在分娩的不同阶段，用力情况也是不一样的。产妇应提前了解各个产程的用力分配情况以及特殊阶段的用力技巧。

三个产程用力的分配

第一产程：腹式呼吸，不用力。

第二产程：宫缩时屏气，缓慢用力。

第三产程：屏气，用尽全力。

宫口全开的用力技巧

宫口全开时，产妇会阴膨胀。产妇此时不要盲目用力，要等到宫缩开始时深吸一口气，然后像解大便一样用力向下屏气，屏气时间越长越好。这样可以增加腹压，促进宫缩，有助于加快胎儿的娩出。

如果宫口没有开全，产妇即使便意非常强烈，也千万不要用力，也不要屏气使劲，以免分娩后期乏力。

宫缩间歇的用力技巧

宫缩间歇，产妇要安静地休息，保持体力，切忌哭闹喊叫。待宫缩再次出现时，重复屏气用力的动作。

此时如果宫缩和腹压配合适宜，会明显缩短胎儿娩出的时间。

胎头进一步下降时的用力技巧

胎头下降到很低位置时，医生会进行例行检查。如果胎头已经露出来，医生会协助胎头仰伸。此时如果宫缩较强，产妇可以张口哈气，以消除腹压的作用。在宫缩间歇，稍用腹压向下用力，使胎头缓慢娩出。

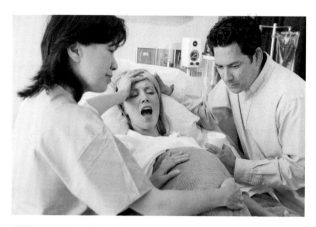

几种错误用力的情况

初产妇没有经验，可能会出现以下错误的用力方法：

宫口还没开全就屏气用力：此时胎头没露出，过早消耗体力会导致后面真正需要用力时乏力。

胎头娩出时仍然屏气用力：此时应当缓慢用力，切忌屏气用力，否则容易造成会阴撕裂。

将力量用到大声呻吟或喊叫上：大喊大叫非但不能减轻阵痛，反而会因为过度换气致使母体缺氧，还会消耗体力。

过早用力对胎儿的不良影响

过早用力会使后面真正需要用力时乏力，延长产程；还会使胎儿在阵痛的时候就感受到腹压，而难以得到充足的氧气和营养，危及胎儿的安全。

第 277 天 消除分娩时的肌肉紧张

分娩时，准妈妈越紧张，越容易感到疼痛，无法将注意力全部集中在分娩上，容易延长产程。学习一些放松肌肉的方法是很有必要的。

调整呼吸

产妇在分娩时要根据自己的宫缩节奏，适当调整呼吸频率。当宫缩发生时，产妇先深吸一口气，然后屏住呼吸，向下用力，但要保持横膈膜不动，直到需要再次呼吸，等到胎儿完全娩出，再恢复正常呼吸。

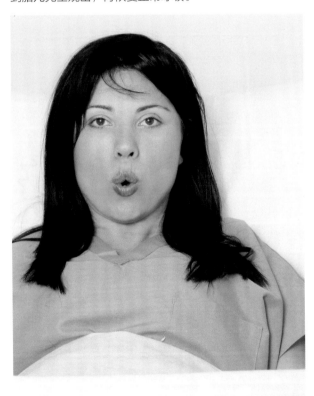

听听音乐

音乐具有放松身心的作用，如果产妇平时用音乐来进行放松训练，那分娩时，有条件的话，可为自己准备音乐播放器，播放能让自己放松身心的音乐，这样可以缓解肌肉紧张。

放松想象

产妇在分娩过程中，可采用闭目想象的方法放松身心。闭上眼睛想象身体上的疼痛随着呼气而离开身体，慢慢地，子宫也变得柔软而有弹性，这种方法能起到放松身体的作用，利于分娩。

轻轻抚摸

产妇在分娩时，准爸爸最好也能积极配合。可轻轻抚摸产妇正在用力的部位，缓解其紧张部位，促使其将注意力集中到分娩本身。

按摩放松

产妇可通过适当按摩的方法缓解疼痛。第二产程初期，可用柔软的指尖轻轻触摸身体，到了第二产程的中、后期，可通过挤压、利用腹压、冷敷、热敷等方法，减轻疼痛感。

第 278 天 了解分娩后新妈妈需要做的事

分娩后，女性的身份由孕妇转变到妈妈，角色的转变意味着行为的转变。新妈妈还需要做些什么？

调整心态

女性生产之后，由于性激素、社会角色的转变，会带来一系列身体、情绪、心理的变化，有的新妈妈看到宝宝之后可能会情绪低落、沮丧，到后期甚至发展为产后抑郁。新妈妈要积极调整自己的心态，适应身份转变，避免产后抑郁症的形成。

好好休息

女性的孕、产阶段会耗费很多体力，产后要好好休息，恢复体力，尽快将身体调整到正常状态。因为后面有哺乳、照顾宝宝的新工作等着，生产后要抓紧时间休息。

尽早下床活动

产后不要一直躺在床上，要尽早下床活动活动以促进身体功能的恢复。顺产者一般 8 ~ 12 个小时即可下床活动。注意活动要量力而行，不要有过于激烈的运动，且活动时身边要有家属陪同，出现不适要立即中止。

准备母乳喂养

顺产新妈妈在宝宝出生半个小时以后就可以给宝宝喂奶了，剖宫产新妈妈则要听从医生的安排。给宝宝第一次喂奶的时间越早越好，能刺激母乳分泌，促进新生儿胎便的排泄以及新妈妈子宫收缩，还能增进母婴感情。

第一次喂奶前，新妈妈的乳头上可能会积有垢痂，要用植物油涂抹在垢痂上使之变软，再用温开水洗净乳头，然后给宝宝哺乳。

及时大小便

产后及时大小便很重要，一般产妇产后 2 ~ 4 个小时会小便，产后 3 天要大便。

如果产后 4 个小时之内仍然没有排尿，新妈妈要及时向医生反映，避免发生尿液潴留，引起泌尿道感染或影响子宫收缩。新妈妈可以每隔 15 ~ 20 分钟进行骨盆肌肉收缩锻炼，刺激排尿。

由于产后肠肌松弛，腹内压力减小以及会阴疼痛，产后第一次大便比较困难。为了促进排便，新妈妈要多吃新鲜蔬果，常下床走动走动以促进胃肠蠕动。如果有便秘的情况，应及时向医生咨询。

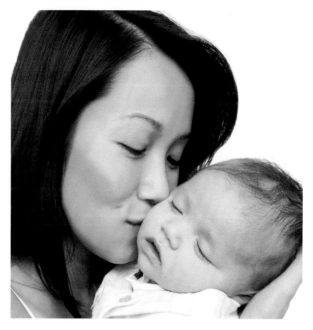

第 279 天　护理新生儿

新生儿从子宫内来到外界生活，需要一定的适应期。在此期间，新生儿的免疫功能低下，体温调节功能较差，父母要以细心、科学、合理的方法护理新生儿。

哺乳和喂养

母乳喂养的宝宝，一般出生后半个小时左右即可吸吮新妈妈的乳头以促进乳汁分泌。哺乳时，最好让宝宝吸空一侧乳房后再换另一侧乳房，防止残奶滞留在乳房内引起感染。如果一侧乳房喂饱后仍有多余，最好将其挤掉。

刚开始哺乳时，多数新妈妈的奶水比较少，颜色也是淡黄色的。这是初乳，营养价值很高，不要挤掉。奶水少的不要着急，要让宝宝多吸吮。宝宝多吸吮会促进乳汁的分泌。

母乳喂养的宝宝要按需喂养，即宝宝什么时候想吃就给他吃。

人工喂养的宝宝，要注意奶嘴洞大小适中，奶水温度适中，并注意对奶瓶、奶嘴严格煮沸消毒。

人工喂养的宝宝要按时喂养，一般 3 个小时左右喂奶一次，每次以宝宝吃饱为原则。

皮肤护理

宝宝出生后，医务人员会帮助清洗宝宝的身体，以去除宝宝身体的胎脂和血污等污物。出生后，在脐带未脱落前，要注意用温水打湿的毛巾为宝宝擦身子，不要盆浴。每次换尿布的时候，记得用温水打湿的毛巾将宝宝的臀部擦干净，之后可涂抹少许植物油。

妈妈出院后，在家给宝宝洗澡时要将室温保持在 24℃左右，水温保持在 37 ～ 38℃，洗完之后，用干净的毛巾将宝宝的身体擦干。

五官护理

宝宝在通过产道时，产道内的分泌物会污染宝宝的眼睛。因此，新生儿的眼睛需要特别护理。如果有眼屎，可在医生指导下滴用眼药水。2 周后，如果宝宝仍然有眼屎，还要轻轻按摩其眼角内侧，预防泪囊炎。

起居护理

宝宝居住的房间内，温度宜维持在 25 ～ 28℃。光线不能太暗，也不宜太亮，让宝宝自然适应室内光线，切忌让阳光直射其眼部。

宝宝的内衣，应以柔软、宽松、易吸水的棉织品为主，颜色宜浅淡。由于宝宝头部散热多，还要为他戴一顶柔软舒适的小帽子。

宝宝的尿布要勤洗勤换，大便后要用温水清洗其臀部。如果使用纸尿裤，注意不要包裹太紧，并坚持每隔两三个小时更换一次，解便后要及时更换。

脐带护理

出院前，一般医务人员会帮助护理宝宝的脐带，父母注意配合。出院后，注意保持宝宝脐部干燥清洁，同时避免纸尿裤或衣服摩擦脐带残端。脐带一般会在宝宝出生后 1 ～ 2 周内脱落，如果未脱落。只要没有感染迹象就不必担心，父母切忌强行帮助宝宝脱落脐带。

如果宝宝肚脐和周围皮肤变得很红，摸起来发热，或者渗出液像脓液或有恶臭味，可能发生了感染，要立即带宝宝就医。

第 280 天　应对过期妊娠

过期妊娠是指孕妇妊娠周期达到或超过 42 周，但还没有分娩迹象的现象。过期妊娠容易导致胎儿出现宫内窘迫、出生后窒息、新生儿胎粪吸入综合征、低血糖、产伤等情况，也相应地增加了母体受损、感染的概率，严重危害母婴生命安全，需要立即进行处理。

怎样应对过期妊娠

正常情况下，孕妇超过 40 周，胎盘的功能就会出现下降，42 周以后则会出现明显下降。因此，为了避免过期妊娠，可根据胎盘情况、胎儿大小、宫颈成熟度等情况，综合考虑应对办法。

重新计算预产期：如果孕妇到怀孕的第 40 周，仍然没有分娩征兆，那就要到医院重新确认分娩日期了。

引产：即用人工方法诱发子宫收缩而结束妊娠，引产成功与否与产妇的宫颈成熟度有关。一般引产的方法有针刺或电针、静脉滴注催产素或前列腺素等引产较安全，不会对母体和胎儿产生不良影响。

剖宫产：如果出现孕妇胎盘功能下降、巨大儿、胎位不正、引产失败以及孕妇患妊娠合并症等情况，也可采用剖宫产的方法结束妊娠。切忌拖延时间，否则胎儿的死亡率和患病率会极大地增加。

怎样预防过期妊娠

过期妊娠的危害非常大，怀孕之前的半年内，女性应准确记录历次月经的时间与周期，以准确推算预产期。孕妈妈还应按时做产检，特别是在第 37 周后应坚持每周做一次产检。

当超过预产期 1 周后仍未出现分娩迹象时，孕妇应及时到医院检查。

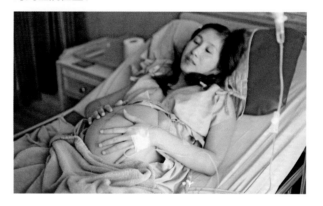

为什么会发生过期妊娠

过期妊娠的原因有很多。孕妇雌激素与孕激素比例失调，抑制前列腺素和缩宫素的分泌，使子宫不发生收缩，会引发过期妊娠。如果胎儿较大，先露部分不能与子宫下段和宫颈密切接触，反射性宫缩减少，也会产生过期妊娠。胎儿畸形、遗传因素等也会引起过期妊娠。

附录 怀孕40周胎儿发育及母体变化

第1周（第1～7天）

这一周准妈妈还未怀孕，属于受孕前期。此时准父母正积极调理身体，努力给精子与卵子创造最佳的结合环境。

第2周（第8～14天）

在本周末，准妈妈进入排卵期。通常会排出一个卵子，也有极少两侧卵巢同时排卵或排出多个卵子。当精子和卵子相遇之后，生命的历程就要开始了。

第3周（第15～21天）

准妈妈此时的基础体温已经发生变化，如果这周已经受孕，基础体温会呈现高温状态。

第4周（第22～28天）

受精卵不断分裂细胞，不断组合成新的组织，形成基本的人体结构。这时候大多数孕妇感觉不到任何异常，敏感的孕妇也许能感受到着床或妊娠反应，如疲劳、乳房变软、消化不良等。

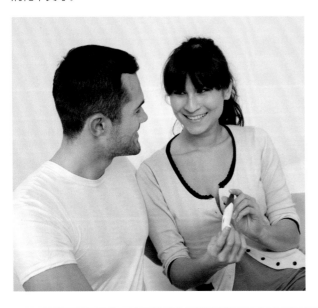

第5周（第29～35天）

胚胎大约有0.6厘米，像一粒苹果籽一样，还不能通过超声波看见。孕妇月经迟迟未来，通过早孕检测确定怀孕了。

第6周（第36～42天）

胚胎此时像一个小蝌蚪，心脏开始划分心室，每分钟可跳150次；肾脏和肝脏等主要器官开始生长；连接大脑和脊髓的神经管开始工作。随着激素的持续增加，一部分孕妇开始感到疲惫、犯困、胃部不适。

第7周（第43～49天）

胚胎已经明显具备人的模样，四肢形状较明显，手臂和腿开始长出嫩芽，手指也开始发育。孕妇早晨会感受到莫名的恶心、疲倦，早孕反应开始。

第8周（第50～56天）

胚胎已经初具人形，看上去像颗葡萄。四肢发育大致完成，皮肤非常薄，能看见清晰的血管。本周是最易出现孕吐的一周，平时不贪睡的孕妇还会有"睡不醒"的感觉。

第9周（第57～63天）

胎儿的眼睛被膜覆盖着。小尾巴消失。所有器官、肌肉、神经均开始正常工作。此时它可以做一些轻微运动，不停地变换姿势，动来动去。孕妇的乳房胀大许多，乳头和乳晕颜色加深，腰围增粗。

第10周（第64～70天）

胎儿此时已经具备新生儿全部器官和构造，肾、肺、生殖器、消化系统、胳膊、腿、眼睛等所有部分已经初具雏形，只是器官还处于发育阶段，并没有发育成熟。孕妇的子宫大约有一个大橙子那么大，腰身更粗了，体重开始明显增加。